W0355564

Toru Namikoshi

Shiatsu-Selbstmassage und Stretching

Verlag Bruno Martin

Originaltitel: Shiatsu and Stretching
© 1985 by Toru Namikoshi
by Arrangement with Japan-Publications, Inc.
Tokyo and New York

Deutsche Erstveröffentlichung
Südergellersen 1988

© Deutsche Rechte:
Verlag Bruno Martin
2121 Südergellersen

Übersetzung: Christopher Baker, München
Redaktion: Magdalena u. Bruno Martin
Titelgestaltung: Creative Company
Art-Director: Gerrit Ahnen
Druck und Opti-Page:
Fuldaer Verlagsanstalt, Fulda

Alle Rechte vorbehalten. Jeder Nachdruck,
auch kurze Auszüge, müssen vom Verlag
genehmigt werden. Auch Fotokopien für
kommerziellen Gebrauch bedürfen der Genehmigung.

Rat an den Leser:
Jeder, der die Gesundheitsratschläge dieses Buches
in die Tat umsetzt, nimmt die Verantwortung für seine Gesundheit
in die eigene Hand – ein Schritt, den wir grundsätzlich befürworten.
Bei schwierigen Gesundheitsproblemen ist die Einholung eines
(ganzheitlichen) ärztlichen oder naturheilkundlichen Rates
jedoch anzuraten. Der Verlag.

ISBN 3–921786–59–2

Inhalt

Vorwort

Da der Mensch aufrecht und auf zwei Beinen geht, muß er, ganz im Gegensatz zu den Vierfüßlern, aufgrund des Gewichts von Kopf und Oberkörper das Schicksal von verspannten Schultern und Rükkenschmerzen ertragen. Zur Vorbeugung oder Behandlung dieser Zustände führen die Menschen verschiedene Bewegungen aus, um den Körper geschmeidig zu halten. Von alters her wurden im Rahmen einer Vielzahl von Bewegungs- und Heilsystemen verschiedene Arten manueller Therapien zusammen mit diesen Bewegungen kombiniert. Die Verbindung von Shiatsu mit der neuen Stretching-Methode ist ebenfalls aus solchen Bedürfnissen hervorgegangen und wird erstmalig mit diesem Buch in systematischer Form vorgestellt. Zur Durchführung von Shiatsu oder Stretching wird wenig Platz benötigt, beides kann überall und jederzeit in Ruhe und ohne großen Aufwand ausgeführt werden. Sie sind daher für den modernen Menschen hervorragend geeignet, besonders für die heutige Stadtbevölkerung, deren Arbeit häufig durch einen ausgesprochenen Bewegungsmangel oder durch einseitige Bewegungen gekennzeichnet ist.
Sowohl Shiatsu als auch Stretching sind aus jenen instinktiven Bewegungen hervorgegangen, mit denen der Mensch von jeher versucht hat, Schmerzen zu lindern oder den Körper zu entspannen. Jemand, der einen tauben oder schmerzhaften Muskel streicht, drückt oder knetet, wendet unbewußt Shiatsu an. Wer seine Arme und Beine morgens im Bett streckt oder die Arme über den Kopf reckt und seinen Rücken beugt, nachdem er lange in derselben Haltung verharrte, übt genau das aus, was heute als Stretching bezeichnet wird.
Das Beugen und Dehnen von Rücken, Armen und Beinen, das wir im Anschluß an eine Shiatsu-Behandlung durchführen, gehört in die Kategorie der Stretching-Übungen. Zum Beispiel wende ich nach der Shiatsu-Behandlung eines Beins den folgenden Dehngriff bei meinem auf dem Bauch liegenden Patienten an: am Fußende stehend, umfasse ich den Knöchel des betreffenden Beins mit beiden Händen und ziehe das Bein zu mir heran, wobei ich es gleichzeitig hochhebe und etwa zehn Sekunden lang in dieser erhöhten und gedehnten Lage halte. In manchen Fällen ist das gedehnte Bein ein bis vier Zentimeter, ja manchmal sogar fünf Zentimeter länger als das andere. In vielen Fällen zeigt diese Dehnbehandlung bei Zuständen wie gewohnheitsmäßige Krämpfe, sportbedingte Schmerzen des Ellbogens und Verkrümmungen der Wirbelsäule eine ausgesprochen gute Wirkung.
Durch Erfahrungen mit den so erzielten Heilungen bin ich zu dem Schluß gekommen, daß Shiatsu und Stretching sehr wirkungsvoll miteinander kombiniert werden können, was mich motivierte, dieses Buch zu schreiben.
Iwao Yoshizaki, der Präsident von Japan Publications Inc., hat sich für diese Idee interessiert und mich ermutigt, meine Erfahrungen zu Papier zu bringen. Es wurde jedoch keine "leichte Geburt", denn ich bin viele Male schwankend geworden, ehe ich schließlich meine Vorstellungen klar gegliedert hatte. Ich möchte Herrn Yoshizaki und Yotsuko Watanabe meinen tief empfundenen Dank aussprechen, die geduldig auf mein Manuskript gewartet und es dann bearbeitet und geordnet haben.
Vielleicht veranschaulicht folgender Vergleich die Eigenschaften beider Methoden: Shiatsu ist wie das Wäschewaschen, Stretching wie das Bügeln, das anschließend alle Falten beseitigt. Ich hoffe, dieses Buch wird vielen Menschen verstehen helfen, wie die kombinierte Anwendung dieser beiden Methoden zur Verbesserung der Gesundheit und des Aussehens, zur Steigerung der Wirksamkeit des Sport-Trainings und zur Verlangsamung der Alterungsprozesse beitragen kann.

Toru Namikoshi

Anmerkung des Herausgebers:
Der Leser wird in diesem Buch viele medizinische Fachausdrücke finden; die Übersetzer haben diese nach Möglichkeit mit deutschen Begriffen ersetzt. Für den Arzt oder Heilpraktiker wurden Fachtermini in Klammern beibehalten.

Namen der Körperteile und -regionen des menschlichen Körpers (Vorderansicht)

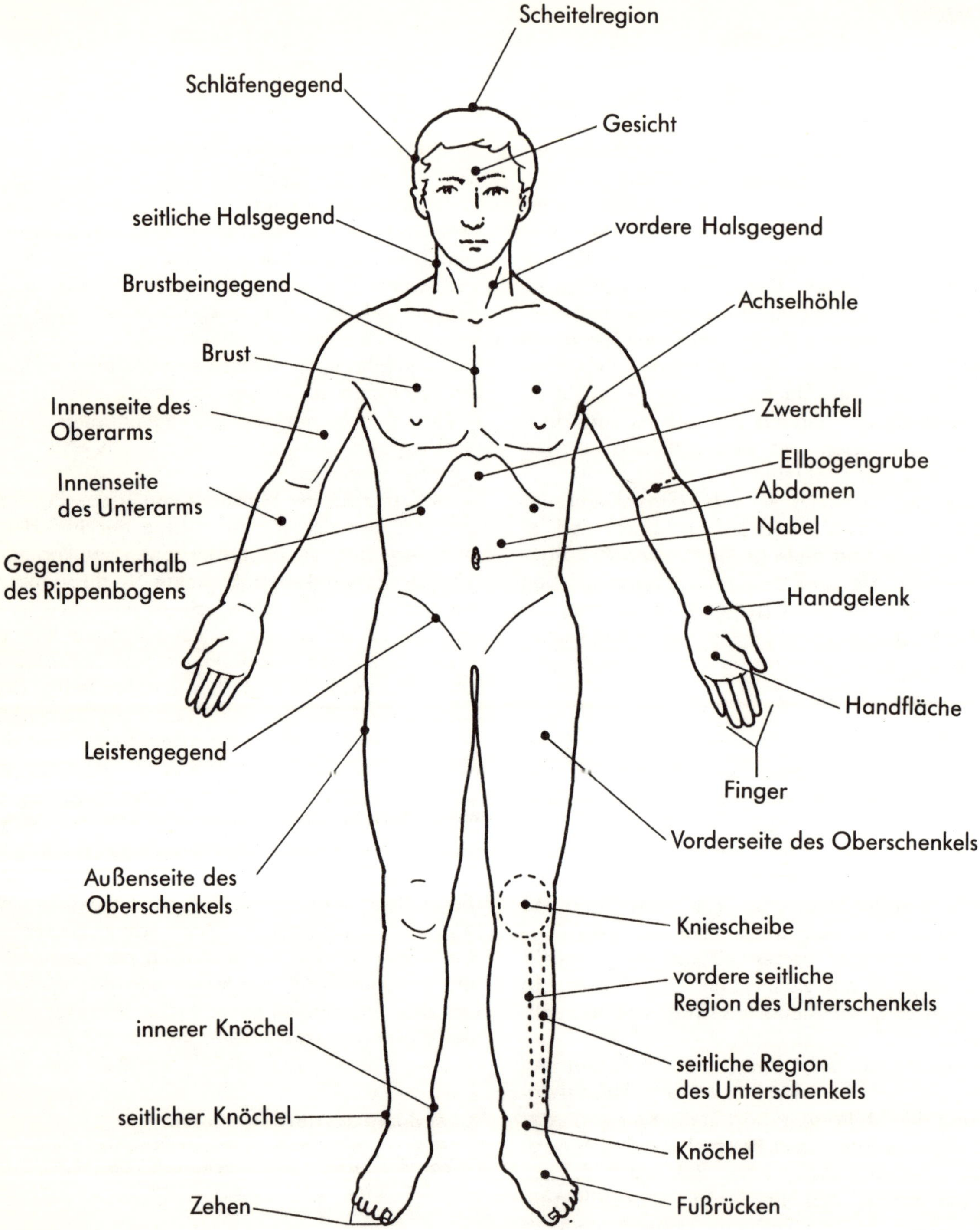

Namen der Körperteile und -regionen des menschlichen Körpers (Rückansicht)

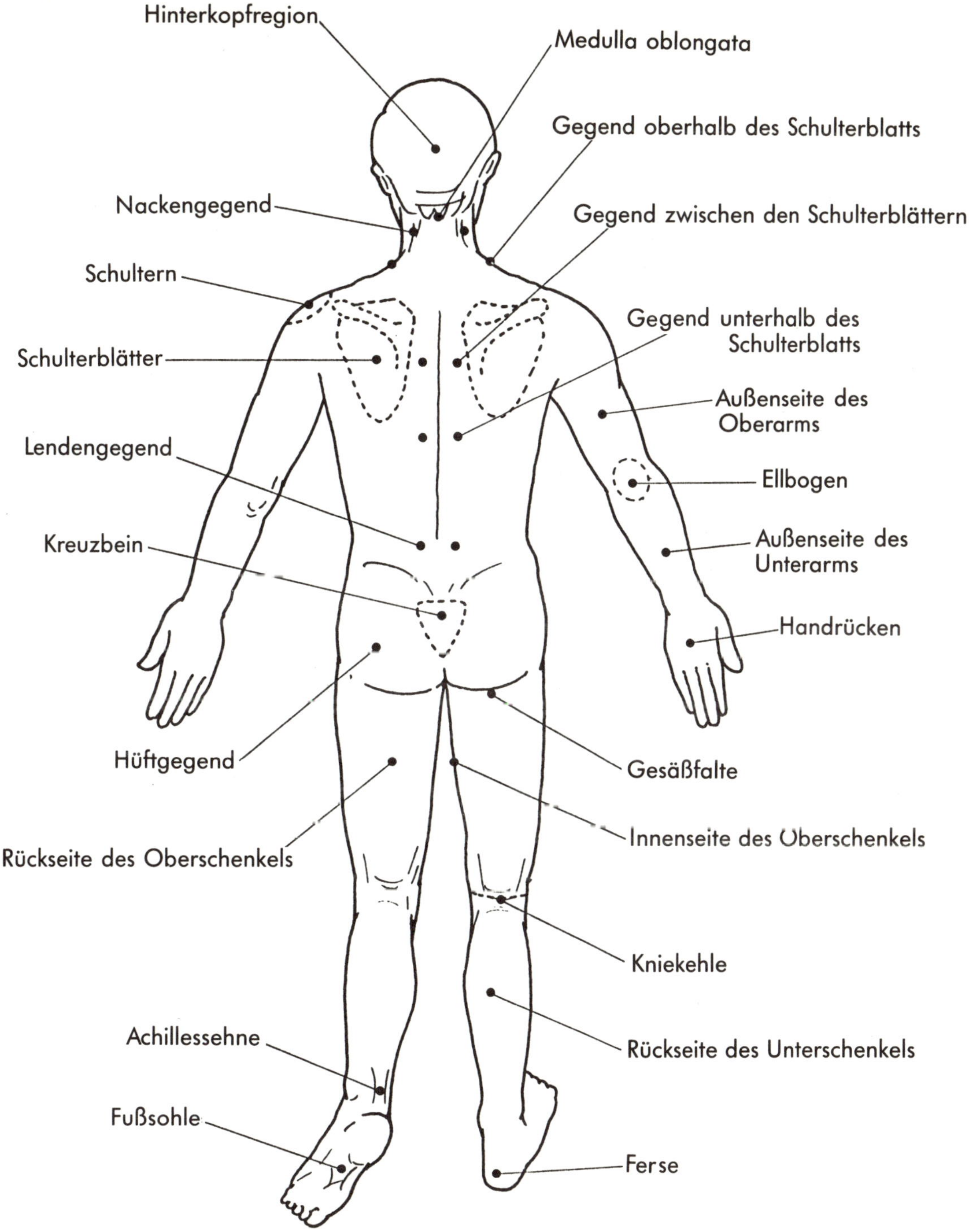

Kapitel 1

Allgemeine Prinzipien

1. Shiatsu und Stretching

Die Bedeutung der Shiatsu-Therapie

Wann immer wir in irgendeinem Körperteil ein Gefühl der Trägheit, Steifheit, Taubheit oder Schmerzen verspüren, neigen wir unbewußt dazu, die betreffende Stelle mit den Händen zu massieren oder zu kneten. Handlungen dieser Art sind instinktive Versuche, gesundheitliche Störungen zu beheben und wohl so alt wie die Menschheit selbst. Das japanische Wort für Behandlung (*Teatè* – siehe das deutsche Behandeln) und das Wort für Krankheitszustände, die außer Kontrolle geraten sind (*Te-Okure*) beinhalten beide das Wort für Hand (*Te*) und bezeugen die uralte therapeutische Bedeutung der manuellen Therapieformen. Obwohl die Methoden voneinander abweichen, gründet sowohl die westliche Massage als auch die orientalische *Amma*-Massage auf dem instinkten Gebrauch der Hände.

Die *Amma*-Massage, die ihren Ursprung in China hat und erst später nach Japan gelangte, erfreute sich aufgrund ihrer einfachen Anwendung lange Zeit einer großen Beliebtheit beim Volk. Während der Edo-Periode (1600-1867) erreichte diese Methode ihre größte Verbreitung. Mit der Öffnung Japans in der zweiten Hälfte des vorigen Jahrhunderts und dem damit verbundenen Zustrom von westlicher Kultur, wurde die *Amma*-Massage weitgehend durch die westlichen Massageformen verdrängt.

Obwohl sie hinsichtlich ihres Ursprungs, ihrer therapeutischen Prinzipien, Methoden und Wirkungen voneinander abweichen, haben *Amma* und die westliche Massage gewisse gemeinsame Merkmale. Beide machen von Reibe-, Klopf-, Knet- und Strechtechniken Gebrauch, die meist rhythmisch, schnell und dynamisch angewandt werden.

Im Gegensatz dazu ist die japanische Druckmassage *Shiatsu*, wie sie von Tokujiro Namikoshi begründet wurde, eine ausgesprochen sanfte Methode. Hierbei werden Fingerkuppen und Daumenballen eingesetzt, also Körperteile, die relativ fleischig und weich sind. Die allmähliche Anwendung von Druck, der in die Tiefe geht und die Muskulatur entspannt, ist ein Grundprinzip dieser Methode. Bei einer Shiatsu-Behandlung kommt es zu keiner übermäßigen Stimulierung oder Ermüdung der Muskulatur. Shiatsu verbessert therapeutische Wirkungen, indem es die natürlichen Selbstheilungskräfte des Körpers anregt.

Das heutige Shiatsu-System, das auf diesen Prinzipien aufbaut, legt die Druckpunkte auf der Oberfläche des Körpers fest. Vom Standpunkt moderner anatomischer und physiologischer Kenntnisse zeigen sie die größte therapeutische Wirksamkeit und bestimmen die wirksamsten Handgriffe und Behandlungsarten für die verschiedenen Teile des Körpers.

■ *Das Ziel der Shiatsu-Therapie ist eine bessere Gesundheit und die Vorbeugung und Heilung von Krankheiten. Sie beseitigt Ermüdungsfaktoren und regt die natürlichen Selbstheilungskräfte des Körpers mit Hilfe von manuellen Drucktechniken an.*

Die Bedeutung des Stretching

Beim Stretching, welches langsam und ohne Überbeanspruchung durchgeführt werden muß, werden die Muskeln so weit wie möglich gedehnt, um ihre Biegsamkeit und Spannkraft zu steigern. Obwohl man Stretching gerne als eine neu entwickelte Behandlungsform ansieht, leitet sich diese Therapie – wie Shiatsu – letztlich aus jenen instinktiven Bewegungen ab, die viele Menschen nach dem morgendlichen Erwachen machen: Strecken der Glieder, Gähnen, Reiben der Augen und so weiter. Alle diese Bewegungen sind unbewußt durchgeführte Aufwärmübungen für die Muskulatur und den ganzen Körper.

Das moderne Stretching-Training besteht hauptsächlich aus Bewegungen, welche den Beweglichkeitsgrad der Muskulatur und der Gelenke erhöhen. Im Gegensatz zum Aufwärmtraining der Athleten, bei dem es um schnelle, rhythmische Bewegungen geht, werden beim Stretching bestimmte Teile des Körpers synchron mit einer ruhigen Atmung langsam gedehnt. Ist die volle Muskeldehnung erreicht, wird diese Dehnhaltung für eine bestimmte vorgegebene Zeit eingehalten. Wenn Stretching richtig ausgeführt wird, ist es von ausgezeichneter Wirkung, wobei es zu keiner übermäßigen Belastung der Muskulatur kommt. Da Stretching auch nicht ermüdet, kann es ohne weiteres von körperlich schwachen und auch älteren Menschen durchgeführt werden.

Übermäßiges Stretching ist allerdings zu vermeiden. Dies wird vielen Lesern einleuchten. Es ist Ihnen sicher nicht unbekannt, daß Sie durch zu starkes Strecken manchmal Krämpfe in den Waden bekommen; und wenn Sie zu plötzlich oder heftig gähnen, haben Sie Schmerzen an der Zungenwurzel und dem Unterkiefer.

■ *Durch Stretching-Übungen werden die Muskeln langsam gedehnt, wobei sie für eine bestimmte, vorgegebene Zeit in der gedehnten Haltung verbleiben. Durch dieses Trainingssystem wird der Dehnungsgrad der Muskulatur und der Gelenke gesteigert, die Muskelkraft und Ausdauer gefördert und die Geschmeidigkeit erhalten.*

Die Gesamtwirkung von Shiatsu und Stretching

Shiatsu behebt Muskelsteife, verbessert die Beweglichkeit und beseitigt Müdigkeit. Durch Stretching werden die Muskeln gedehnt, der Kreislauf verbessert, der Tonus und die Kraft der Muskulatur gesteigert. Die kombinierte Anwendung vereinigt die guten Wirkungen beider Methoden.
In der Regel wird Stretching nach einer gründlichen Shiatsu-Behandlung durchgeführt. In diesem Sinne kann Shiatsu mit dem Aufwärmen und Stretching mit den nachfolgenden sportlichen Aktivitäten verglichen werden. Harte und herausfordende sportliche Betätigung ohne ausreichendes Aufwärmen fordert Unfälle und Verletzungen geradezu heraus. Wenn Sie Stretching-Übungen machen, ohne eine eventuell bestehende Müdigkeit und Steifigkeit der Muskulatur zu beachten, riskieren Sie, daß sich die Müdigkeit verschlimmert, was körperliche Schäden nach sich ziehen kann.
Wenn Sie vor dem Stretching eine gründliche Shiatsu-Behandlung durchführen, um die Muskulatur zu lockern und ihre Müdigkeit zu beseitigen, erhöht sich die Dehnbarkeit der Muskulatur, die dabei auch gekräftigt wird. Durch geschmeidige und starke Muskeln verbessert sich auch die Funktion und Beweglichkeit der Gelenke.

Die kombinierte Anwendung von Shiatsu und Stretching steigert die Wirkung beider Techniken. Da keine der beiden Methoden besonders viel Platz, Zeit oder körperliche Kraft erfordert, können sie jederzeit bequem durchgeführt werden. Wenn Sie sich im Bad, im Bett oder wo auch immer ein paar Minuten Zeit nehmen und die Übungen durchführen, können Sie die Müdigkeit beseitigen, den Körper kräftigen und Jugendlichkeit und Gesundheit erhalten.

2. Die körperlichen Wirkungen von Shiatsu und Stretching

Die Haut

Mit fortschreitendem Alter verändert sich die menschliche Haut von der rosigen Glätte des Kleinkindes zur straffen, kraftvollen Spannung des Jugendlichen, über die kleinen Falten des mittleren Alters bis zu den tiefen Falten des hohen Alters. Der erste Schritt zur Erhaltung eines jugendlichen Aussehens besteht darin, das Altern der Haut zu verhindern.
Die Schweiß- und Talgdrüsen versorgen die Haut mit Nährstoffen und regulieren ihre Feuchtigkeit. Durch die Schweißdrüsen erfolgt eine ständige Verdunstung von Wasser über die Haut, wobei der Körper auf diesem Wege gleichzeitig auch Abfallstoffe wie Kohlendioxid und andere Stoffe, die den Körper ermüden, durch die Haut ausscheidet. Wenn der Körper die Fähigkeit verliert, sich auf diesem Wege zu entgiften, etwa wenn die Haut mit irgendeiner Substanz vollkommen überzogen wird oder wenn ein Drittel der Haut eine schwere Verbrennung erleidet, tritt der Tod ein.
Die sich über den Haarwurzeln befindlichen Talgdrüsen sondern eine ölige Substanz ab, die vom Fettgewebe unter der Haut gebildet wird. Die Faltenbildung und Erschlaffung der Haut im Alter kommt durch eine Schrumpfung des subkutanen Fettgewebes zustande, wodurch die Sekretion der Talgdrüsen beeinträchtigt wird.
Shiatsu regt die Durchblutung in den Kapillaren des Hautgewebes an, aktiviert die Hautzellen und steigert die Sekretion der Talgdrüsen. Dies hält die Haut feucht, glatt und straff. Gleichzeitig wird die Hautoberfläche gekräftigt, die Sekretion der Schweißdrüsen und deren Ausscheidung von Giftstoffen und Stoffwechselschlacken angeregt.
Stretching verleiht der Haut Geschmeidigkeit und hilft, die Faltenbildung zu verhindern. Durch die gemeinsame Anwendung von Shiatsu und Stretching wird die Hautfunktion aktiviert und die Sensibilität der Haut erhöht. Die Anpassungsfähigkeit der Körpertemperatur an die Außentemperatur verbessert sich, wodurch die Anfälligkeit für Erkältungen herabgesetzt wird.

Das Muskelsystem

Im menschlichen Körper unterscheiden wir zwischen der willkürlichen Muskulatur, die der willentlichen Kontrolle unterliegt, und der unwillkürlichen Muskulatur, die nicht bewußt gesteuert werden kann. Die Skelettmuskulatur, die das Skelettsystem verbindet und für die Haltung und Bewegungen

des Körpers verantwortlich ist, besteht aus langen, schlanken Muskelfasern und gehört zu der willkürlichen Muskulatur.
Durch die Kontraktion der Muskeln werden die beiden Knochen, an denen sie jeweils ansetzen, zueinander hingezogen. Obwohl die einzelnen Muskeln immer an einer ganzen Reihe verschiedener Bewegungen beteiligt sind, kann man die Beugung und Streckung der Gelenke als die wichtigsten Bewegungen betrachten. Die Beugemuskeln, die Flexoren, beugen die Gelenke, während die Streckmuskeln, die Extensoren, die Gelenke strekken. Diese zwei Arten von Muskeln arbeiten als Gegenspieler und werden daher als Antagonisten bezeichnet. Wenn sich der eine Muskel in eine Richtung bewegt, wird sich dessen Gegenspieler in die andere Richtung bewegen. Wenn dem nicht so wäre, könnten wir ein gebeugtes Gelenk nicht wieder strecken. Bei den antagonistischen Muskeln gibt es nicht nur Flexoren und Extensoren; wir kennen auch die sogenannten Supinatoren, die zum Beispiel das Handgelenk auswärts drehen, und die Pronatoren, die es wieder einwärts drehen. Auch wenn keine augenscheinliche Bewegung ausgeführt wird, arbeiten die Flexoren und Extensoren zusammen, um das Gleichgewicht und die Körperhaltung aufrechtzuerhalten oder beispielsweise einen Gegenstand zu heben. Da alle Muskeln des Körpers im Wachzustand eine gewisse Spannung aufweisen, auch wenn gerade keine Bewegung durchgeführt wird, ist es klar, daß genügend Schlaf sehr wichtig ist, um einer Ermüdung der Muskulatur vorzubeugen.
Bei einer übermäßigen Verspannung und Ermüdung der Muskulatur verlieren die Muskelfasern an Geschmeidigkeit. Die damit verbundene Stagnation der Durchblutung und des Lymphflusses bewirkt eine mangelhafte Ernährung des Muskelgewebes. Andererseits wird der Stoffwechsel durch Bewegungsmangel herabgesetzt, was ebenfalls eine verminderte Versorgung des Muskelgewebes zur Folge hat, wodurch die Muskelfasern schrumpfen und die Kraft und der Tonus der Muskulatur abnimmt.
Der Druck, der beim Shiatsu auf der Oberfläche des Körpers angewandt wird, durchdringt und lockert die Muskulatur und verbessert ihre Ernährung, indem die Durchblutung und der Lymphkreislauf angeregt werden. Durch die Dehnung der Muskelfasern fördert Stretching die Geschmeidigkeit der Beug- und Streckbewegungen. Durch die gemeinsame Anwendung von Shiatsu und Stretching nehmen die Muskelfasern an Umfang zu, die Kontraktionskraft der Muskulatur wird erhöht, die Gelenkbeweglichkeit verbessert und die Kraft und Ausdauer der Muskulatur gesteigert.

Das Skelettsystem

Durch sogenannte Foramina, kleine Öffnungen in den Knochen, die an bestimmten Stellen angeordnet sind, gelangen Kalzium und andere Nährstoffe in die Knochen der Wirbelsäule und der anderen Knochen im Körper. Die Versorgung der Knochen mit Nährstoffen und anderen Flüssigkeiten ist ein wesentlicher Faktor für die Gesundheit. Die Bandscheiben zum Beispiel, welche zu 80 % aus Wasser bestehen, degenerieren, wenn die Versorgung mit Flüssigkeit und Nährstoffen mangelhaft ist.
Um solchen Degenerationsprozessen vorzubeugen, ist es wichtig, die Durchblutung und die Zufuhr von Nährstoffen anzuregen, um das Skelettsystem zu stärken. Durch Shiatsu- und Stretching-Übungen, die am Rücken ansetzen, wird dieses Ziel durch eine Lockerung der Muskulatur erreicht. Pathologische Wirbelsäulenverkrümmungen und degenerative Bandscheibenschäden können so verhindert werden. Außerdem wird die Beweglichkeit der Arm- und Beingelenke verbessert und Deformationen, Arthritis und Gelenkschmerzen vorgebeugt.

Das Nervensystem

Das Nervensystem durchzieht den ganzen Körper und verbindet alle Organe. Das Zentralnervensystem, welches aus dem Großhirn und dem Rükkenmark besteht, bildet den Hauptstamm. Das periphere System gliedert sich weiter in das cerebrospinale und das autonome System. Zum cerebrospinalen System gehören die motorischen Nerven, die alle Bewegungen steuern, und die sensorischen Nerven, die unsere Empfindungen von Schmerz, Hitze und Kälte zum Gehirn leiten.
Auf dem Nervenweg wird dem Gehirn auch die Information einer Muskelermüdung übermittelt. Sind die Nerven abgestumpft, gelangt diese Information nicht zum Bewußtsein; deshalb kann sich unbemerkt eine Unregelmäßigkeit in der Muskulatur weiterentwickeln, bis ein subjektives Symptom daraus entsteht. Krämpfe, Verstauchungen, Muskelfaserrisse und Achillessehnenabrisse bei Sportlern sind genau genommen nicht als plötzliche Unfälle anzusehen, sondern stellen vielmehr das Resultat einer allmählichen Verhärtung der Muskulatur und einer Abstumpfung der Nerven dar.
Häufige und regelmäßige Anwendung von Shiatsu und Stretching hält die Muskulatur geschmeidig und ermüdungsfrei und die Nerven wachsam entspannt. Durch die Anregung der motorischen Nerven wird die Informationsübertragung zum Gehirn beschleunigt, eine Wirkung auf die Skelettmuskulatur erzielt und der Bewegungsradius der Gelenke erhöht.

Kreislaufsystem

Einseitige Körperhaltung bei der Arbeit oder anderen Tätigkeiten führt zu einer Verschlechterung des Kreislaufs in den entsprechenden Körperteilen und somit auch zur mangelhaften Ernährung der betroffenen Muskulatur. In vielen Fällen schwellen zuerst die Füße an, die ja vom Herzen am weitesten entfernt sind. Fast jeder hat schon einmal erlebt, daß sich die Schuhe am Abend enger anfühlen als am Morgen des gleichen Tages. Durch eine sofortige Anwendung von Shiatsu und Stretching kann der Kreislauf in allen Teilen des Körpers, in dem die Muskulatur verspannt zu sein scheint, verbessert werden. Für Menschen, deren Beine infolge einer sitzenden Tätigkeit geschwächt sind, ist tägliches Shiatsu und Stretching zur Kräftigung der Glieder eine besonders wichtige Maßnahme.

Das Verdauungssystem

Shiatsu im Bereich des Abdomens reguliert die Funktionen des Verdauungssystems und verbessert die Assimilation der Nahrung. Eine ausgeglichene Ernährung des Körpers ermöglicht eine gute Energiespeicherung und damit mehr Ausdauer und Standvermögen. Stretching-Übungen für den Bereich des Abdomens helfen, subkutanes Fettgewebe abzubauen und die Muskulatur des Abdomens zu stärken. Darüber hinaus haben solche Übungen eine positive Wirkung auf die unwillkürliche glatte Muskulatur der inneren Organe. Sie verbessern ihre Funktionen und beugen Organsenkungen vor, wie etwa einer Senkung des Magens.
Außer körperlichen Übungen ist es natürlich außerordentlich wichtig, sich ausgewogen zu ernähren und die Nahrung gründlich zu kauen. Gründliches Kauen regt den Speichelfluß an und fördert die Verdauung. Der Speichel enthält das Hormon Parotin, das den Alterungsprozessen entgegenwirkt.

Das Endokrinum

Die endokrinen Drüsen sondern ihre Hormone direkt in die Blutbahn ab und und erreichen auf diesem Weg alle Organe. Das Endokrinum ist für die Aufrechterhaltung des chemischen Gleichgewichts im Körper verantwortlich. Eine herabgesetzte Funktion dieses Systems hat einen Verlust des hormonellen Gleichgewichts zur Folge und verursacht verschiedene schwere pathologische Zustände.
Die Medulla oblongata (verlängertes Rückenmark), die sich in der hinteren Schädelgrube zwischen dem Hinterhauptbein und dem ersten Halswirbel befindet, ist bei der Shiatsu-Behandlung von größter Bedeutung für den ganzen Körper. Shiatsu- und Stretching-Anwendungen, die an dieser Stelle ansetzen, wirken auf die Hypophyse und helfen, das hormonelle Gleichgewicht im Körper zu erhalten.
Durch Shiatsu an der rechten und linken Seite des Halses wird die Tätigkeit der Schilddrüse gesteigert. Diese Hormondrüse, welche vor der Luftröhre gelegen ist, sondert Hormone ab, die den Stoffwechsel regeln.
Das im Speichel enthaltene Hormon wird für den Stoffwechsel des Knochengewebes benötigt und kräftigt die Knochen. Speichel wird von den Ohrspeicheldrüsen, den Unterkieferdrüsen und der Unterzungendrüse abgesondert. Die Absonderungen dieser Drüsen haben eine Wirkung auf die Sexualhormone, welche die Tätigkeit des Fortpflanzungssystems regulieren. Shiatsu- und Stretching-Anwendungen, die an der Mund- und Kiefergegend ansetzen, beeinflußen diese Drüsen.
Die Bauchspeicheldrüse sondert Insulin ab, das eine wichtige Rolle in der Blutzuckerreduzierung spielt. Eine mangelhafte Leistung dieser Drüse ist eine Hauptursache von Diabetes. Shiatsu- und Stretching-Anwendungen, die rechts und links in der Gegend unter dem Schulterblatt ansetzen, wirken auf die Bauchspeicheldrüse und regen die Insulinabsonderung an.
Die Nebennieren, die jeweils den oberen Nierenpolen aufliegen, bestehen aus der Nebennierenrinde und dem Nebennierenmark. Das Nebennierenmark wirkt auf das sympathische Nervensystem, regt die Kontraktion der Blutgefäße an und schüttet Adrenalin als Reaktion auf Streß aus. Die Nebennierenrinde sondert über 40 verschiedene Hormone aus, welche alle für das Immunsystem des Körpers von Bedeutung sind. Die Nieren erhalten das Gleichgewicht des Blutes aufrecht, indem sie ausscheidungspflichtige Substanzen über den Urin aus dem Körper befördern. Shiatsu und Stretching der Gegend unter den Schulterblättern und im Bereich der Lendenwirbelsäule regen die Funktion der Nebennieren und der Nieren an und verbessern so die Abwehrkräfte, vermehren die Kraft der Muskulatur und erhalten das Gleichgewicht der Bestandteile des Bluts.
Die Sexualhormone, welche von den Hoden und den Eierstöcken abgesondert werden, regulieren die Funktionen der Geschlechtsorgane und sind für die Ausprägung der männlichen und weiblichen Geschlechtsmerkmale verantwortlich. Shiatsu und Stretching im Bereich des unteren Abdomens, der Kreuzbeingegend und der Namikoshi-Punkte wirken auf diese Drüsen und regulieren die Funktionen der Geschlechtsorgane.

Fünf Regeln für Shiatsu und Stretching

1. Der Körper sollte entspannt sein. Stretching ist nur dann durchzuführen, wenn die Muskulatur durch Shiatsu bereits gelockert worden ist.
2. Sowohl Shiatsu als auch Stretching müssen allmählich und synchron mit der Atmung geschehen. Heftige oder besonders lebhafte Bewegungen sind hierbei nicht notwendig.
3. Die Wirkung der Behandlung kann durch die Anpassung der Stärke des Shiatsudrucks und die Dauer des Stretching an den Zustand der jeweils zu behandelnden Muskeln gesteigert werden. Um dies zu erreichen, ist ein genaues Verständnis der jeweiligen Zustände unerläßlich.
4. Vor einer Behandlung sollten Blase und Darm entleert werden.
5. Die tägliche Behandlung macht mehr Spaß, wenn Sie das Programm von Shiatsu und Stretching abwechslungsreich nach eigenen Bedürfnissen und Zielen gestalten.

Shiatsu oder Stretching sollte nicht angewandt werden:

1. Auf nüchternen Magen oder sofort nach dem Essen.
2. Bei Fieber.
3. Bei Hautverletzungen, Gehirnerschütterung, Verstauchung oder unvollständig verheiltem Knochenbruch.
4. Bei schlechtem Allgemeinzustand oder großer Schwäche.
5. Unmittelbar nach einem Schleudertrauma.
6. Bei Entzündungen innerer Organe oder bei Geschwüren.
7. Nach Alkohol- oder Tabakgenuß.

3. Shiatsu-Techniken

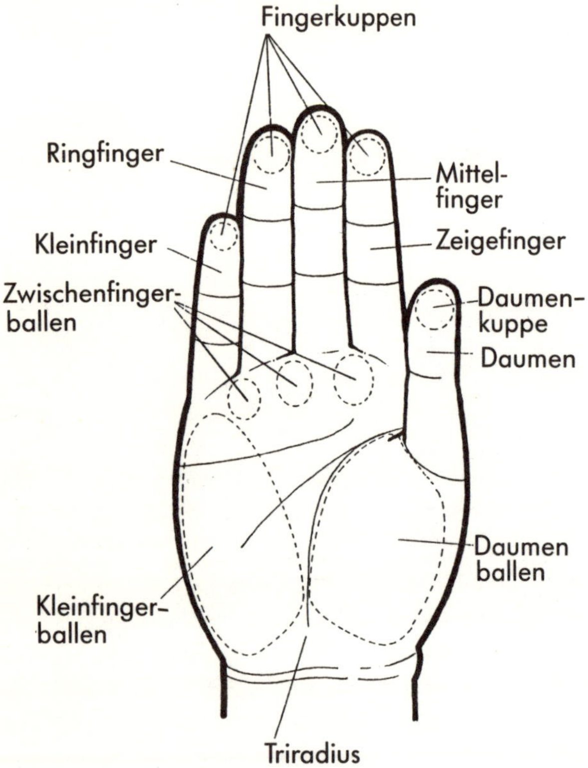

Der Gebrauch der Hände und Finger

● *Druck mit einem Daumen*
Die Kuppe eines Daumens wird gegen die Haut gedrückt, wobei die anderen Finger zusammengehalten werden und leicht aufgesetzt als Stütze dienen (Abb. 1). Dieser Griff wird zur Behandlung des linken und rechten vorderen Halsabschnitts angewandt sowie am Rücken, an den Namikoshi -Punkten, den Armen, Handflächen, Beinen und Fußsohlen.

Abb. 1: Druck mit einem Daumen

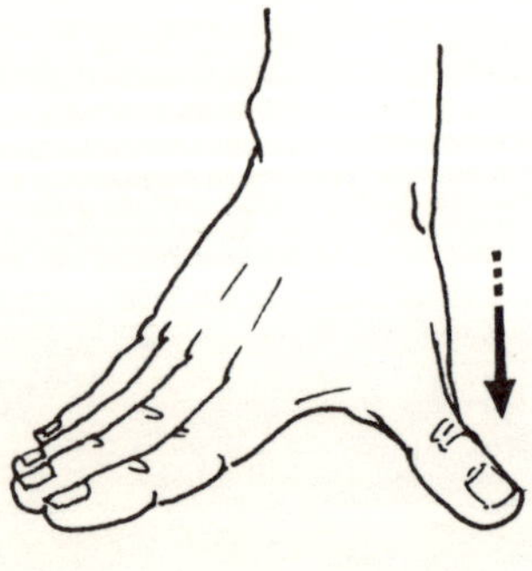

● *Beide Daumen*
Die Außenseiten der beiden Daumenspitzen werden aneinandergehalten und die Daumenkuppen drücken gegen die Haut. Die anderen Finger jeder Hand unterstützen den Druck leicht. Der Druck wird mit beiden Daumen gleichzeitig ausgeübt (Abb. 2). Dieser Griff eignet sich für die Behandlung von Rücken, Beinen und Fußsohlen.

Abb. 2: Druck mit beiden Daumen

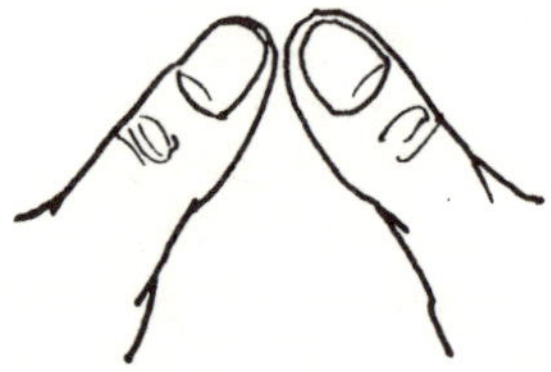

● *Zweifacher Daumendruck*
Im allgemeinen wird der rechte Daumen der untere sein, so daß der linke Daumen auf dessen Nagel drückt. Die übrigen Finger der beiden Hände gewähren dabei eine leichte Unterstützung. Der Druck wird von beiden Daumen gleichzeitig angewandt (Abb. 3). Mit übereinandergelegten Daumen kann starker Druck erzeugt werden. Diesen Griff wenden wir bei der Behandlung des Rükkens, der Beine und der Fußsohlen an.

Abb. 3: Zweifacher Daumendruck

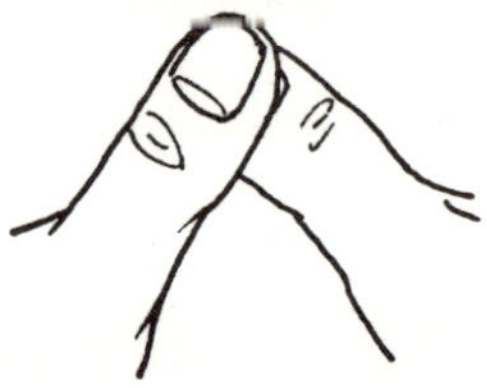

● *Druck mit Zeige-, Mittel- und Ringfinger*
Die Fingerkuppen der Zeige-, Mittel- und Ringfinger drücken gegen die Haut (Abb. 4), während die Daumen als Stützen dienen. Diese Kombination findet Verwendung bei der Behandlung des Kopfs und des Gesichts, der Halsseiten und des Nackens, der Gegend über dem Schulterblatt, der Brust und des Abdomens.

Abb. 4: Druck mit Zeige-, Mittel- und Ringfinger

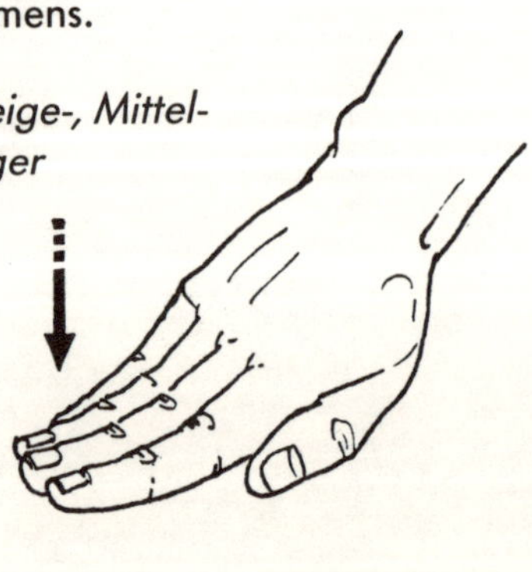

● *Druck mit einer Handfläche*
Die Finger und die Handfläche einer Hand drükken gegen die Haut (Abb. 5). Dieser Griff eignet sich für die Behandlung des Kopfs, der Augen, der Schultergelenke, des Rückens und der Knie.

Abb. 5: Druck mit einer Handfläche

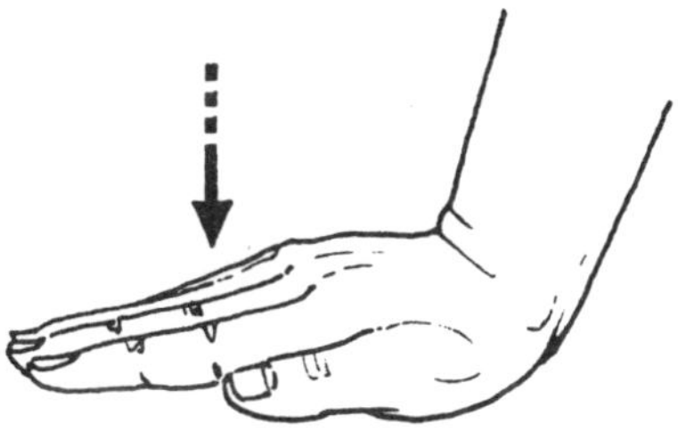

● *Aufeinanderliegende Hände*
Eine Handfläche liegt am Körper auf und die andere auf dem Handrücken der unteren Hand. Wenn Sie diesen Griff bei sich selbst anwenden, sollten die Hände umgekehrt aufeinander liegen. Der Druck geht von beiden Handflächen gleichzeitig aus (Abb. 6). Dieser Griff wird bei der Behandlung des Kopfs und des Abdomens angewandt.

Abb. 6: Druck mit aufeinanderliegenden Händen

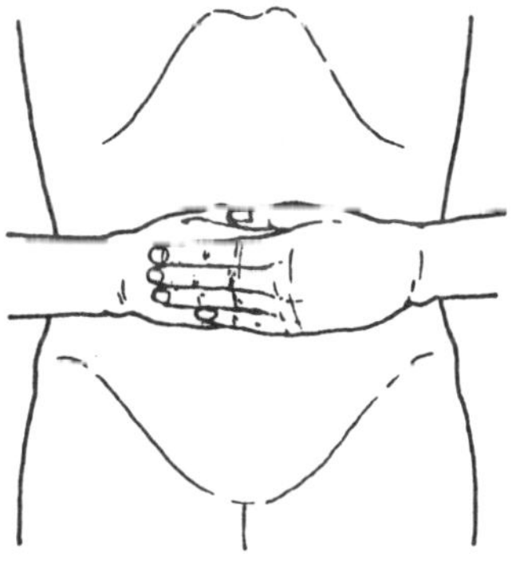

● *Druck mit beiden Händen gleichzeitig*
Die Finger beider Hände werden ineinander verschränkt, der Druck geht von beiden Händen gleichzeitig aus (Abb. 7). Dieser Griff wird bei der Behandlung des Kopfes, Rückens und der rechten und linken Nierengegend verwendet.

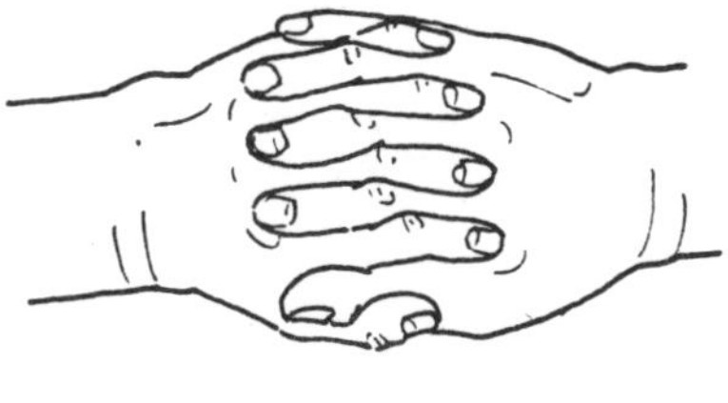

Abb. 7: Druck mit verschränkten Händen

● *Druck mit Daumen- und Fingerkuppen*
Die Daumenkuppe befindet sich gegenüber den Fingerkuppen der anderen vier Finger, so daß man den zu behandelnden Teil des Körpers mit Daumen und Fingern zugleich greifen kann (Abb. 8). Dieser Griff wird bei der Behandlung von Armen, Beinen, Waden und Achillessehne angewandt.

Abb. 8: Druck mit gegenüberliegenden Daumen- und Fingerkuppen

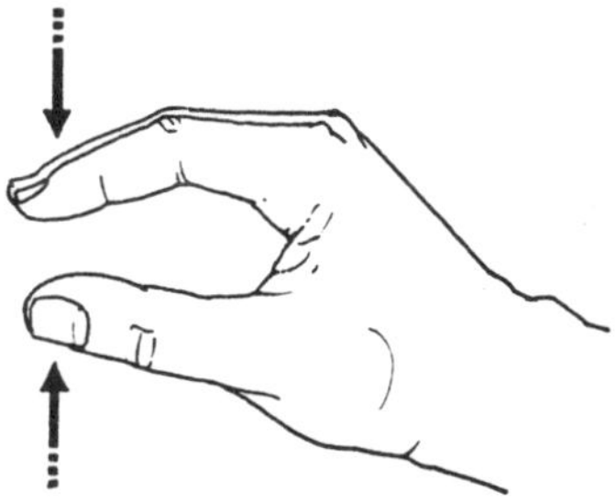

● *Druck mit gegenüberliegendem Daumen und Zeigefinger*
Dieser Griff ähnelt dem vorangegangenen, mit dem Unterschied, daß hierbei nur die Fingerkuppen des Daumens und Zeigefingers eingesetzt werden (Abb. 9). Diese Variante wird bei der Behandlung der Finger, Zehen und der Achillessehne verwendet.

Abb. 9: Druck mit gegenüberliegendem Daumen und Zeigefinger

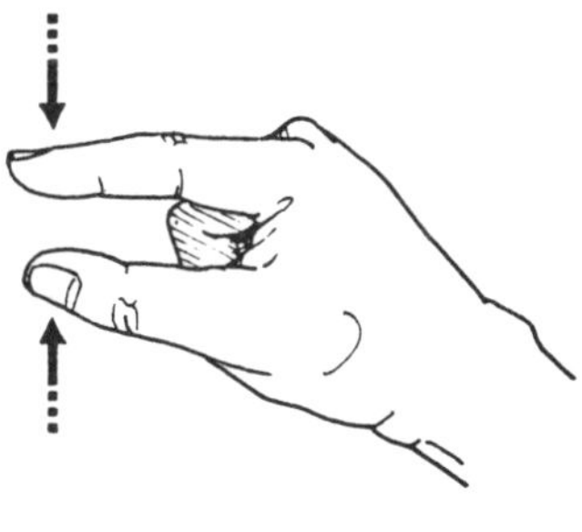

● *Druck mit dem Handwurzelballen*
Der Druck wird mit dem Handwurzelballen ausgeübt (Abb. 10). Dieser Griff wird bei der Behandlung des Gesichts und der Leistengegend angewandt.

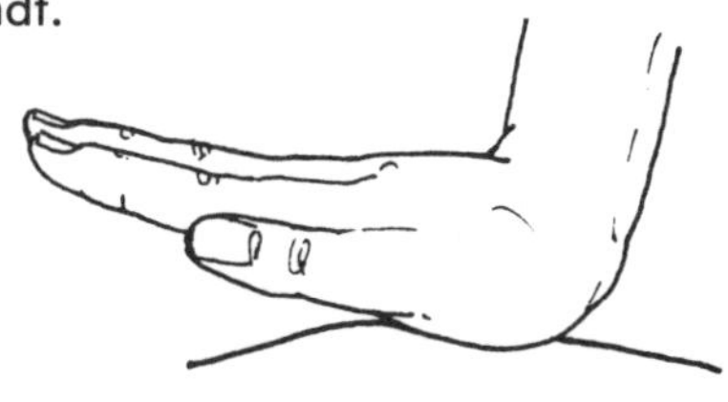

Abb. 10: Druck mit dem Handwurzelballen

● *Druck mit überlapptem Zeige- und Mittelfinger*
Um mehr Stabilität zu erzielen, wird die Spitze des Mittelfingers auf den Fingernagel des Zeigefingers gesetzt. Dabei bleiben die anderen Finger fest aneinandergelegt. Der Druck geht von der Spitze der Zeigefingerkuppe aus (Abb. 11). Diese Variante wird bei der Behandlung der Nase und des Gesichts angewandt.

Abb. 11: Druck mit überlapptem Zeige- und Mittelfinger

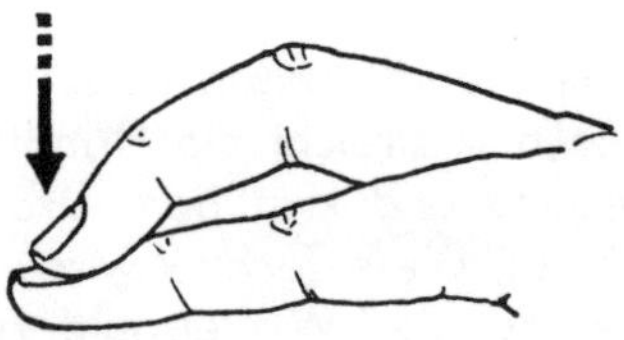

● *Druck mit zwei Mittelfingern*
Die Spitze des einen Fingers wird auf den Nagel des anderen gelegt (die restlichen Finger werden zurückgenommen). Der Druck geht dabei von beiden Fingerkuppen aus (Abb. 12). Diese Kombination wird bei der Behandlung der Medulla oblongata verwendet.

Abb. 12: Druck mit zwei Mittelfingern

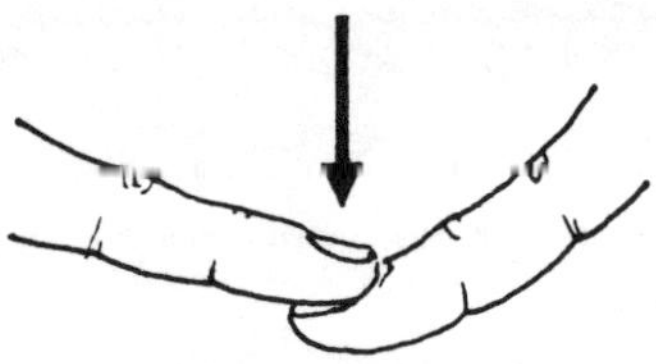

Die verschiedenen Arten der Druckanwendung

Abb. 13: Standard-Druck

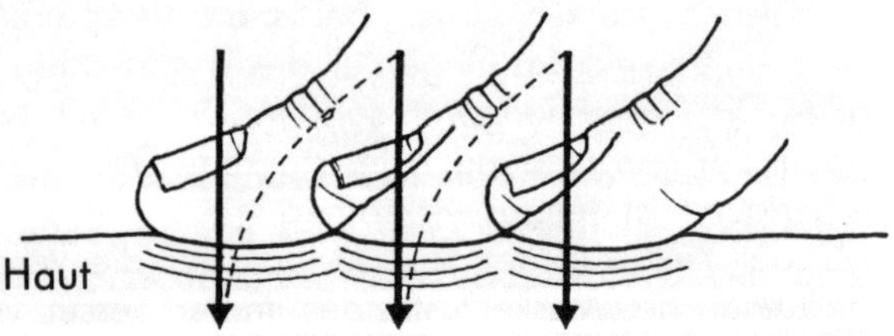

● *Standard-Druck*
Bei dieser am häufigsten angewandten Druckmethode wird gleichmäßiger Druck senkrecht zur Körperoberfläche angewandt (Abb. 13). Jede Druckanwendung dauert zwischen drei und fünf Sekunden. Atmen Sie vor der Druckanwendung ein und während der Anwendung aus.

● *Abgestufter Druck*
Der Druck wird in drei Stufen – leicht, mittel und stark – angewandt, wobei eine Pause zwischen der zweiten und der dritten Stufe einlegt wird (Abb. 14). Gehen Sie zuerst vom leichten zum mittleren Druck über und halten diesen für die vorgegebene Zeit. Dann lösen Sie den Druck, ohne jedoch die Fingerspitzen von der Hautoberfläche abzuheben. Schließlich gehen Sie zum starken Druck über. Jede Stufe dauert zwischen drei und sieben Sekunden. In manchen Fällen ist die Dauer der Druckanwendung ebenfalls abgestuft; zum Beispiel drei, fünf und sieben Sekunden.

Abb. 14: Abgestufter Druck

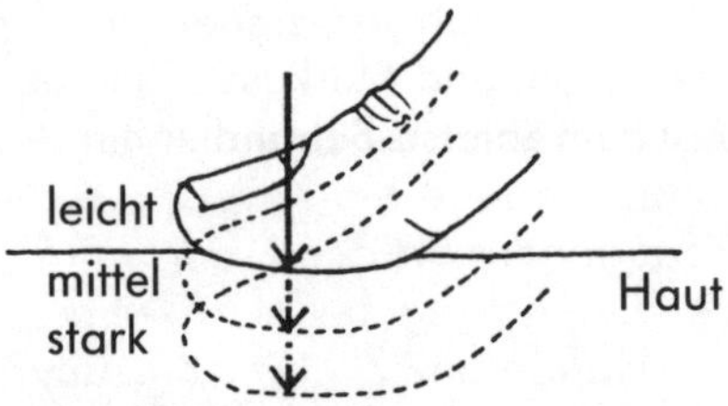

● *Anhaltender Druck*
Diese Art von Druck wird im allgemeinen mit einer oder beiden Handflächen erzeugt; wenn Sie eine gewisse Druckstärke erreicht haben, wird der Druck zwischen fünf und zehn Sekunden aufrecht gehalten (Abb. 15).

Abb. 15: Anhaltender Druck

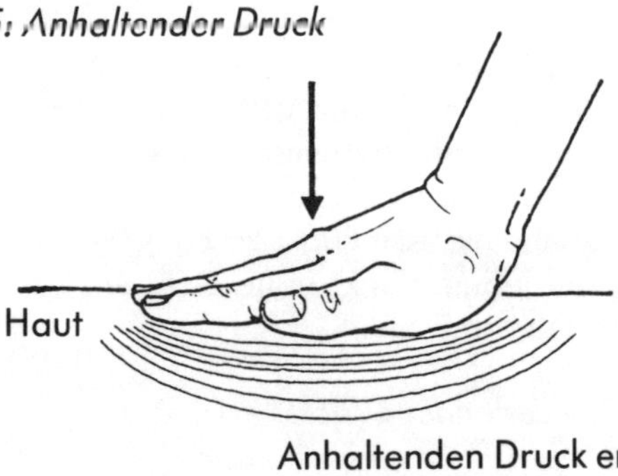

Anhaltenden Druck erzeugen

● *Konzentrierter Druck*
Diese Art von Druck wird meistens mit überlappten Daumen zwischen fünf bis sieben Sekunden an einem Shiatsu-Punkt angewandt. Steigern Sie die Intensität allmählich, bis eine gewisse Stärke erreicht ist. Dann lösen Sie den Druck wieder allmählich, wobei die Daumen noch in Kontakt mit der Haut bleiben und wenden erneut Druck an (Abb. 16). Dieser Vorgang wird einige Male wiederholt.

Abb. 16: Konzentrierter Druck

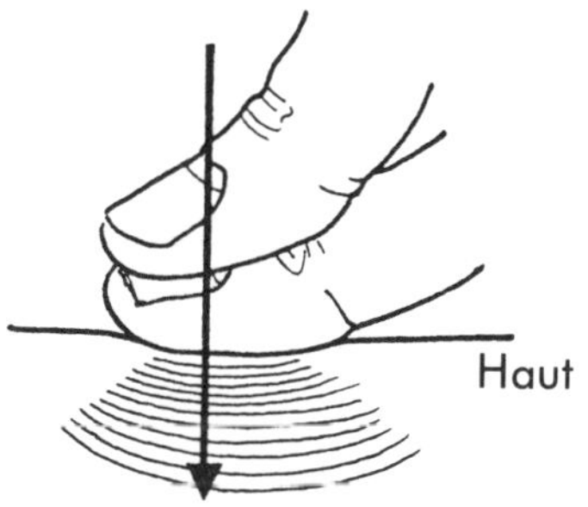

● *Saugender Druck*
Bei dieser Sondertechnik liegen die Finger oder Handflächen fest auf und ziehen das Bindegewebe zwischen Haut und Muskulatur mit einem Saugdruck meist zum Shiatsu-Behandler hin (Abb. 17).

Abb. 17: Saugender Druck

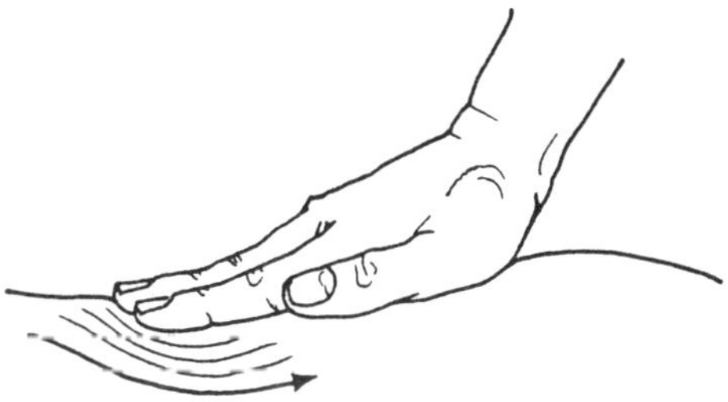

● *Fließender Druck*
Handfläche oder Finger machen bei dieser Art von Druckanwendung rhythmische, fließende Vor- und Rückwärtsbewegungen oder bewegen sich von rechts nach links von Punkt zu Punkt (Abb. 18). Der Druck auf jedem Punkt sollte etwa ein bis zwei Sekunden dauern.

Abb. 18 Fließender Druck

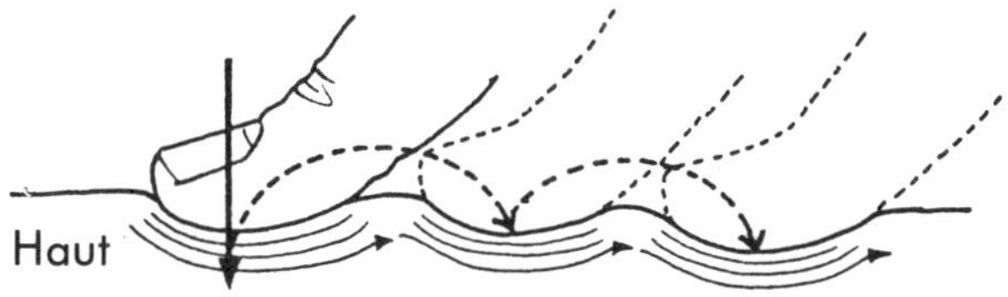

● *Vibrationsdruck*
Mit wenig Druck werden mit Fingern oder Handflächen kleine Schwingungen ausgelöst. Hände oder Finger werden gleichzeitig auf der Haut hin- und herbewegt (Abb. 19). Das besondere Merkmal dieser Technik ist das angenehme Gefühl, das sie erzeugt, und die erzielte Tiefenwirkung.

Abb. 19 Vibrationsdruck

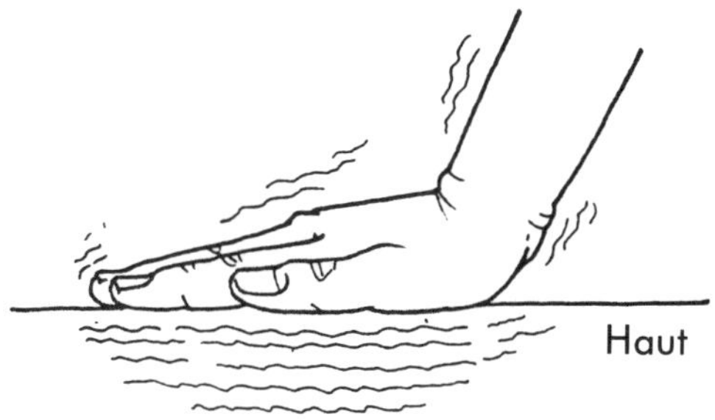

● *Anregender Handflächendruck*
Bei dieser Technik streicht die Handfläche mit rascher Bewegung und kräftigem Druck körperabwärts (Abb. 20). Diese Technik wird meist am Abdomen oder auf der Wirbelsäule zur Anregung der Rückenmarknerven angewandt. Sie kann mit einer Hand, mit aufeinandergelegten Händen (wie in Abb. 6) oder kreuzweise aufeinandergelegten Händen durchgeführt werden.

Abb. 20: Anregender Handflächendruck

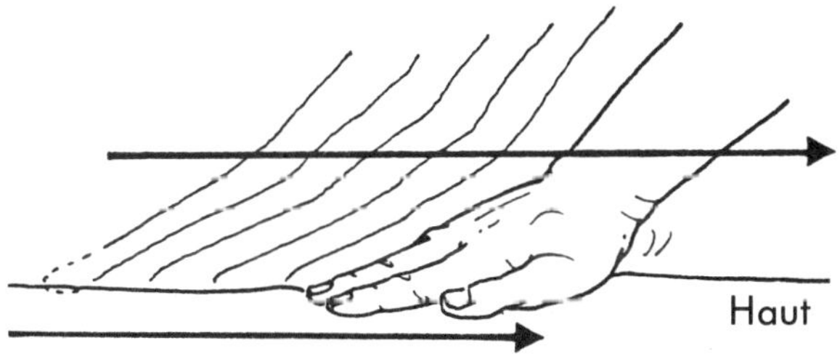

Regulierung der Intensität

Die Regulierung der Intensität des Shiatsu-Drucks setzt eine genaue Kenntnis des Zustands der zu behandelnden Muskulatur voraus. Durch eine gekonnte Anpassung des Drucks an den Grad der Muskelsteifigkeit wird die Wirkung der Therapie gesteigert und die Muskulatur besser gelockert.
Plötzlicher, starker Druck bei stark verspannten Muskeln bewirkt das Gegenteil des erwünschten Effekts. Die Anwendung von sanftem Druck mit gelegentlicher Anwendung von starkem Druck zwischendurch ist weitaus wirksamer.
Mit der Zeit wird der Shiatsu-Praktiker die Veränderungen des Muskelzustandes immer besser verstehen lernen. Dadurch wird er fähig sein, die verschiedenen Shiatsu-Techniken sensibler einzusetzen und besser auf die augenblicklichen Bedürfnisse einzugehen.

● *Stufen der Druckintensität*

Berührung: Damit ist der bloße Kontakt zwischen

der Haut und den Händen gemeint. Einzelne Shiatsu-Punkte werden bei der Tastdiagnose drei Sekunden lang berührt um festzustellen, ob ein Teil des Körpers fiebert oder fröstelt.
Sanfter Druck: Hierbei sollte die behandelte Person einen sanften Druck auf der Haut verspüren. Dieser Druck wird ebenfalls drei Sekunden lang pro Punkt angewandt. Am Bindegewebe zwischen Haut und Muskulatur angesetzt, können Sie auf die Weise Rauhheit, Feuchtigkeit oder Steifigkeit feststellen und den Tonus der Haut bestimmen.
Leichter Druck: Dieser Druck ist ein wenig stärker als der vorangegangene und wird drei bis fünf Sekunden auf jedem Punkt angewandt. Dieser Druck durchdringt sanft die Haut und erreicht die Oberfläche der Muskeln. Auf diese Weise können Sie den Tonus der Muskulatur bestimmen.
Mittlerer Druck: Wiederum ein wenig fester als der vorangegangene, wird dieser mittlere Druck drei bis sechs Sekunden lang pro Punkt ausgeübt, um die Steifigkeit der Muskulatur zu festzustellen. Diese Intensität wird als angenehm empfunden, da sie in die Tiefe der Muskulatur hineinreicht.
Starker Druck: Die stärkste in Shiatsu verwendete Druckintensität wird verwendet, um steife verspannte Muskeln im Kern zu erreichen. Dieser Druck wird möglicherweise als schmerzhaft und angenehm zugleich empfunden, sollte jedoch niemals die Erträglichstoleranz überschreiten. Jeder Punkt wird etwa sieben Sekunden gedrückt.

4. Stretching-Techniken

Ehe Sie mit dem Stretching beginnen, ist es unerläßlich, einen Zustand geistiger Sammlung durch tiefe, ruhige Atmung zu erreichen. Dadurch wird die Muskulatur entspannt und der Körper für die Stretching-Übungen vorbereitet.

● *Dauer*
Obwohl der jeweilige Zustand der Muskulatur eine Rolle spielt, beträgt die Dauer der Stretching-Haltungen zwischen zehn und höchstens dreißig Sekunden. Ein Verständnis des individuellen Zustands der Muskulatur und eine Anpassung der Dehnung ist in allen Fällen unerläßlich. Wenn die Muskeln sehr steif und verspannt sind, können Sie zum Beispiel eine vorgeschriebene Stretching-Dauer von 15 Sekunden auf dreizehn, zwölf oder gar zehn Sekunden herabsetzen. Wenn Sie eine Weile mit dem Stretching weitermachen, werden die Muskeln allmählich geschmeidiger, so daß Sie zu längeren Dehnzeiten übergehen können.

● *Haltungen*
Die im Text erklärten Haltungen sollten Sie gut verstehen und genau ausführen. Um Stretching-Übungen durchzuführen, muß der Körper in eine ausgeglichene Haltung gebracht werden. Wenn Sie den Körper zwingen, in einer schlecht ausgeglichenen Haltung zu verharren, können Sie ihn schädigen. Keine der Stretching-Übungen, bei denen der Kopf nach unten gehalten werden muß, sollte länger als jeweils zehn Sekunden durchgeführt werden.

● *Abwechseln von Shiatsu und Stretching*
Bevor Sie Stretching-Übungen machen, sollten Sie Ihre Muskulatur durch Shiatsu lockern. Weitere Shiatsu-Behandlungen können Sie an Muskeln durchführen, die sich durch übermäßiges Stretching verspannt haben. Danach können Sie mit Stretching fortfahren. Wenn Sie so zwischen Shiatsu und Stretching abwechseln, können Sie einer Überanstrengung der Muskulatur vorbeugen.

● *Gleichzeitiges Shiatsu und Stretching*
Bei manchen Körperteilen ist es möglich, Stretching während des Shiatsu durchzuführen und umgekehrt. Sie können zum Beispiel eine Vor- und Rückwärtsbeugung der Zehen und Fußsohlen durchführen, während ein Partner am Unterschenkel Shiatsu anwendet. Bei Stretching-Übungen der Beine können Sie mit den Händen, die dabei nichts zu tun haben, Shiatsu am Rücken oder in der Lendengegend durchführen. Jeder kann so die Kombinationen, die den individuellen Bedürfnissen und Zielen entsprechen, für sich ausarbeiten.

Kapitel 2

Techniken

1. Aufwärmen

Wenn Sie die Hände aneinander reiben, werden sie besser und stärker durchblutet, was eine beruhigende Wirkung für das Gehirn hat. Durch die vermehrte Durchblutung werden die Finger geschmeidiger und das Tastvermögen der Fingerspitzen verbessert. Dadurch können Sie den Zustand Ihrer Haut und Muskulatur genauer beurteilen und die Druckstärke entsprechend anpassen (das gilt natürlich auch für die Behandlung eines anderen Menschen). Folgende Aufwärmübungen für Hände und Finger steigern die Wirksamkeit von Shiatsu und Stretching erheblich.
Wie wir später noch sehen werden, befinden sich Reflexpunkte an den Fingern und Handflächen, die in Beziehung zu den inneren Organen stehen. Durch Shiatsu und Stretching der Finger und Handflächen entstehen Reflexe, die die Funktion jener Organe kräftigen.
Wenn bei den nachfolgenden Erklärungen der Aufwärmübungen zuweilen nur von einer Hand die Rede ist, ist es jedoch stets erforderlich, die Übungen beidseitig auszuführen.

● *Handgelenke*
Die Aufwärmübungen für die Gelenke beginnen mit der Lockerung der Handgelenke. Wir haben drei Reihen von je sechs Shiatsu-Punkten auf der Innenseite des Unterarms, die sich von der Mitte des Unterarms zum Handgelenk erstrecken. Die Reihen liegen jeweils in einer Linie mit dem kleinen Finger, dem Mittelfinger und dem Daumen. Jeder Punkt wird dreimal gedrückt und die Übung dreimal wiederholt (siehe Abb. 1 und 2). Nach gründlicher Shiatsu-Anwendung beugen Sie das Handgelenk im 90-Grad-Winkel nach innen (Palmarflexion) und verharren zehn Sekunden lang in dieser gedehnten Haltung; die Übung dreimal wiederholen (Abb. 3).

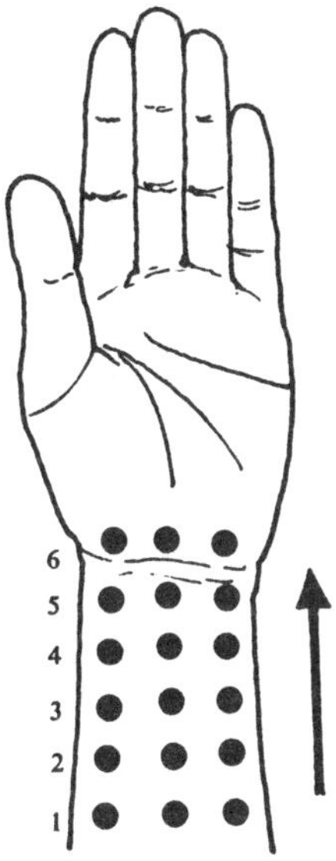

Abb. 1

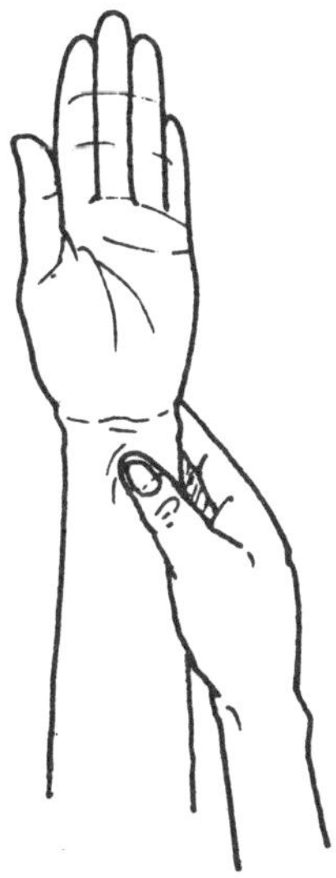

Abb. 2

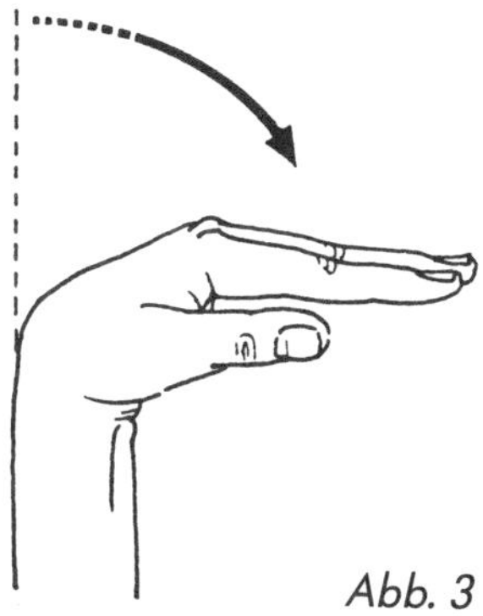

Abb. 3

Als nächstes behandeln Sie jede der drei Reihen von je sechs Punkten an der Außenseite des Unterarms, wobei jeder Punkt drei Sekunden lang gedrückt wird. Der Vorgang wird dreimal wiederholt. Beugen Sie dann das Handgelenk um siebzig Grad nach hinten (Dorsiflexion) und verharren zehn Sekunden in dieser gedehnten Haltung (Abb. 4-6). Diese Dehnung wird ebenfalls dreimal wiederholt.

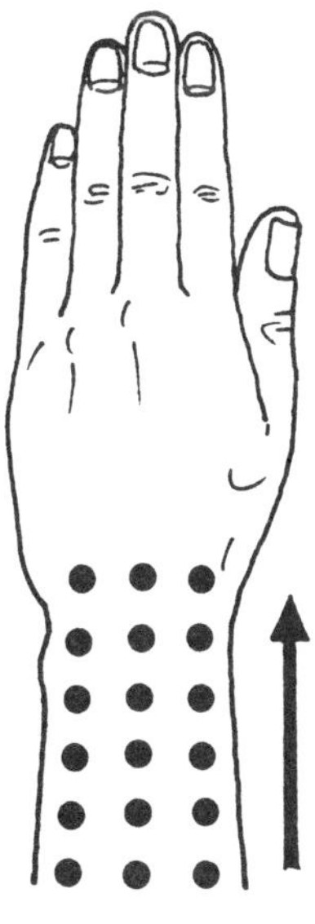

Abb. 4

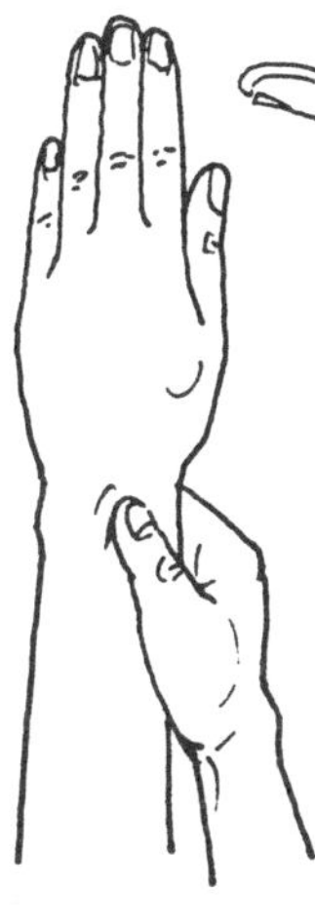

Abb. 5

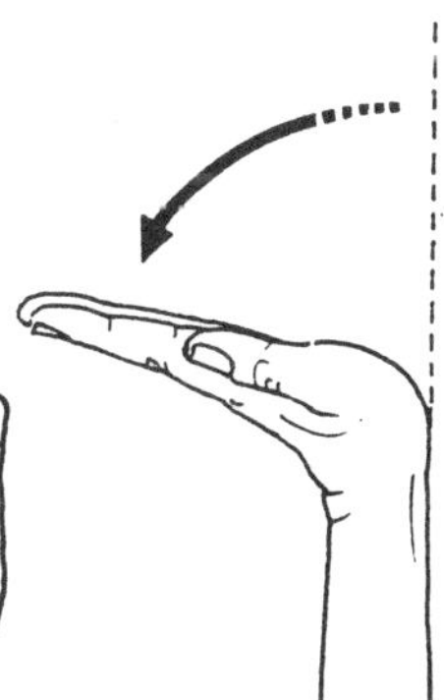

Abb. 6

Nun werden die Handgelenke seitwärts gedehnt. Halten Sie die Finger wie üblich zusammen und dehnen das Handgelenk etwa 25 Grad in Richtung des Daumens. Halten Sie diese Position 10 Sekunden. Danach dehnen Sie das Handgelenk etwa um 65 Grad in Richtung des kleinen Fingers und halten diese Stellung ebenfalls 10 Sekunden. Die Übung wir dreimal abwechselnd in jede Richtung ausgeführt (Abb. 7).

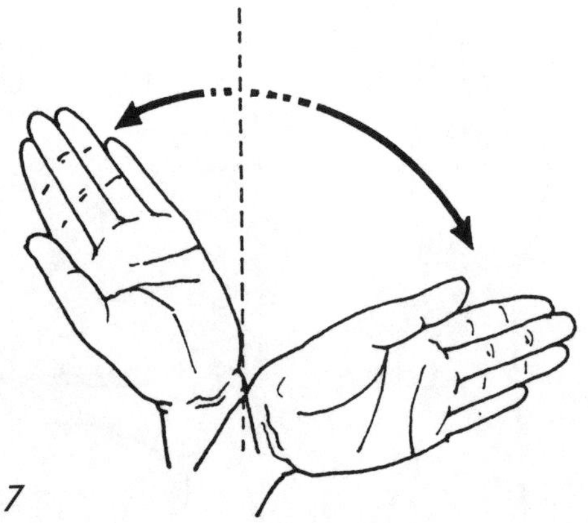

Abb. 7

● *Rückseite der Hand*

Im Handwurzelbereich des Handrückens befinden sich fünf Reihen von je drei Shiatsu-Punkten. Jeder Punkt wird drei Sekunden lang gedrückt und diese Behandlung dreimal wiederholt (Abb. 8 und 9). Nach dieser gründlichen Shiatsu-Behandlung müßten Sie die Finger nach beiden Seiten weit abspreizen können (Abb. 10). Diese gestreckte Haltung sollten Sie dreimal je zehn Sekunden beibehalten.

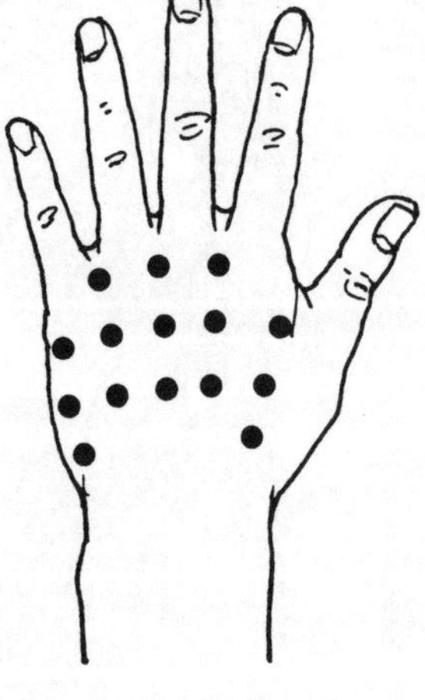

Abb. 8

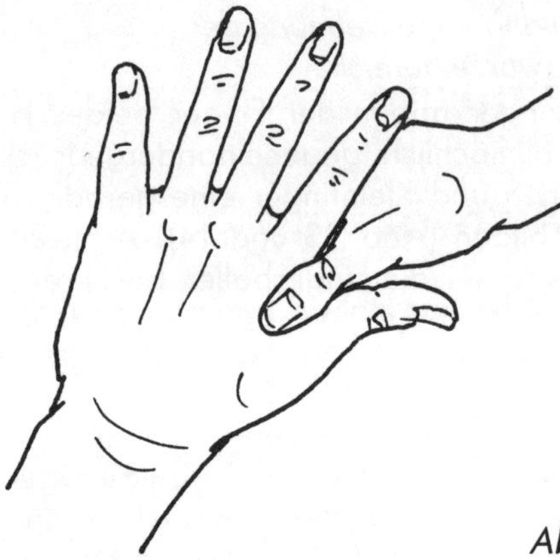

Abb. 9

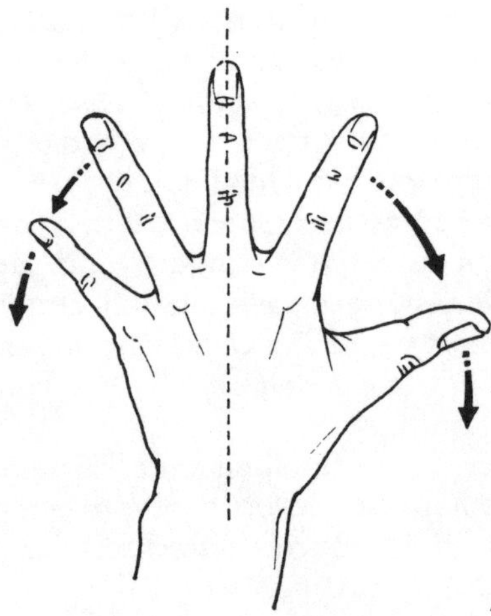

Abb. 10

● *Die Handfläche*

Im Handwurzelbereich der Handfläche befinden sich zwischen dem Handgelenk und der Basis der Finger vier Reihen von je drei Shiatsu-Punkten (Abb. 11). Jeder Punkt wird drei Sekunden gedrückt und die Behandlung dreimal wiederholt. Anschließend drücken Sie die Finger auf beiden Seiten fest zum Mittelfinger hin (Abb. 12). Dabei dürfen keine Lücken zwischen den Fingern sein. Diese Position wird zehn Sekunden lang eingehalten und dreimal wiederholt.

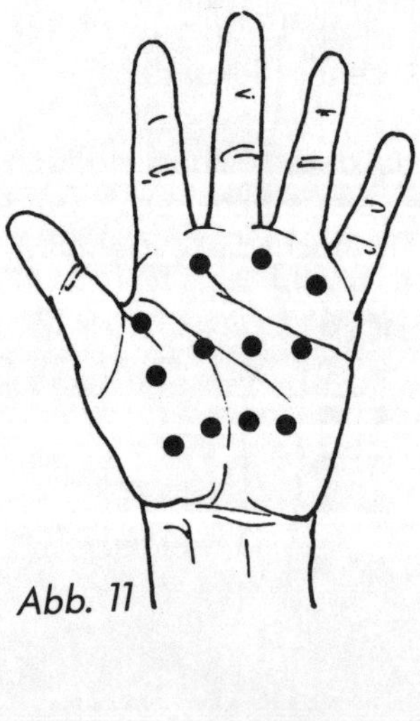

Abb. 11

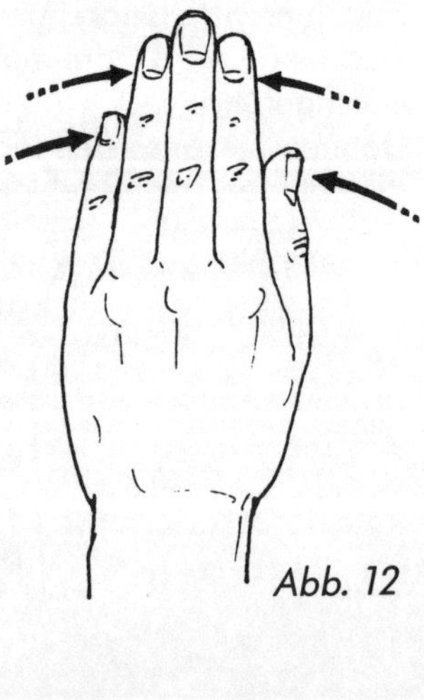

Abb. 12

● *Beidhändige Dehnung der Handwurzelbereiche*

Die Fingerkuppen der Finger beider Hände werden allmächlich gegeneinandergedrückt, bis die Daumen und Kleinfinger eine gerade, horizontale Linie bilden (Abb. 13 und 14). Achten Sie darauf, daß sich nur die Fingerballen berühren. Verharren Sie dreimal zehn Sekunden lang in dieser gestreckten Haltung und wiederholen Sie die Übung dreimal.

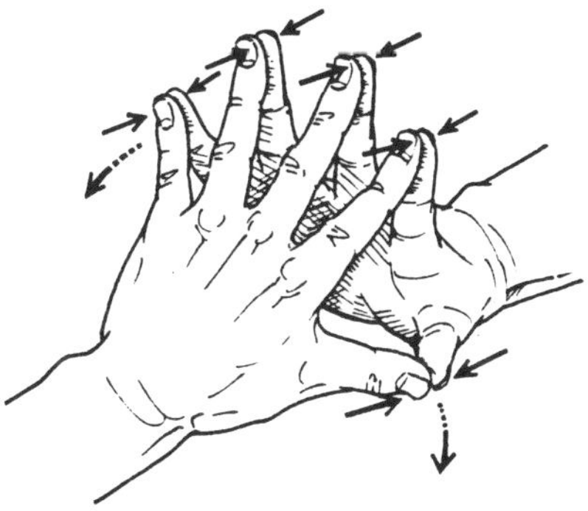

Abb. 13

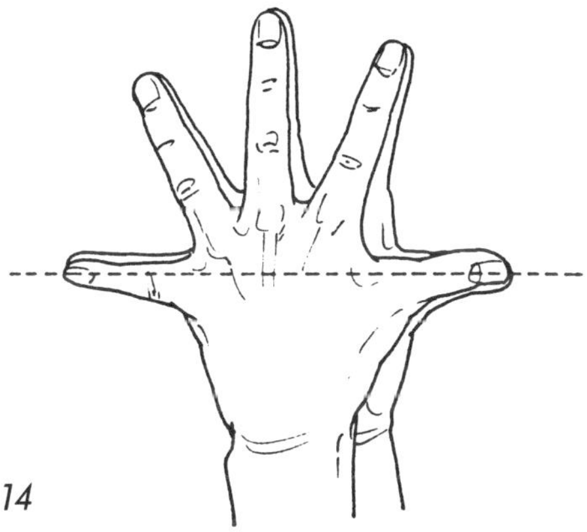

Abb. 14

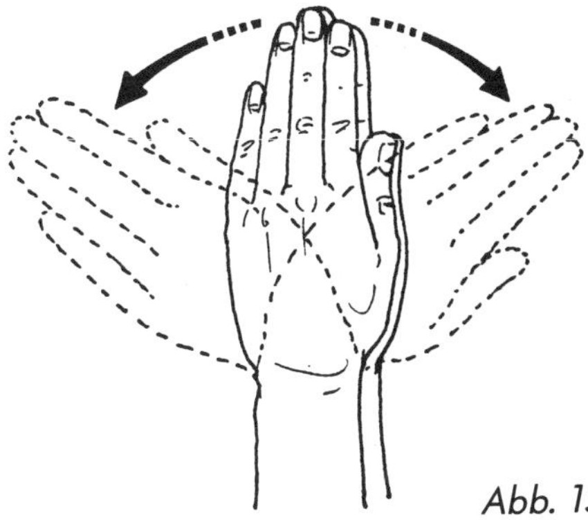

Abb. 15

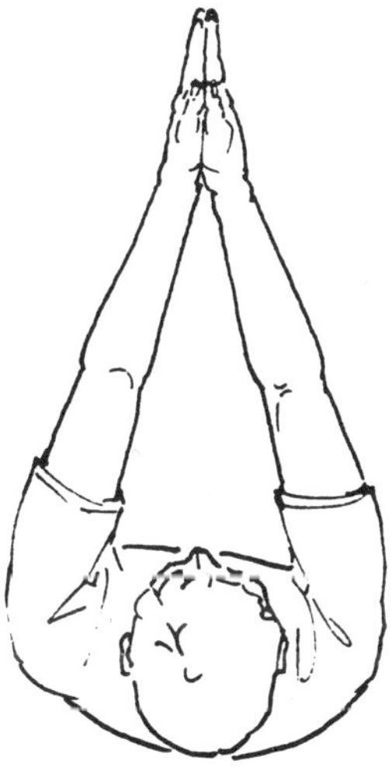

Abb. 16

● *Beidhändige Dehnung der Handgelenke*

Finger und Handflächen beider Hände werden gegeneinandergedrückt und die Arme gerade nach vorne ausgestreckt. Dehnen Sie zuerst beide Hände nach oben (Speichendrehung) und dann nach unten (Ellendrehung; Abb. 15 und 16). Diese Dehnung wird dreimal zehn Sekunden lang durchgeführt.

Dehnen Sie anschließend in der gleichen Haltung die beiden Handgelenke erst nach rechts und dann nach links (Abb. 17). Auch diese Dehnhaltung wird dreimal wiederholt und zehn Sekunden lang beibehalten.

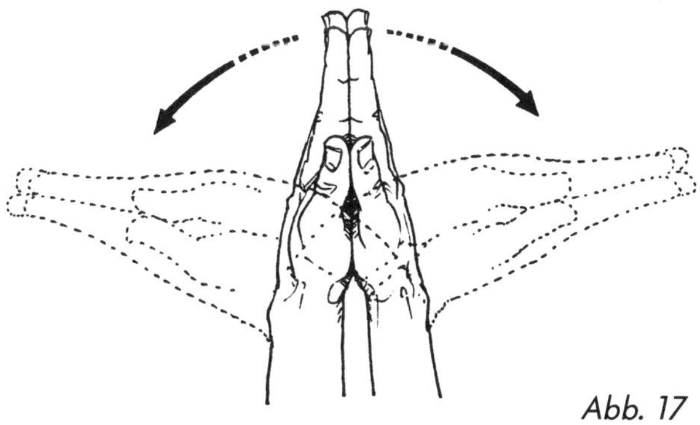

Abb. 17

• *Die Finger*

Behandeln Sie die drei Shiatsu-Punkte am Daumen und die vier Punkte an den Fingern, indem Sie die jeweiligen Finger von vorne und hinten mit Daumen und Zeigefinger greifen (Abb. 18 und 19). Beginnen Sie mit den unteren Punkten und schreiten zur Fingerspitze fort, wobei jeder Punkt drei Sekunden lang gedrückt wird. Beim Druck auf den äußersten Punkt wird jeder Finger noch einmal nach oben gezogen (Abb. 20). Eine Wiederholung ist nicht erforderlich.

Nachdem jeder Punkt von vorne und hinten gedrückt wurde, behandeln Sie die gleichen Stellen an der Seite jedes Fingers. Alle Punkte werden drei Sekunden lang gedrückt und die Finger beim letzten Punkt nach oben gezogen (Abb. 21). Eine Wiederholung ist nicht erforderlich.

• *Stretching und Ausrichten der Finger*

Stellen Sie sich aufrecht hin und beugen die Ellbogen leicht; halten Sie die Hände in Schulterbreite voneinander entfernt und spreizen alle Finger.

Nun werden die Hände rasch aufeinander zubewegt, bis die Fingerkuppen zusammentreffen (Abb. 22 und 23). Die Übung dreimal wiederholen.

Der Zweck dieser Übung – die motorischen Nerven zu trainieren und eine allgemein nervenregulierende Wirkung zu erzielen – wird nur dann erreicht, wenn die Hände schulterbreit auseinander gehalten werden. Menschen mit abgestumpften motorischen Nerven oder einem labilen autonomen Nervensystem haben mit dieser einfachen Übung vermutlich Schwierigkeiten. Sie sollten diese Übung deshalb häufig durchführen, um ihre Schwächen zu überwinden.

Wenn Sie mit geschlossenen Augen üben, so fördert dies die geistige Sammlung und die Konzentration. Die Reize, die von den Fingern ausgehen, verbessern die Gehirnfunktion und helfen, das Gleichgewicht zwischen rechter und linker Gehirnhälfte aufrechtzuerhalten. Diese Übung hat außerdem eine normalisierende Wirkung auf die Funktion der inneren Organe.

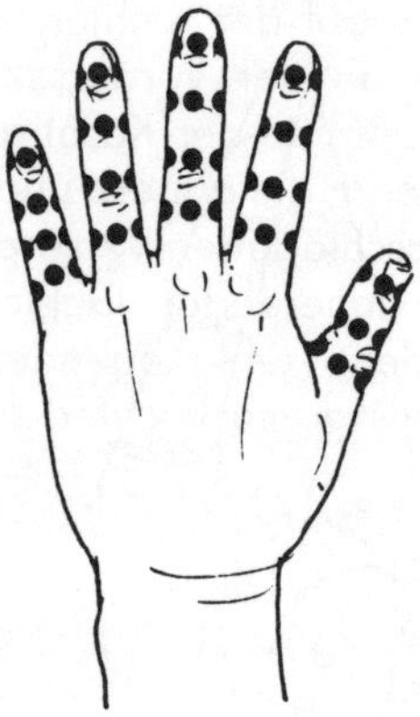

Abb. 18

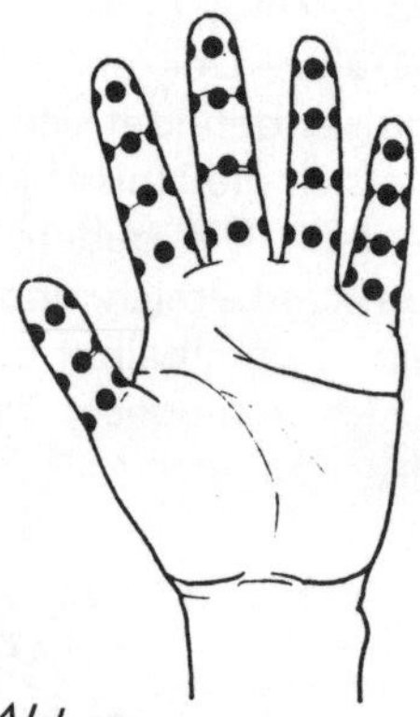

Abb. 19

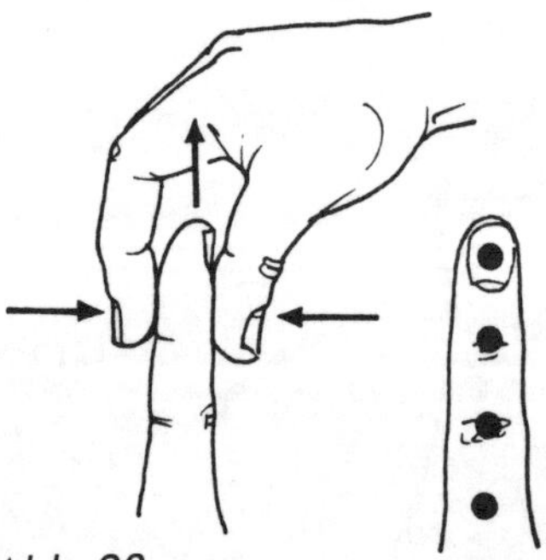

Abb. 20

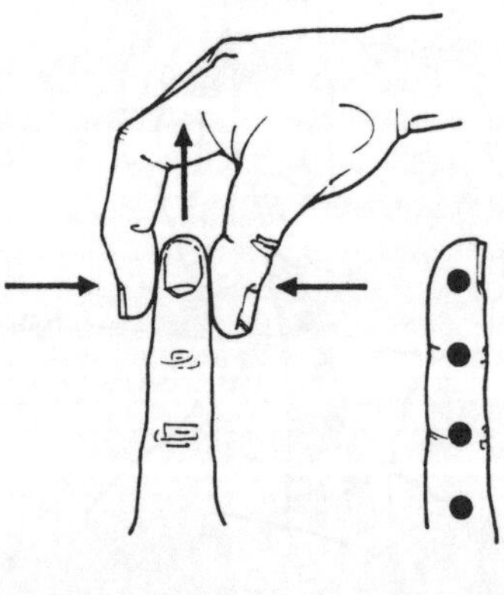

Abb. 21

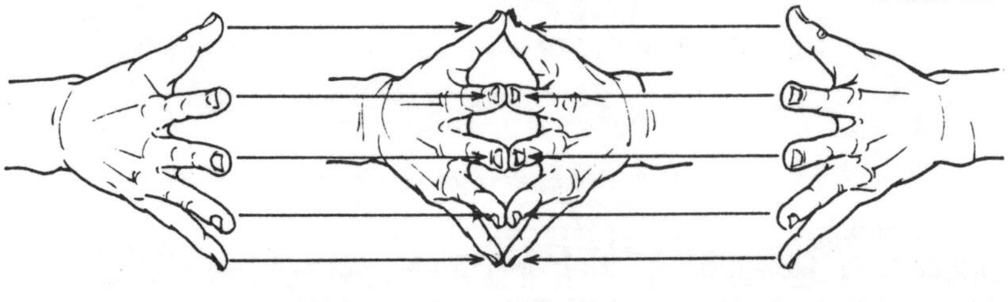

Abb. 22

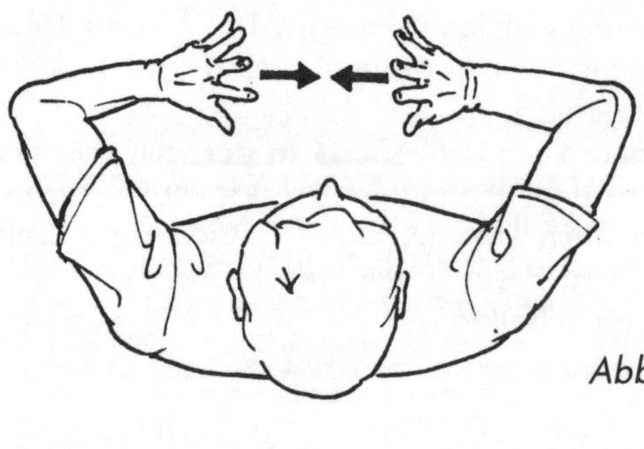

Abb. 23

● *Beidhändiges Stretching für Kleinfinger und Daumen*
Drücken Sie die Fingerkuppen der beiden Kleinfinger und Daumen fest aneinander und knicken die übrigen Finger ab dem ersten Knöchel geradeaus nach unten, so daß die Rückseiten der Finger beider Hände aneinander gepreßt sind. Nun drücken Sie die Fingerkuppen der Kleinfinger und Daumen gegeneinander (Abb. 24-26). Drücken Sie dreimal, jeweils zehn Sekunden lang.
Wenn Sie diese Übung oft wiederholen, werden Kleinfinger und Daumen geschmeidiger. Da die Daumen mit der Lunge und die Kleinfinger mit dem Herzen in Beziehung stehen, vermehrt diese Übung die Lungenkapazität und stärkt das Herz.
Obwohl sie wahrscheinlich nicht bewußt an einen Zusammenhang zwischen Fingern und inneren Organen gedacht haben, übten japanischen Krieger früher Schwertkampfbewegungen, die eine Dehnung der Kleinfinger bewirkten. Das Anspannen dieser Finger während der Abwärtsbewegungen der Schwertübungen waren ein gutes Training für das Herz.

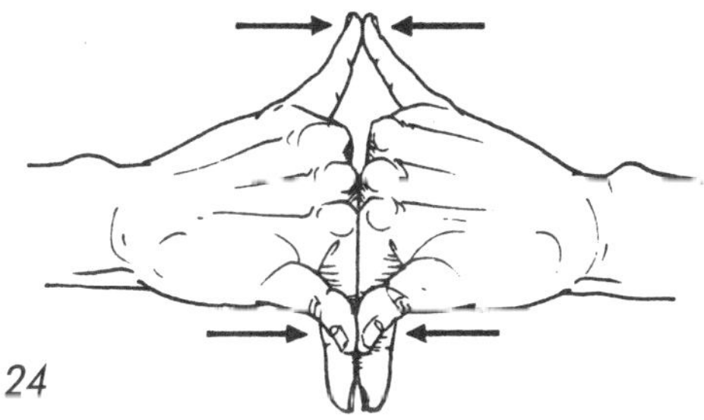

Abb. 24

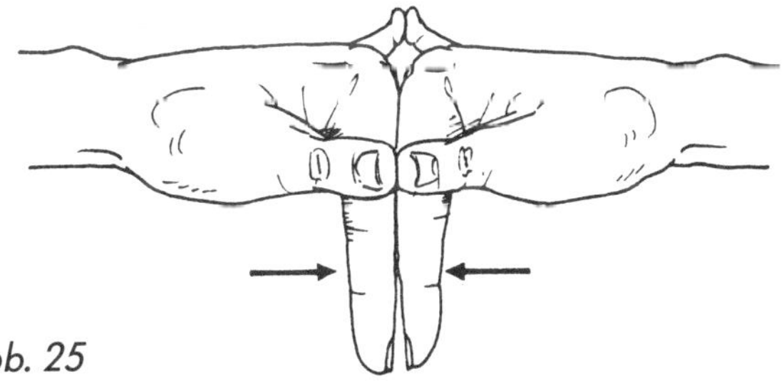

Abb. 25

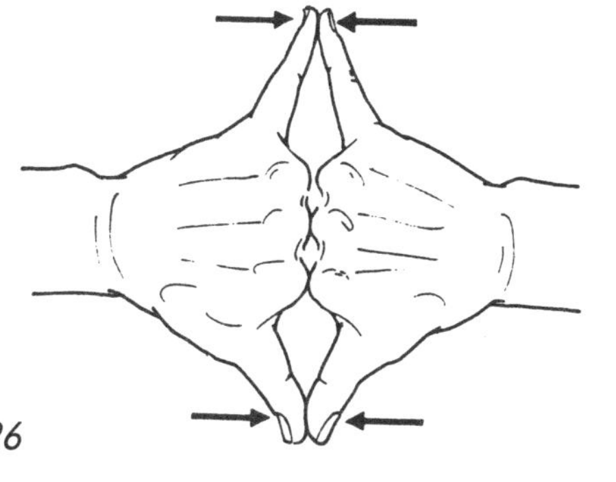

Abb. 26

2. Die Halsgegend

Die vordere Halsgegend

● *Shiatsu*
An der Vorderseite des Halses befinden sich auf jeder Seite vier Shiatsu-Punkte auf einer Linie, die knapp oberhalb des Schlüsselbeins beginnt und schräg nach oben bis direkt zur unteren Kinnpartie verläuft (Abb. 1 und 2). Die Punkte liegen auf dem Kopfwender (M. sternocleidomastoideus) in jener wichtigen Zone, in der die Halsschlagader verläuft, die den Kopf und das Gesicht mit Blut versorgt. Doch haben nicht nur die hier gelegenen Punkte, sondern eigentlich alle Shiatsu-Punkte eine Beziehung zur Herz- und Kreislauffunktion. Deshalb beginnt die Behandlung immer auf der linken Seite. Wenn die Behandlung auf der linken Seite abgeschlossen ist, wird sie auf der rechten weitergeführt. Der erste Punkt an der Vorderseite des Halses befindet sich in der Mitte der Karotisgabel, wo sich die Halsschlagader in die äußere und innere teilt. Die äußere Halsschlagader versorgt den Gesichtsbereich und die innere das Gehirn. An dieser unmittelbar unter dem Kiefer liegenden Stelle ist es möglich, den Puls durch leichten Fingerdruck zu tasten.

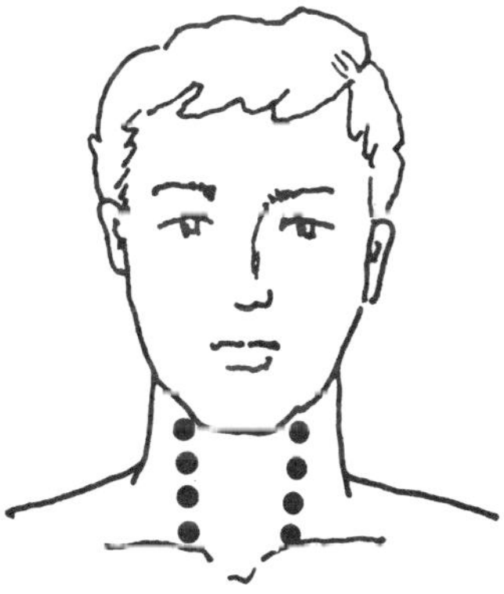

Abb. 1

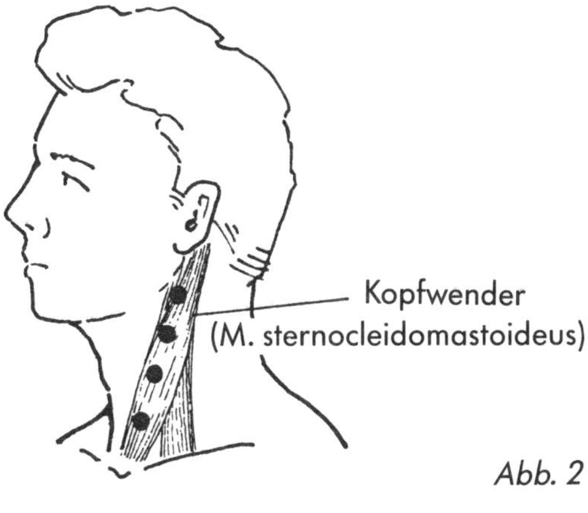

Abb. 2

Die Shiatsu-Behandlung der vorderen Halsregion beginnt mit dem ersten, oberen Punkt und wird bis zum vierten Punkt fortgeführt (Abb. 3). Die Druckrichtung geht zur Mitte der Wirbelsäule und dem Dornfortsatz (Abb. 4).

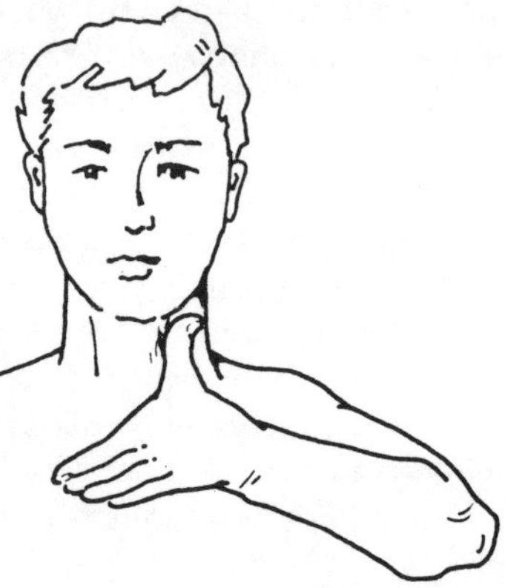

Abb. 3

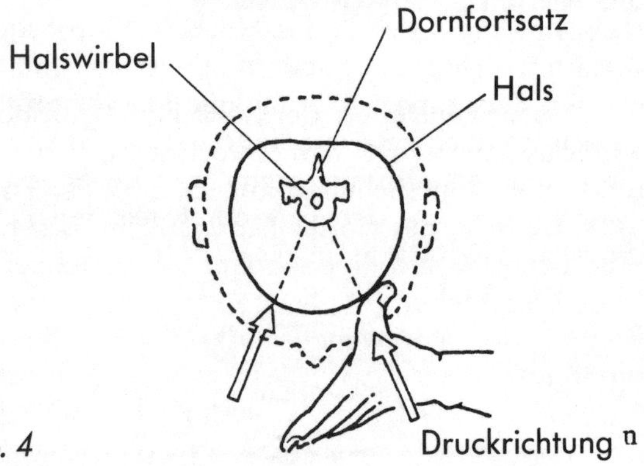

Abb. 4

Wenden Sie nur leichten Druck an, drei Sekunden für jeden Punkt. Die vordere Halsregion ist eine empfindliche Partie, so daß Sie eine übermäßige Anregung durch zu langen oder starken Druck auf jeden Fall vermeiden sollen.
Drücken Sie jeden Punkt auf der linken Seite nacheinander einmal und wiederholen die Übung dreimal. Behandeln Sie die Punkte auf der rechten Seite genauso.

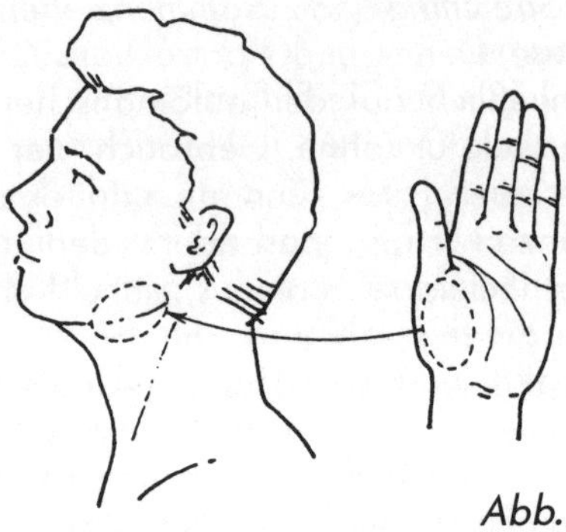

Abb. 5

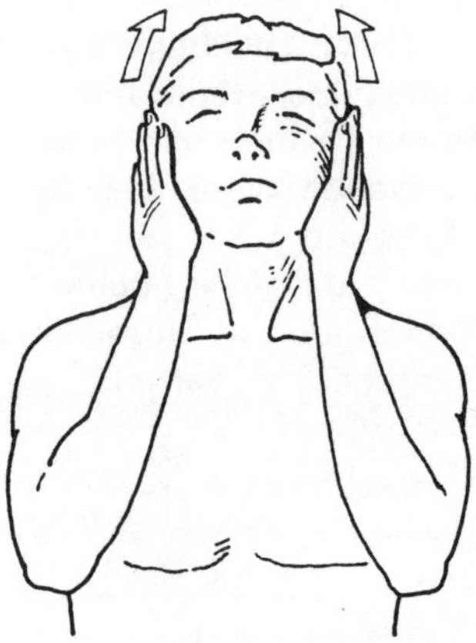

Abb. 6

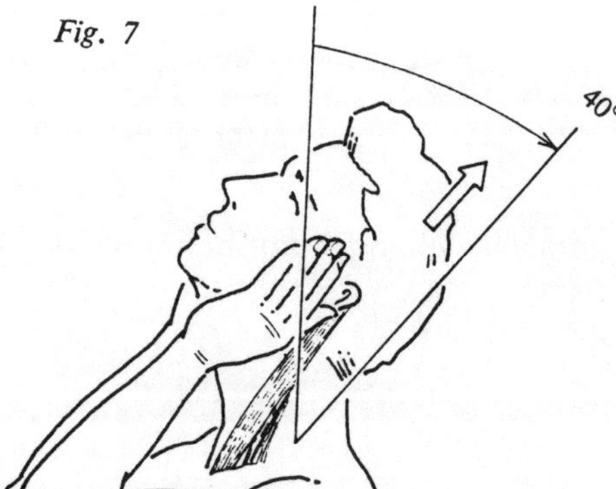

Abb. 7

● *Stretching*
Pressen Sie die Daumenballen auf den Kiefervorsprung, der unmittelbar über den ersten Punkten liegt und drücken auf beiden Seiten gleichzeitig nach hinten, bis der Kopf einen Winkel von etwa vierzig Grad einnimmt. Verharren Sie in dieser Haltung etwa fünf bis zehn Sekunden (Abb. 5-7). Die Dehnung dreimal wiederholen. Bei allen Behandlungen, besonders jedoch im Bereich des Halses, muß der Druck allmählich und darf niemals plötzlich angewandt werden. Damit die Übung wirkungsvoll ist, sollte der Oberkörper in einer stabilen Lage sein; die Dehnung muß auf dem vorderen Bereich des Halses beschränkt bleiben.

● *Stretching und Zusammenziehen*
Diese Dehn- und Kontraktionsübung beruht ausschließlich auf der automatischen Bewegung der Muskulatur ohne Gebrauch der Hände. Ziehen Sie zuerst das Kinn an und entspannen so den ganzen Hals, besonders den Kopfwender (M. sternocleidomastoideus, siehe Abb. 8.1). Als nächstes wird das Kinn nach vorne geschoben und der Kopf gerade nach hinten gekippt (Abb. 8.2).
In dieser Haltung zehn Sekunden verharren, um den Kopfwender zusammenzuziehen. Kehren Sie danach wieder mit dem Kopf in die entspannte Haltung zurück (Abb. 8.1). Jetzt wird der Hals an der Basis etwas gesenkt und der Hinterkopf diagonal nach oben gestreckt. Diese Dehnung zehn Sekunden beibehalten. (Abb. 8.3 und 4). Dann kehren Sie mit dem Kopf in die entspannte Haltung zurück (Abb. 8.1.) Die ganze Übung wird dreimal wiederholt.
Legen Sie sich anschließend so auf ein Bett, daß Kopf und Hals über den Rand reichen. Lassen Sie den Kopf zum Dehnen nun hinunterhängen (Abb. 9.1) und behalten diese Stellung zehn Sekunden bei. Anschließend wird die Halsmuskulatur kontrahiert, indem der Kopf hochgezogen wird (9.2); zehn Sekunden lang in dieser Haltung verharren. Die Übung dreimal wiederholen.

Abb. 9

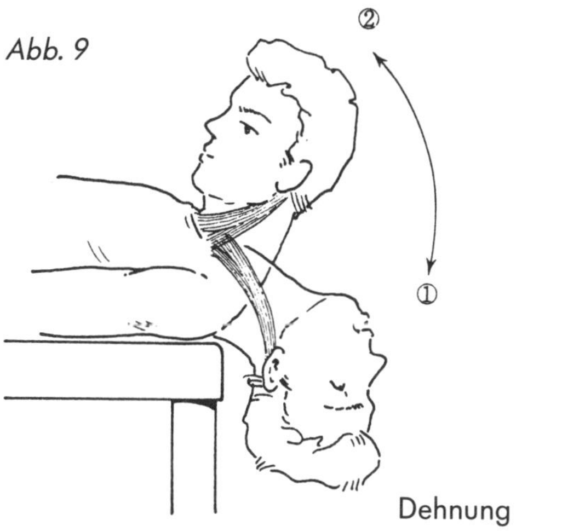

Abb. 8

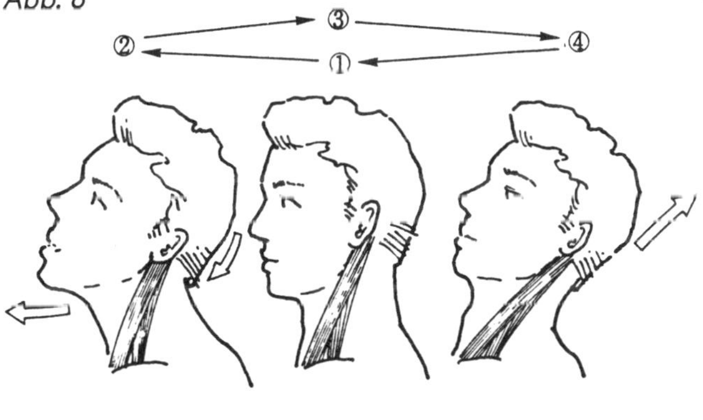

Die seitliche Halsgegend

● *Shiatsu*
Die Shiatsu-Punkte an der seitlichen Halsgegend erstrecken sich vom Warzenfortsatz bis zur Gegend über dem Schulterblatt. Es gibt vier Punkte auf jeder Seite des Halses (Abb. 10); in dieser Gegend befinden sich Rippenhalter (M. scalenus) und Schulterblattheber (M. levator scapulae), die zur Gruppe der Kopfwendermuskeln (M. sternocl.) gehören.

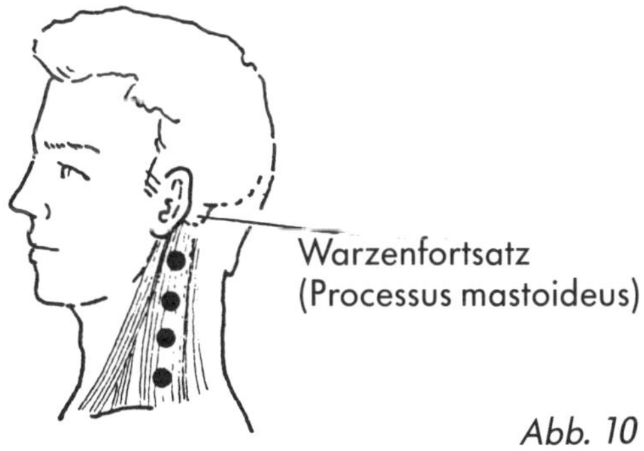

Abb. 10

Alle Punkte, beginnend mit dem ersten, der unmittelbar unterhalb des Warzenfortsatzes liegt, werden nun mit den Zeige-, Mittel- und Ringfingern gedrückt; die Finger müssen fest am Hals aufliegen. Drücken Sie gleichzeitig auf der rechten und linken Seite jeweils drei Sekunden lang (Abb. 11). Der Druck richtet sich von beiden Seiten direkt auf den Hals (Abb. 12). Um die Wirkung dieser Shiatsu-Behandlung zu steigern, sollten die Ellbogen eine waagrechte Linie nach beiden Seiten bilden und

Wirkungen
Diese Übung ist von günstiger Wirkung bei muskulärer Torticollis (Schiefhals), Schleudertrauma, Schlaflosigkeit, Arteriosklerose, Überanstrengung der Augen, Stimmbandentzündung und Schluckauf. Ferner wirkt sie regulierend auf die Sekretion der Schilddrüsenhormone und beugt Gehirnkrankheiten vor.

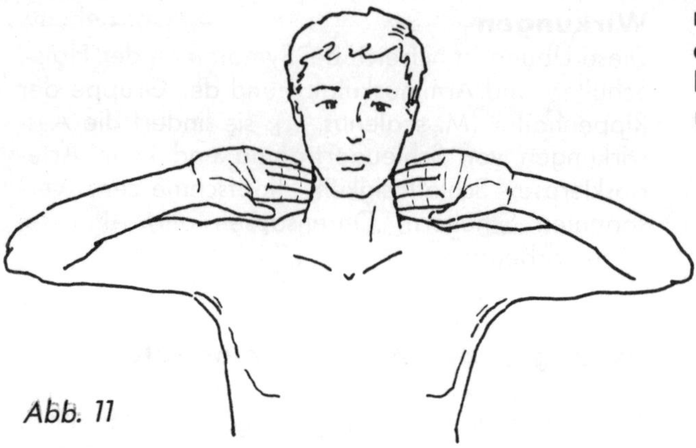

Abb. 11

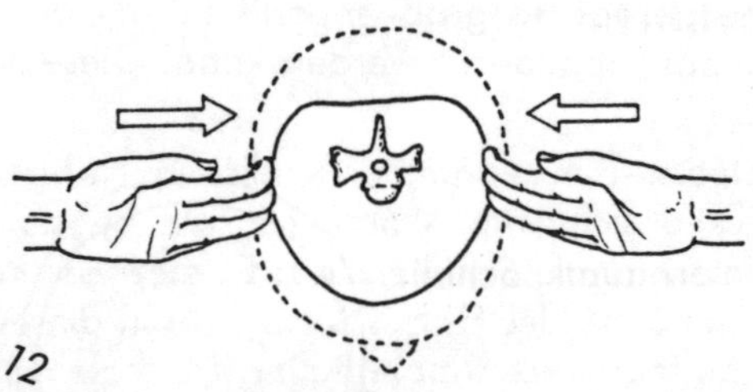

Abb. 12

der Oberkörper eine stabile Haltung einnehmen. Diese Anwendung dreimal wiederholen.

- *Stretching*

Die Finger beider Hände greifen ineinander, die Daumen zeigen nach unten, beide Daumenballen liegen fest am Hals auf, wobei die Ellbogen jeweils gerade zur Seite ausgestreckt sind (Abb. 13). In dieser Haltung wird der ganze Hals für eine Dau-

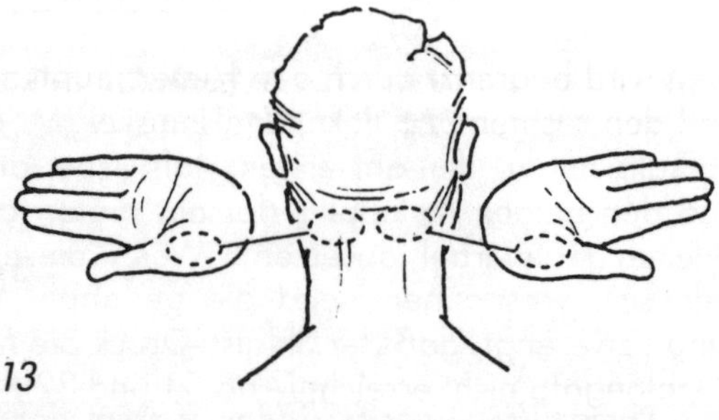

Abb. 13

er von zehn Sekunden (Abb. 14) gerade nach oben gestreckt. Dreimal wiederholen. Beugen Sie dann den Hals langsam nach links, bis der Kopf einen 50-Grad-Winkel einnimmt und dehnen den Kopf schräg nach oben (Abb. 15). Die linke Hand dient dabei nur zur Unterstützung. Nach der Dehnung soll der Kopf in die ursprüngliche Lage zurückkehren. Die Übung dreimal wiederholen. Führen Sie die Übung danach auf der rechten Seite durch (Abb. 16).

Diese Stretching-Übung lockert die seitliche Halsmuskulatur und korrigiert Fehlhaltungen (Abb. 17).

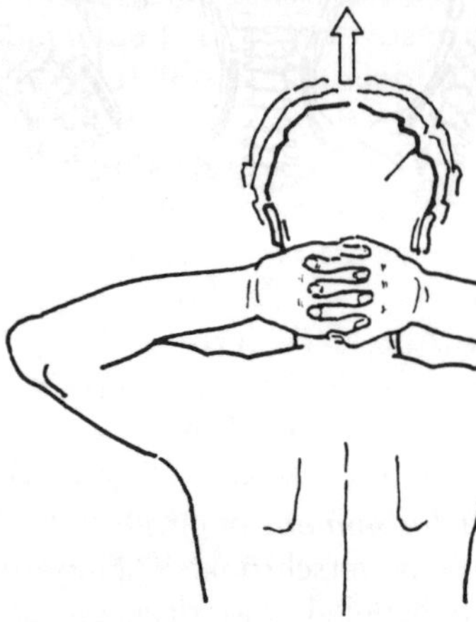

Abb. 14

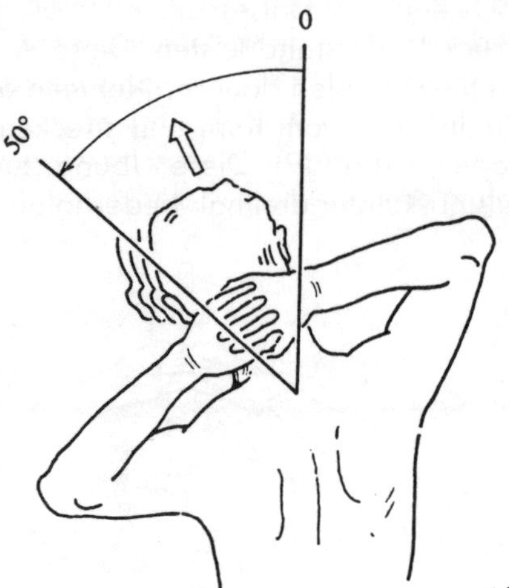

Abb. 15

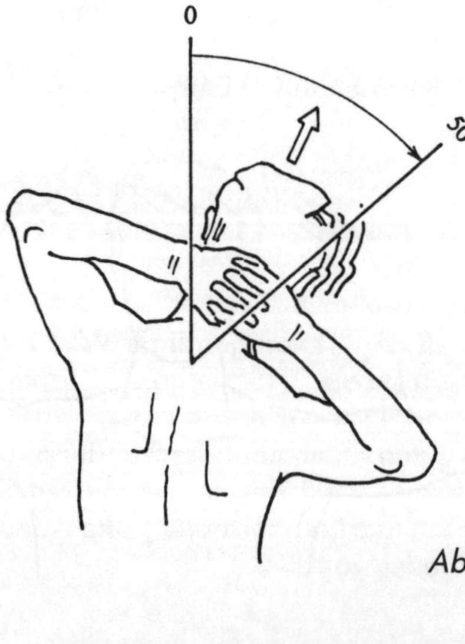

Abb. 16

Abb. 17

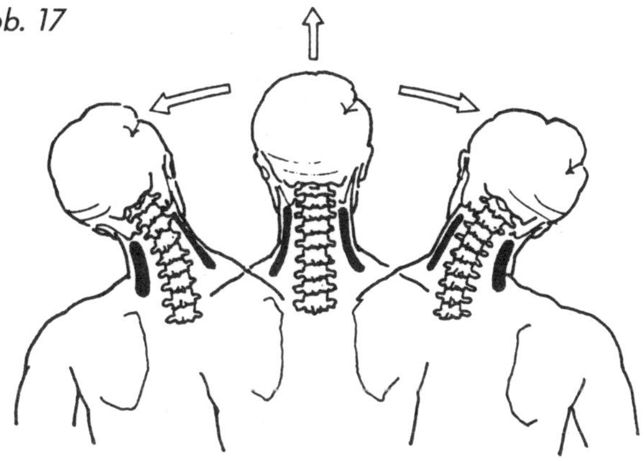

● *Dehnung und Zusammenziehung*
Legen Sie nun mit verschränkten Fingern beide Hände auf den Scheitel und drücken den Kopf nach unten, damit der Hals sich zusammenzieht (Abb. 18). Dann spannen Sie die Muskulatur auf beiden Seiten des Halses an, als wollten Sie diesem Druck Widerstand leisten. Diese Anspannung sollte zehn Sekunden dauern. Nehmen Sie danach die Hände rasch vom Kopf und strecken den Hals nach oben (Abb. 19). Diese Übung zur Stärkung der Halsmuskulatur dreimal wiederholen.

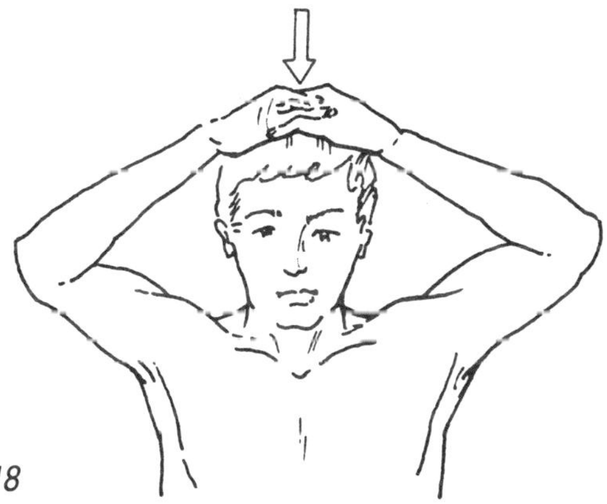

Abb. 18

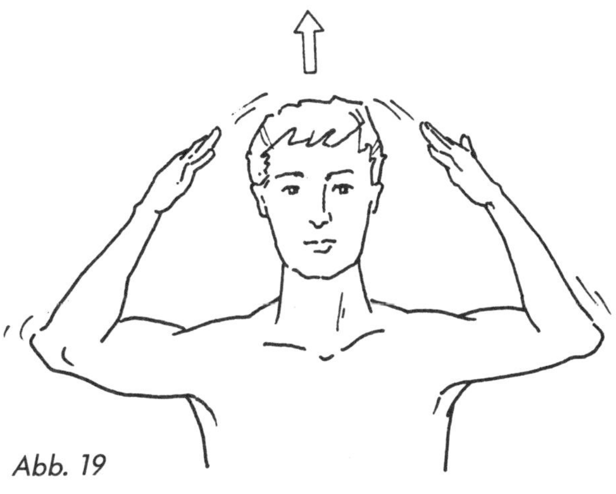

Abb. 19

Wirkungen

Diese Übung ist hilfreich bei Symptomen der Hals-, Schulter- und Armmuskulatur und der Gruppe der Rippenhalter (M. scalenus ...); sie lindert die Auswirkungen von Schleudertrauma und kann Arteriosklerose, Schlaflosigkeit, Kopfschmerzen, verspannten Schultern, Ohrensausen und Altersdemenz vorbeugen.

Die Region der Medulla Oblongata

Die Region der Medulla oblongata (verlängertes Mark) befindet sich an der Grenze zwischen Hals und Hinterkopf. Sie geht in Höhe des 1. Zervikalnerven ohne scharfe Grenze aus dem Rückenmark hervor, wo Hinterhauptknochen und der erste Halswirbel aufeinandertreffen (Abb. 20). Die Medulla oblongata befindet sich in einer Vertiefung, welche gerade so groß ist, daß sie mit der Daumenkuppe abgedeckt werden kann. Diese Vertie-

Abb. 20

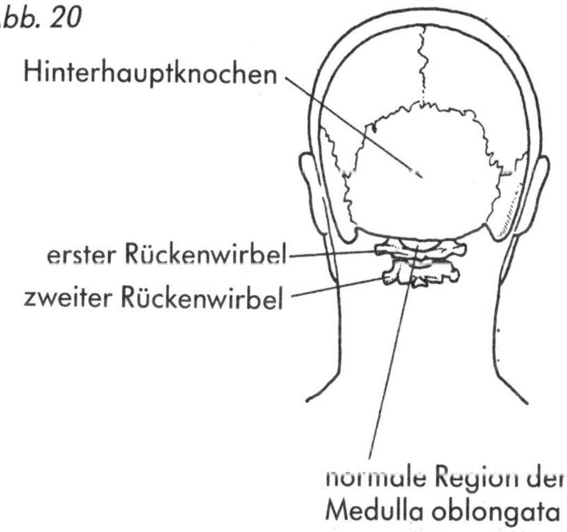

fung wird begrenzt durch den Hinterhauptknochen und den rechten und linken Halsmuskel (M. capitis dorsalis minor, der am ersten Halswirbel ansetzt, und den beiden M. capitis dorsalis major, die am zweiten Halswirbel ansetzen). Wenn diese Muskeln sich verspannen, wird die genannte Vertiefung so verengt, daß der Shiatsu-Druck die Medulla oblongata nicht erreicht (Abb. 21 und 22). In solchen Fällen ist es wichtig, die oben genannten Muskeln zu lockern. Drücken Sie die genannten und umliegenden Muskeln mit Zeige-, Mittel- und Ringfingern, damit sich der Spalt zwischen Hinterhauptknochen und erstem Halswirbel wieder öffnet, so daß der Shiatsu-Druck auf die Medulla oblongata einwirken kann (Abb. 23 und 24).

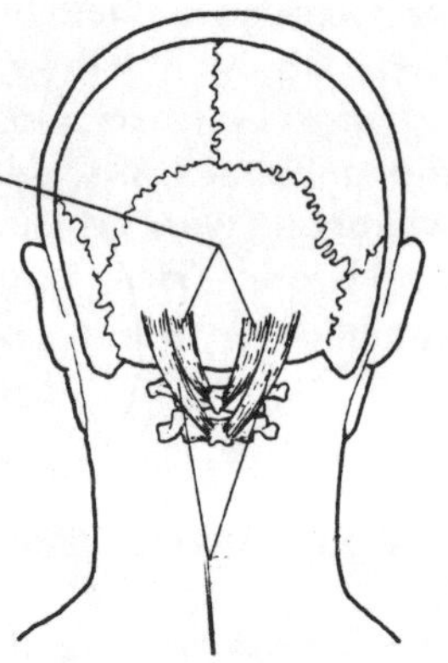

Abb. 21

Abb. 22

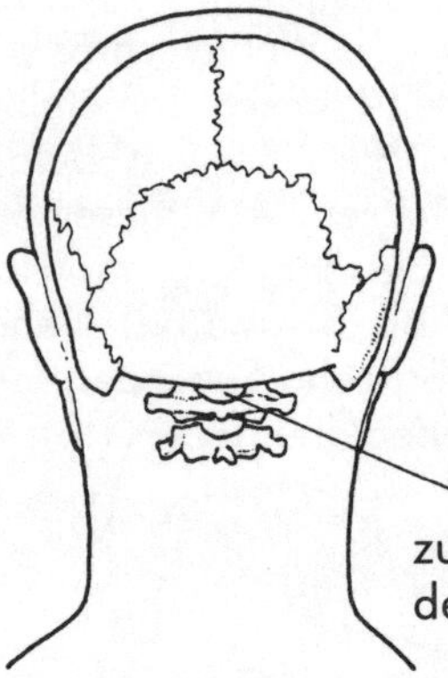

Abb. 23

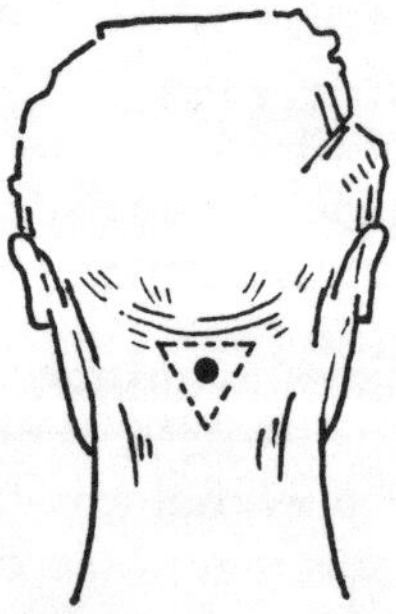

Abb. 24

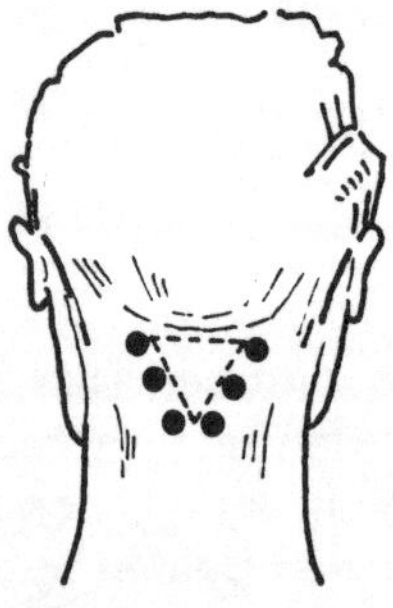

• *Shiatsu, Stretching und Zusammenziehung*
Bei der Behandlung dieser Region werden die drei Vorgänge gleichzeitig ausgeführt. Die Fingerkuppe des linken Mittelfingers ruht auf der Medulla oblongata und die Fingerkuppe des rechten Mittelfingers wird darauf gelegt. Mit zur Seite ausgestreckten Ellbogen wenden Sie nun Druck an in der Linie, die in Abb. 25 gezeigt wird. Gleichzeitig wird die Medulla oblongata gedehnt, indem der Kopf langsam (bis zum 30-Grad-Winkel) nach vorne gebeugt wird (Abb. 25 - 27.1 und 27.2).

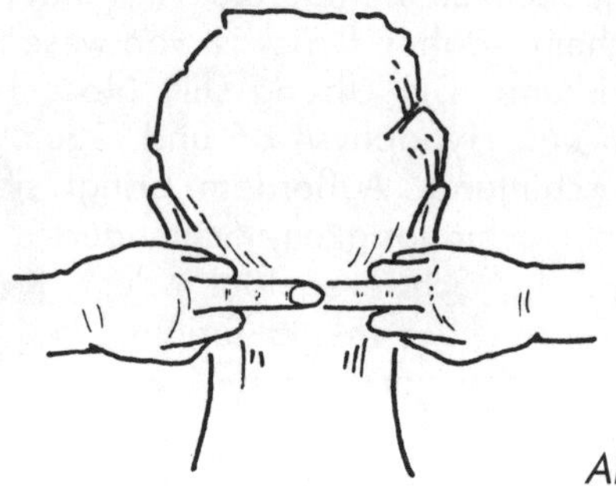

Abb. 25

Danach den Kopf wieder in die normale Lage bringen. Wenden Sie jetzt wieder Druck auf die Medulla oblongata an und neigen den Kopf 30 Grad nach hinten (Abb. 27.2 und 27.3). Dadurch wird die Medulla oblongata zusammengezogen. In dieser Haltung zehn Sekunden lang verharren, dann die ganze Übung dreimal wiederholen.

Fig. 26

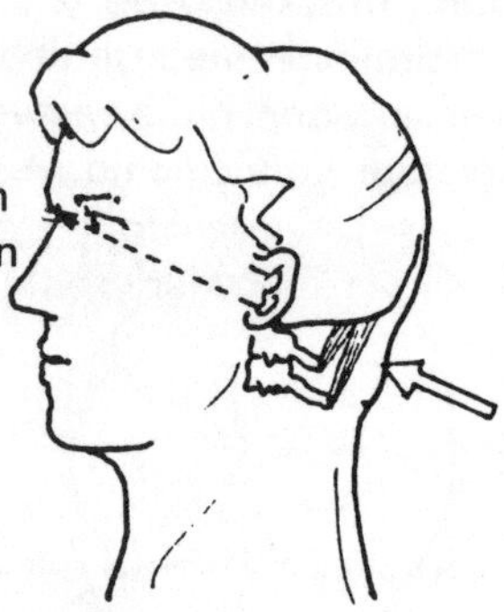

Abb. 26

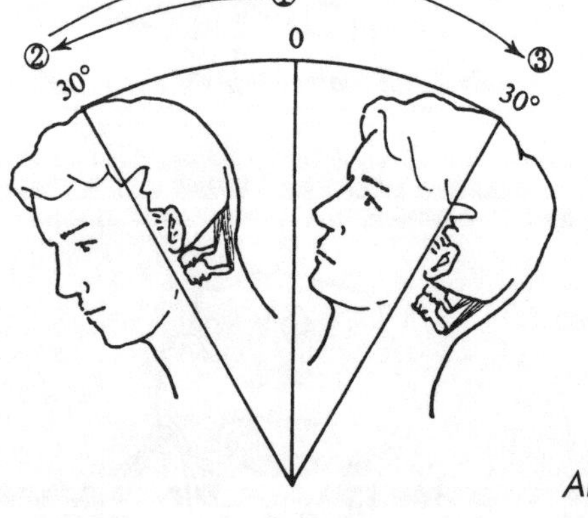

Abb. 27

Wirkungen

Die von alters her überlieferte Methode, nach der Nasenbluten durch Klopfen oder Ziehen der Haare in der Gegend der Medulla oblongata gestoppt werden kann, beruht auf Erfahrung. Wird nämlich die Medulla oblongata, ein vasokonstriktorisches (gefäßverengendes) Zentrum, stimuliert, kommt es zu einer Zusammenziehung der Gefäße, die Blutung wird gestillt. Die Anregung durch Klopfen wäre jedoch zu heftig; die Anwendung von allmählichem, sanften Druck ist von wesentlich besserer Wirkung. Die Übung stillt Nasenbluten, regt Gehirn und Hypophyse an und regelt deren Hormonauschüttung. Außerdem bringt sie Erleichterung bei Schlaflosigkeit, Schleudertrauma, Kopfschmerzen, Schweregefühl des Kopfs sowie Beschwerden des Klimakteriums und kann Gehirnkrankheiten vorbeugen.

Nackengegend

● *Shiatsu*

Behandeln Sie in der Nackengegend zwei Reihen von je vier Punkten, welche auf der Höhe der Medulla oblongata beginnen und sich bis zur Basis des Halses fortsetzen (Abb. 28). Mit Zeige-, Mittel- und Ringfinger beider Hände den Druck gleichzeitig auf beiden Seiten ausüben, wobei die Druckrichtung zur Gesichtsmitte hin verläuft. Jeden Punkt drei Sekunden lang drücken (Abb. 29 und 30) und die Behandlung dreimal wiederholen. Diese bewirkt eine Lockerung der Nackenmuskulatur (M. trapezius, M. splenius cervicis und M. semispinalis capitis).

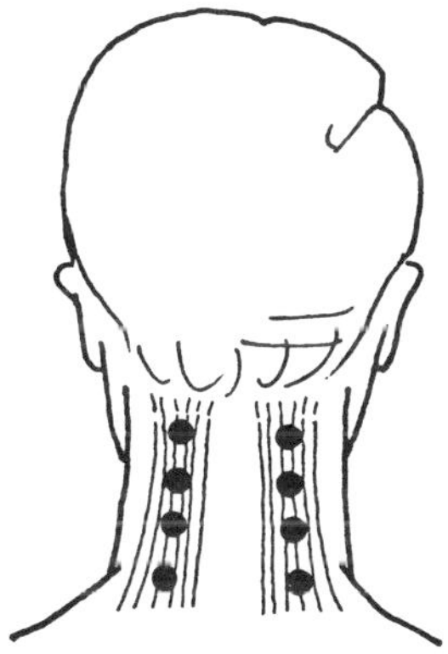

Abb. 28

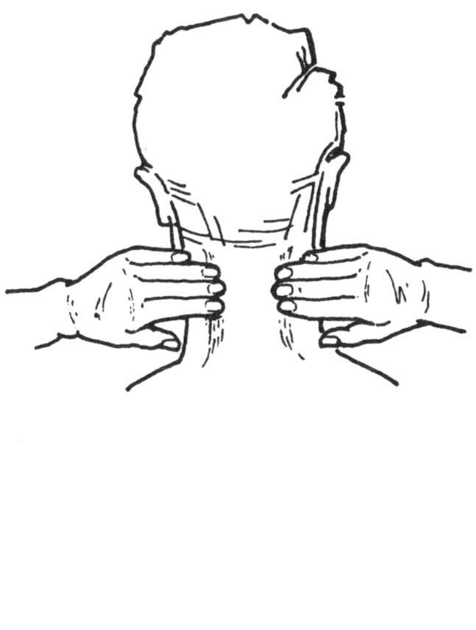

Gesichtsmitte

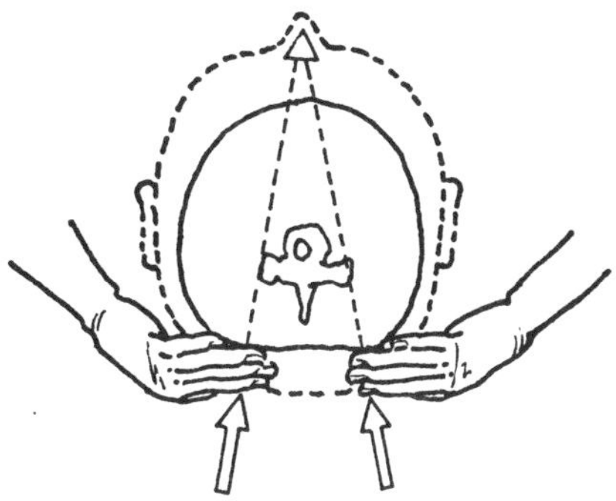

Druckrichtung

● *Stretching*

Wie bereits beim Dehnen der seitlichen Muskulatur beschrieben (Abb. 14), legen Sie die verschränkten Finger beider Hände auf den Nacken unmittelbar unter dem Hinterkopf. Drücken Sie mit beiden Handflächen gegen den Nacken. Aus dieser entspannten Haltung beugen Sie den Kopf langsam zum Dehnen nach vorne (Abb. 31 und 32). Behalten Sie die gedehnte Haltung zehn Sekunden lang bei und wiederholen die Übung dreimal.

Fig. 31

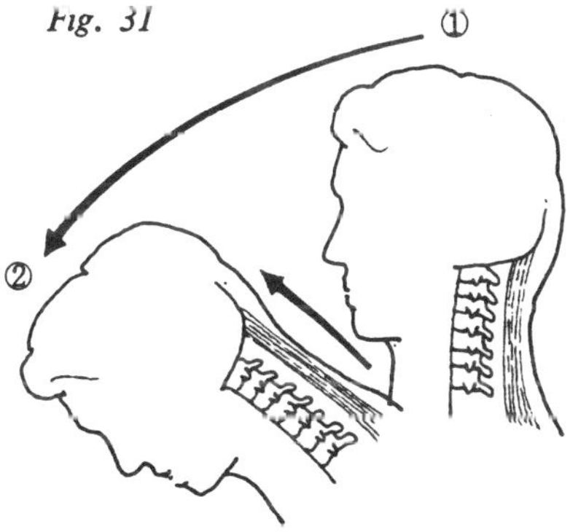

Fig. 32

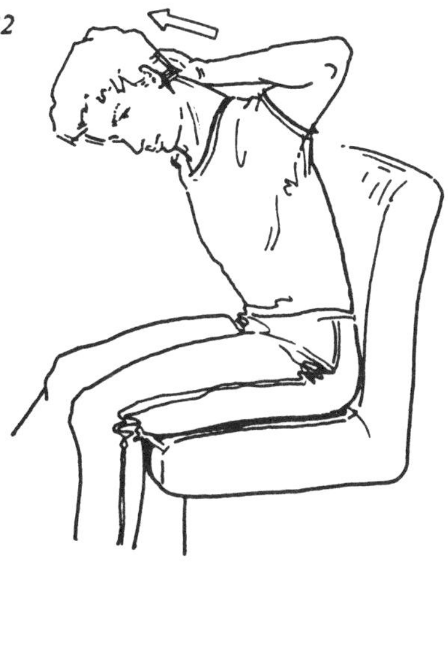

• *Abwechselndes Dehnen und Zusammenziehen*
Nach dem Dehnen kehren Sie zunächst in die normale, aufrechte Lage zurück. Sie können dann die Muskulatur des hinteren Nackenabschnitts zusammenziehen, indem Sie den Kopf nach hinten beugen (Abb. 33 und 34) und diese Position zehn Sekunden lang beibehalten. Danach kehren Sie in die aufrechte Haltung zurück (Abb. 33.1) und dehnen die Muskulatur, indem der Kopf anschließend zehn Sekunden nach vorne gebeugt wird. Diese Abfolge dreimal wiederholen.

Fig. 33

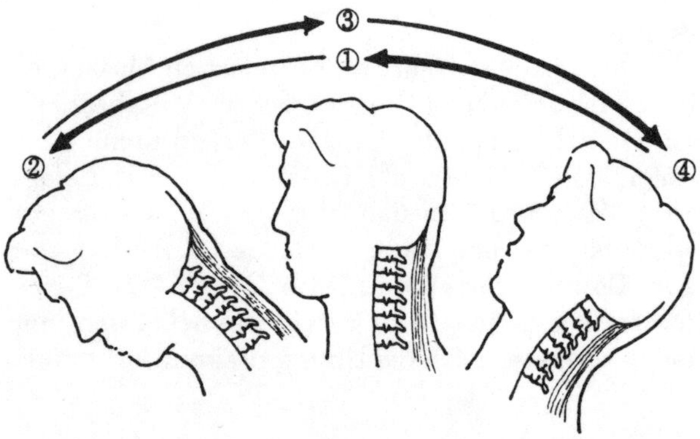

Fig. 34

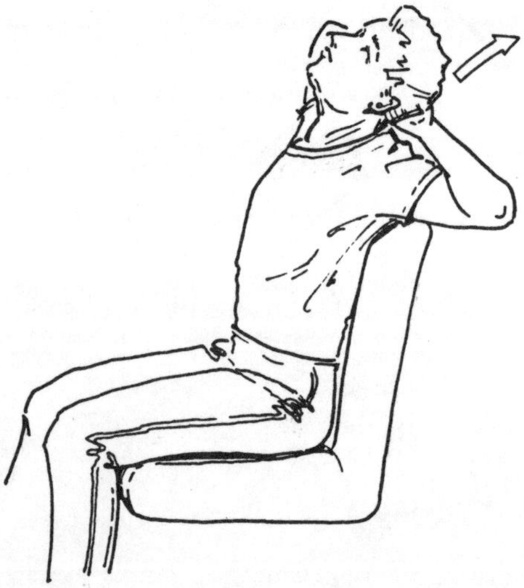

Wirkung
Diese Kombination bringt Erleichterung bei Okzipitalneuralgie (meist Neuralgie der Hinterkopfmuskeln M. occipitalis minor und major), Schweregefühl des Kopfes und Kopfschmerzen, Migräne, Schleudertrauma, Arteriosklerose, Schlaflosigkeit und Schwindel; die Übung beugt auch Gehirnkrankheiten vor.

3. Die Schulterblattgegend und die Arme

Die Gegend über dem Schulterblatt (scapula)

• *Shiatsu*
Die Shiatsu-Punkte für die Schulter liegen auf dem Schulterblatt nahe bei den untersten der seitlichen Halspunkte (Abb. 1 und 2) am Rande des Kappenmuskels (M. trapezius), des Schulterblatthebers (M. levator scapulae) und des Obergrätenmuskels (M. supraspinatus) (Abb. 3 und 4). Wenden Sie mit Zeige-, Mittel- und Ringfingerkuppen der rechten Hand starken Druck an, wobei die Druckrichtung zum Rumpf in Höhe des Zwerchfells hinzielt (Abb. 5 und 6). Diesen Punkt dreimal fünf Sekunden lang behandeln. Genauso drücken Sie dann den Suprascapular-Punkt oberhalb des Schulterblatts der rechten Seite mit den Kuppen von Zeige-, Mittel- und Ringfinger der linken Hand.

Fig. 1

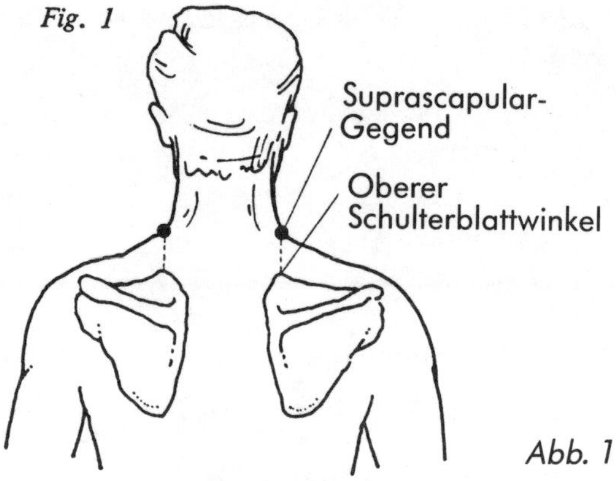

Abb. 1

Fig. 2

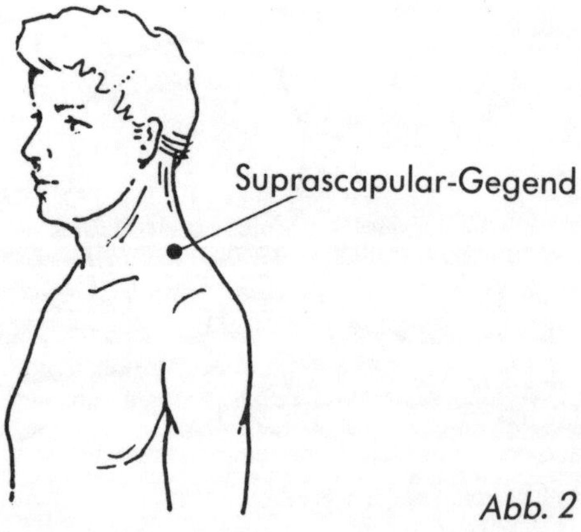

Abb. 2

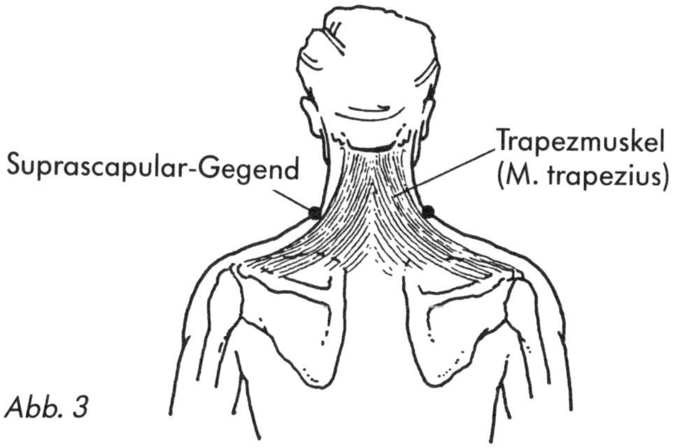

Abb. 3

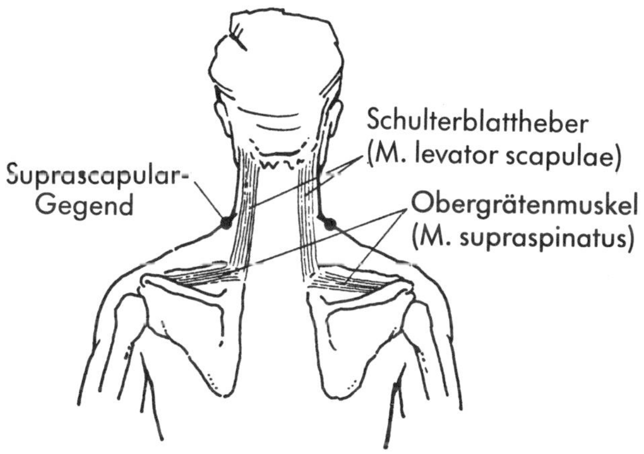

Abb. 4

Die Stelle, an der sich der Suprascapular-Punkt befindet, muß das Gewicht von Hals und Kopf tragen. Dadurch spannen sich die dortigen Muskelgruppen an, was zu verspannten oder steifen Schultern führen kann (Abb. 7).

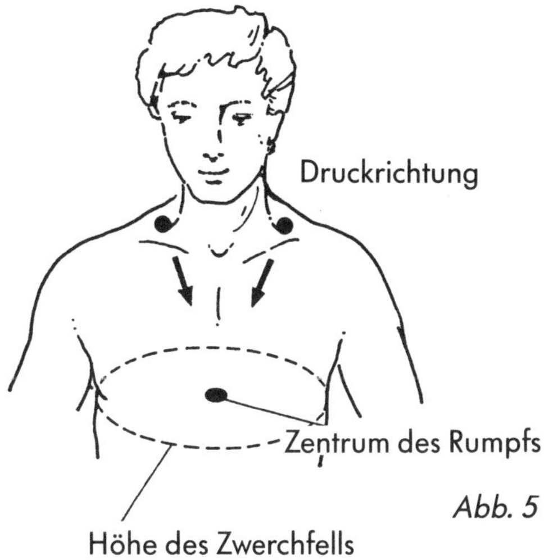

Abb. 5

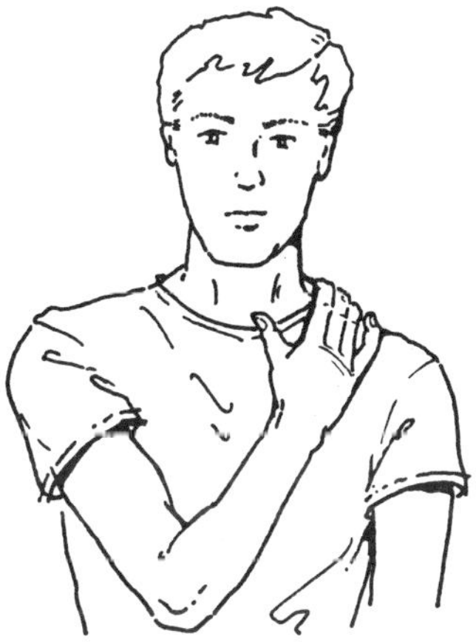

Abb. 6

Fig. 7

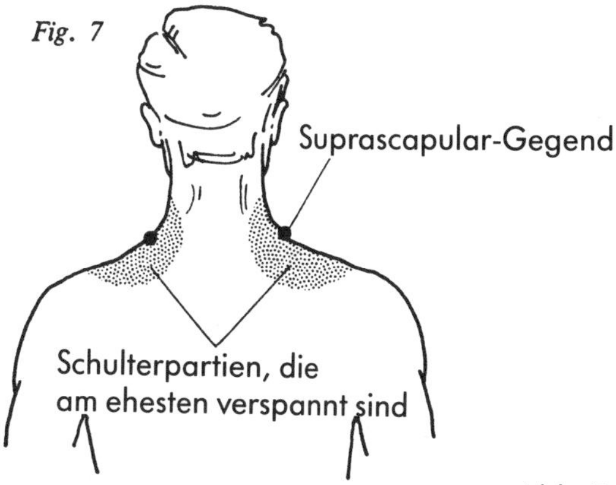

Abb. 7

● *Stretching*
Um die Schulterregion zu dehnen, den Kopf nach rechts neigen. Beide Arme hinter den Rücken nehmen, mit der rechten Hand das linke Handgelenk umfassen und es nach unten ziehen. (Abb. 8). Diese Dehnung zehn Sekunden lang durchführen. Sie streckt Hals- und Schulterblattpartien gründlich und entspannt die Muskelgruppen. Nach der Dehnung den Kopf in die Ausgangslage zurückbringen. Dreimal wiederholen. Anschließend die gleiche Übung umgekehrt durchführen (Kopf nach links neigen, linke Hand umfaßt das rechte Handgelenk).

Abb. 8

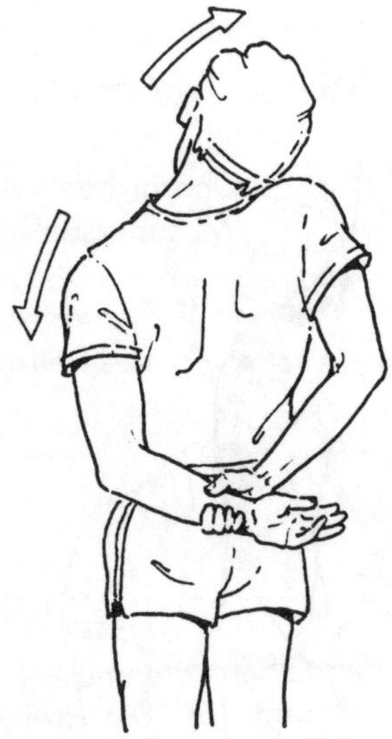

● *Dehnung und Zusammenziehung*
Beide Arme hängen seitwärts herunter und stehen ein wenig vom Körper ab (Abb. 9). In dieser Haltung beide Arme nach unten strecken. Behalten Sie die Dehnhaltung zehn Sekunden lang bei. Ziehen Sie dann, ohne die Lage der Arme zu verändern, die Schultern so weit wie möglich nach oben, um die Muskeln zusammenzuziehen (Abb. 10). In dieser Haltung fünf Sekunden lang verbleiben. Dehnung und Zusammenziehung der oberen Schulterpartien werden dreimal wiederholt.

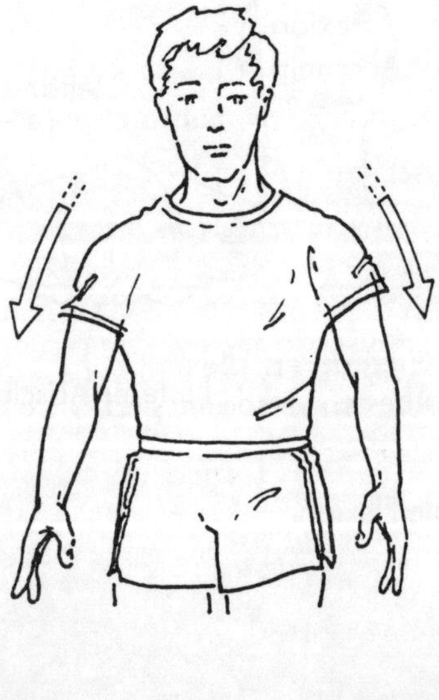

Abb. 9

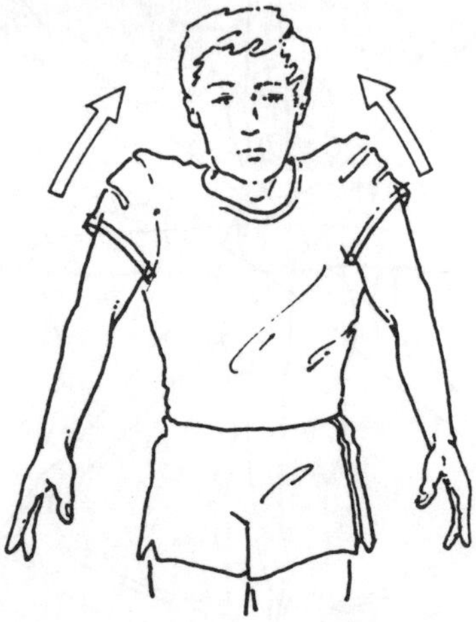

Abb. 10

Wirkungen
Abgesehen von Verspannungen der Schultern, die auf Ermüdung und Überanstrengung beruhen, heilt diese Übung pathologische Spannungszustände, die durch Störungen der inneren Organe verursacht worden sind. Shiatsu-Behandlung der Schulterblattregion reguliert die Funktion der gestörten inneren Organe auf reflektorischem Weg. Shiatsu in der linken Schulterblattregion beeinflußt Herz, Magen, Bauchspeicheldrüse, linke Niere, Absteigendender Dickdarm und S-Darm; die Behandlung der rechten Region beeinflußt Leber, Gallenblase, rechte Niere und aufsteigenden Dickdarm.

Das Schultergelenk

● *Shiatsu*
Das zwischen dem Schulterblatt und dem Oberarmknochen gelegene Schultergelenk ist ein sogenanntes Universalgelenk und besitzt den größten Aktionsradius von allen Gelenken im Körper (Abb. 11). Zu den vielen Muskeln, die am Schultergelenk ansetzen, gehört der Deltamuskel (M. deltoideus), der den Schultern ein gerundetes Aussehen verleiht (Abb. 12). Durch die Zusammenziehung des vorderen Abschnitts des Deltamuskels und des Hakenarmmuskels (M. coracobrachialis) wird der Oberarm gebeugt und angehoben (Abb. 13). Die Shiatsu-Behandlung des Deltamuskels beginnt zuerst an den drei Punkten des vorderen Muskel-

Abb. 11 Universal-Gelenk

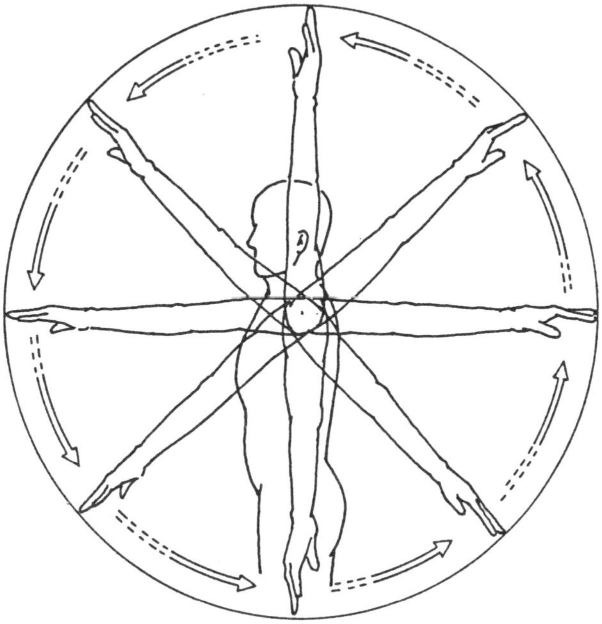

Abb. 12

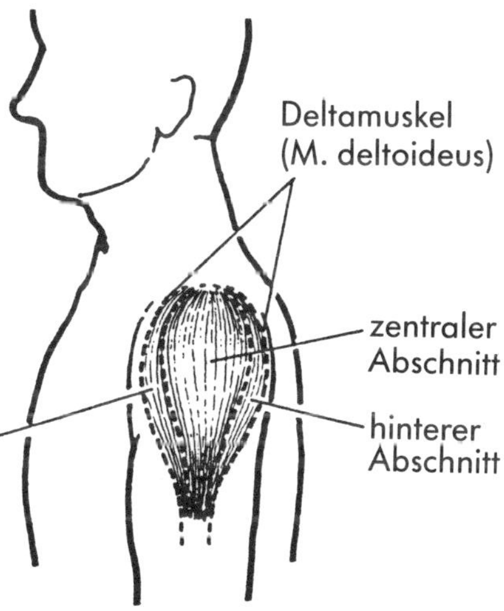

Abb. 13 ,3

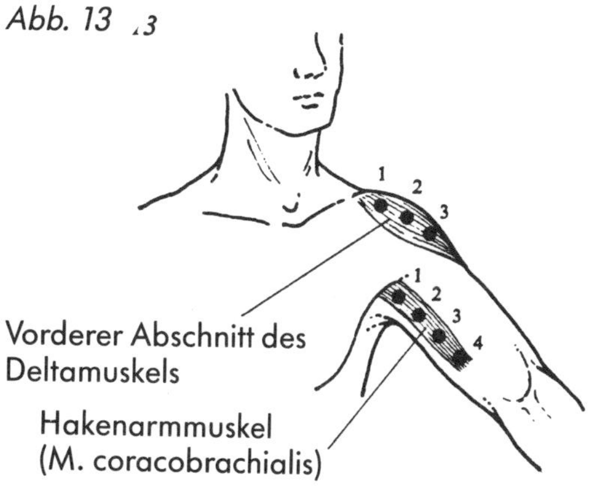

abschnitts. Behandeln Sie mit dem Daumen der rechten Hand die linke Schulter, die Daumenspitze weist nach oben; den Druck jeweils drei Sekunden lang nach unten ausüben. Den Hakenarmmuskel (M. coracobrachialis) ebenso behandeln. Jeden der vier in der Achselgegend des linken Arms gelegenen Punkte drei Sekunden lang drücken. Das gleiche Verfahren anschließend auf der rechten Seite durchführen. (Weiter unten werden die Angaben nur für die linke Seite gemacht, doch darf man nicht vergessen, daß *alle Shiatsu-Anwendungen auch auf der rechten Seite durchgeführt werden müssen).*

Das Heben des Oberarms nach außen (Abduktion) geschieht durch den mittleren Abschnitt des Del-

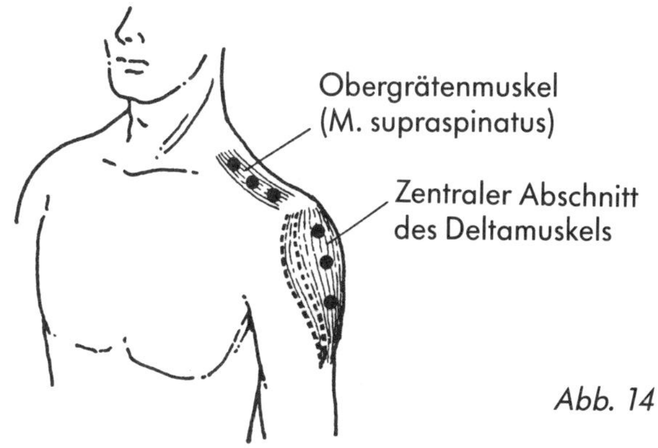

Abb. 14

tamuskels und den Obergrätenmuskel (M. supraspinatus) (Abb. 14 und 16). Die drei Punkte auf diesem Muskel, die über der linken Schulterblattregion liegen, mit dem Zeige-, Mittel- und Ringfinger der rechten Hand jeweils drei Sekunden lang drücken. Denselben Druck anschließend an den Punkten im zentralen Abschnitt des Deltamuskels

Abb. 16

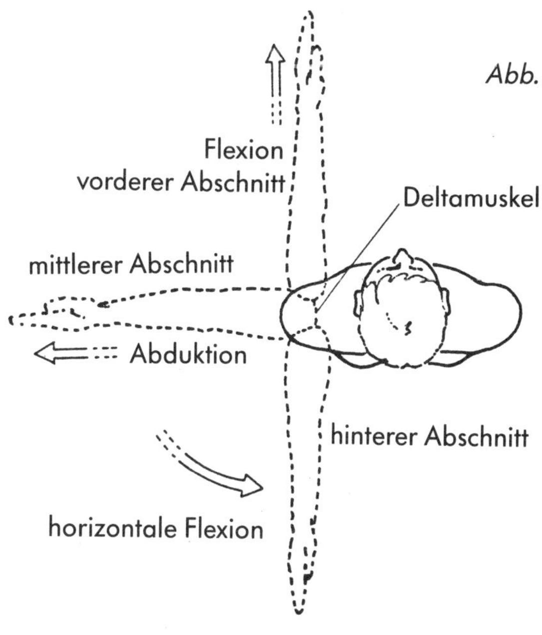

anwenden. Jede Anwendung dreimal wiederholen und dann mit der linken Hand an der rechten Schulter durchführen.

Abb. 15

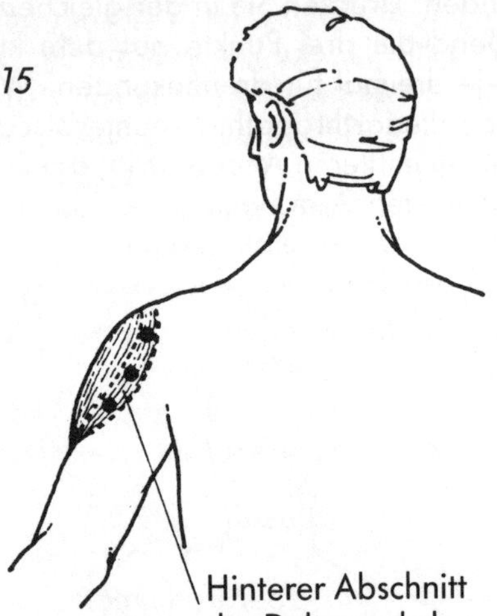

Die horizontale Beugung (oder Einwärtsdrehung) des Oberarms geschieht durch den hinteren Abschnitt des Deltamuskels (Abb. 15 und 16). Drücken Sie die drei angezeigten Punkten abwärts jeweils drei Sekunden lang. Die Übung dreimal wiederholen. Das waagrechte Strecken (Auswärtsrotation) des Oberarms geschieht durch den großen Brustmuskel (M. pectoralis major; Abb. 17 und 18). Die Shiatsu-Behandlung dieses Muskels zuerst mit dem rechten Daumen auf den drei Punkten ausführen, die in der Brustfurche absteigen. Jeden Punkt drei Sekunden lang drücken, die Übung dreimal wiederholen.

Abb. 17

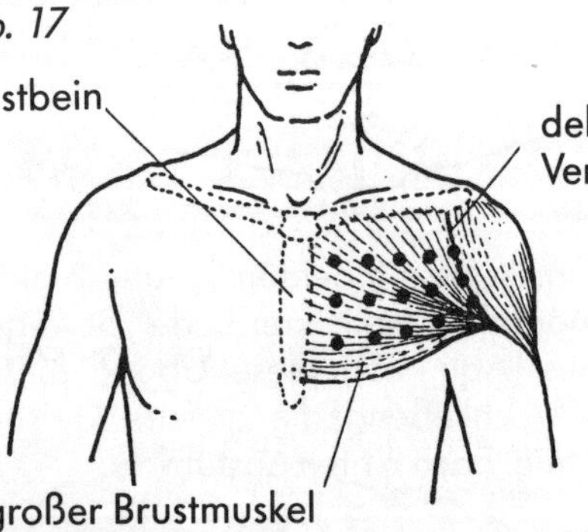

Als nächstes werden die drei horizontalen Reihen von je vier Punkten des großen Brustmuskels gedrückt. Die erste Reihe verläuft direkt unterhalb des Schlüsselbeins zwischen dem Brustbein und der Brustmuskelfurche (der deltopectoralen Vertiefung). Behandeln Sie mit dem Daumen der rechten Hand jeden Punkt dreimal je drei Sekunden.

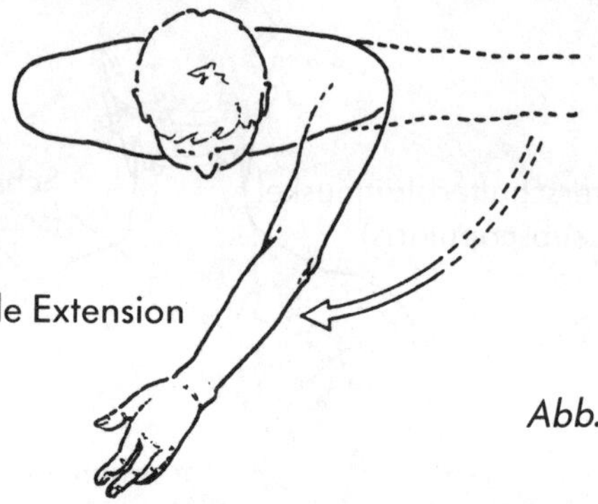

Abb. 18

Die zwei anderen Reihen befinden sich in den darunterliegenden Zwischenrippenräumen. Die Behandlung all dieser Punkte reguliert die Leistung des Deltamuskels und des großen Brustmuskels.

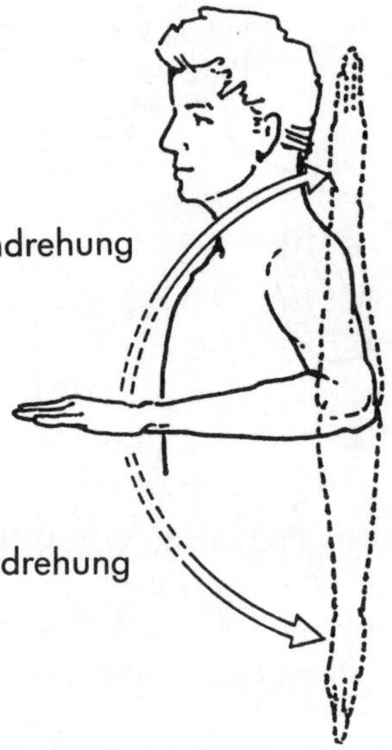

Abb. 19

Den Arm in Schulterhöhe waagrecht zur Seite ausstrecken, den Ellbogen um 90 Grad anwinkeln, die Fingerspitzen weisen nach vorne, die Handfläche nach innen. Durch die Auf- und Abwärtsbewegung des Unterarms wird das Schultergelenk gedreht (Abb. 19). Bei dieser Innenrollung des Schultergelenks sind der Unterschulterblattmuskel (M. subscapularis) und der große Rundmuskel (M. teres major) beteiligt (Abb. 20). Die Shiatsu-Punkte befinden sich auf einer schräg absteigenden Linie auf dem großen Rundmuskel, der unterhalb des Schulterblatts liegt. Um diese Punkte zu behandeln, müssen Sie mit der rechten Hand unter der linken Achsel hindurch zum Rücken greifen. Drükken Sie mit dem Zeige-, Mittel- und Ringfinger jeden Punkt drei Sekunden lang. Diese Behandlung sechsmal wiederholen (Abb. 21). Dieser Muskel sollte recht gründlich gedrückt werden, da der darunterliegende Unterschulterblattmuskel nicht direkt erreicht werden kann.

Abb. 20

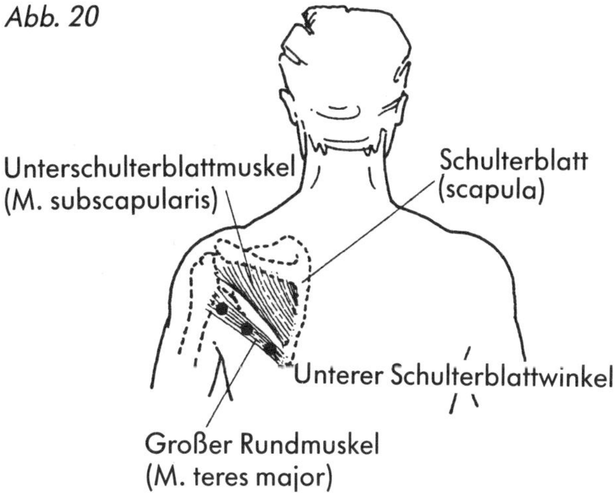

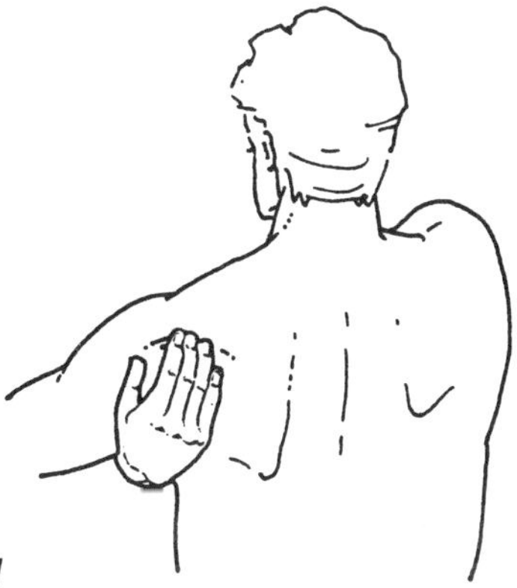

Abb. 21

Die Außenrollung geschieht durch den Untergrätenmuskel (M. infraspinatus) und dem kleinen Rundmuskel (M. teres minor) (Abb. 22). Um diese Muskeln mit Shiatsu zu behandeln, müssen Sie ebenfalls die rechte Hand unter der linken Achsel zum Rücken führen. Zeige-, Mittel- und Ringfinger an den Kopf des Oberarmknochens legen.

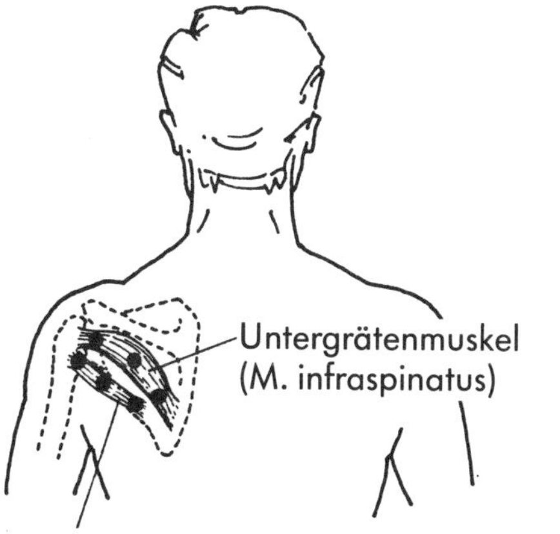

Abb. 22

Drei weitere Punkte liegen auf dem Untergrätenmuskel, der sich unterhalb der Schulterblattgräte befindet. Drücken Sie jeden dieser Punkte dreimal je drei Sekunden. Drücken Sie in der gleichen Weise anschließend die drei Punkte auf dem kleinen Rundmuskel je dreimal für drei Sekunden. Wer an Schultersteife (Periarthropathia humero-scapularis) leidet, die im mittleren Alter auftritt, hat Schwierigkeiten damit, den Arm nach außen zu drehen. Es fällt z.B. auch schwer, einen Kamm in der Hand zu halten und das Haar von der Stirn nach hinten zu kämmen.

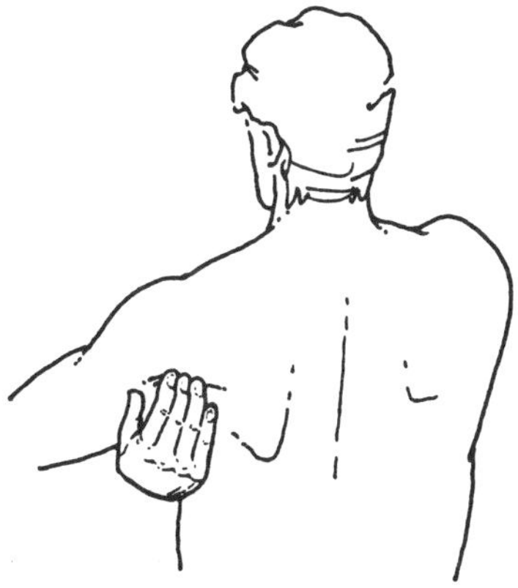

Abb. 23

● *Stretching*

Drücken Sie beide Schultern gleichzeitig so weit wie möglich nach vorne (Abb. 24). Halten Sie diese Stellung fünf Sekunden. Ziehen Sie dann beide Schultern gleichzeitig so weit wie möglich nach hinten und verharren ebenfalls fünf Sekunden lang in dieser Haltung. Die Übung dreimal wiederholen.

Abb. 24

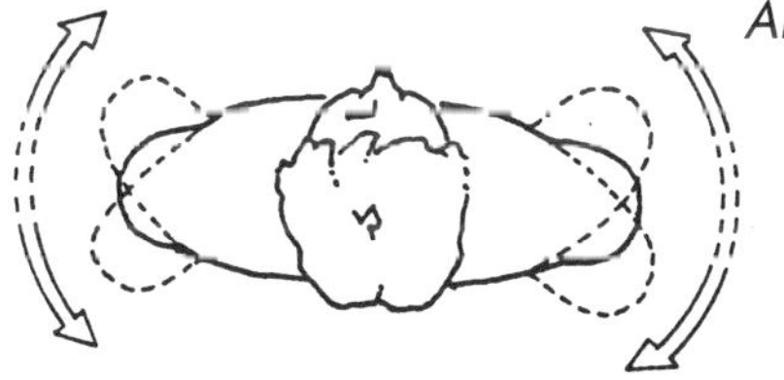

Als nächstes führen Sie mit beiden Schultern gleichzeitig eine möglichst weit kreisende Bewegung nach vorne aus (Abb. 25); diese Übung fünfmal wiederholen. Anschließend die gleiche kreisende Bewegung fünfmal nach hinten ausführen.

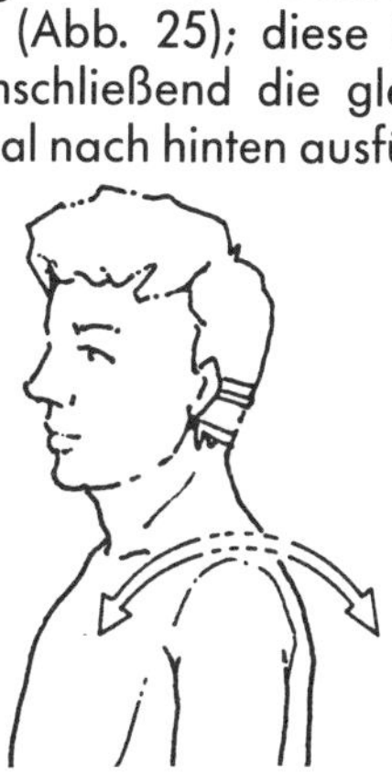

Abb. 25

Die folgende Übung bewirkt eine starke Dehnung der Schultern. Strecken Sie zuerst den linken Arm

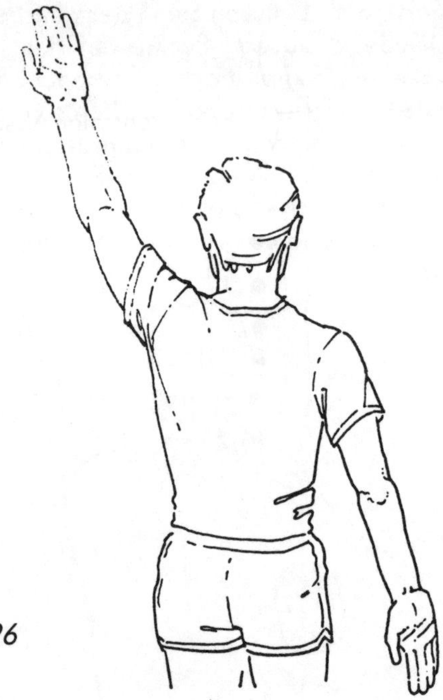

Abb. 26

gerade nach oben (die Handfläche zeigt nach hinten) und den rechten Arm gerade nach unten (die Handfläche zeigt ebenfalls nach hinten; Abb. 26). Beugen Sie nun den linken Unterarm nach unten und den rechten Unterarm nach oben und bringen die Finger beider Hände so nahe wie möglich hinter dem Rücken zusammen (Abb. 27 und 28). Wenn möglich, sollten die Finger der beiden Hände ineinandergreifen (Abb. 29 und 30). Wiederholen Sie die Übung mit den Armen in umgekehrter Haltung (Abb. 30).

Abb. 27

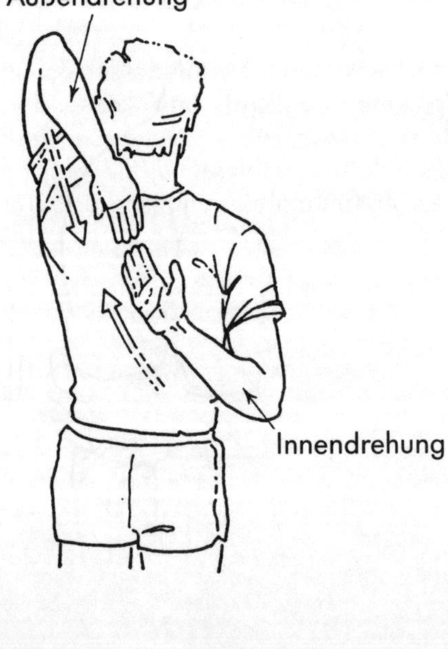

Abb. 28

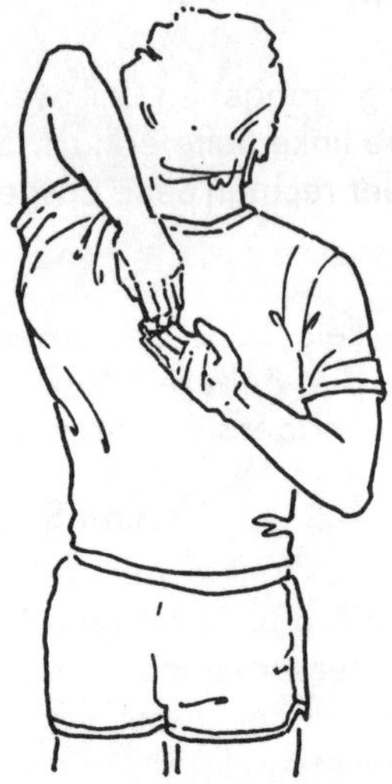

Abb. 29

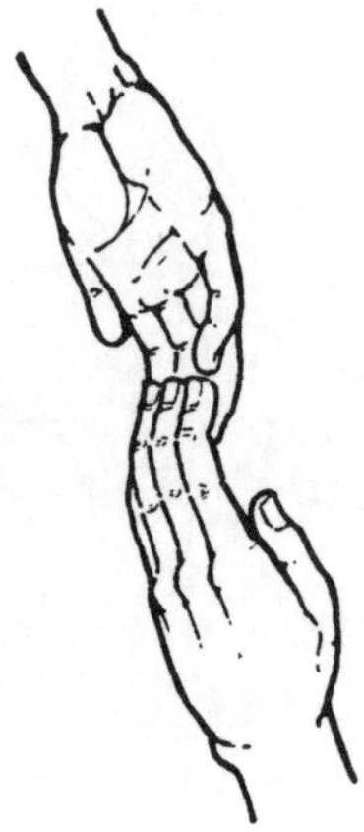

Abb. 30

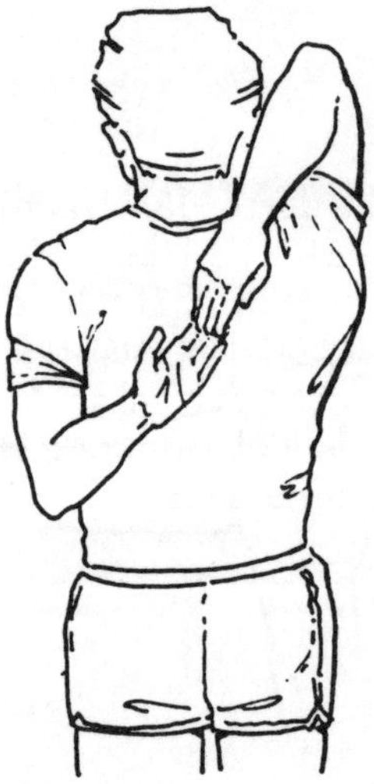

Wirkung

Diese Übung lindert Steifheit und Verspannungen der Schultern und ist hilfreich bei schmerzhafter oder entzündlicher Schultersteife (z.B. Periarthropathia humero-scapularis oder Periarthritis).

Der Oberarm

Wie im vorangegangenen Teil werden die Übungen nur für die linke Seite erklärt. Sie sollen natürlich auch auf der rechten Seite ausgeführt werden.

● *Shiatsu*
Die innere Muskelgruppe des Oberarms ist für die Beugung und die äußere Muskelgruppe für die Streckung des Ellbogens verantwortlich.

Auf der Innenseite des linken Oberarms befinden sich sechs Shiatsu-Punkte auf dem Bizeps (M. biceps brachii) und dem Armbeuger (M. brachialis), also zwischen der Achselhöhle und der Ellbogengrube (Abb. 31). Jeder dieser Punkte wird mit dem Daumen der rechten Hand dreimal drei Sekunden lang gedrückt (Abb. 32).

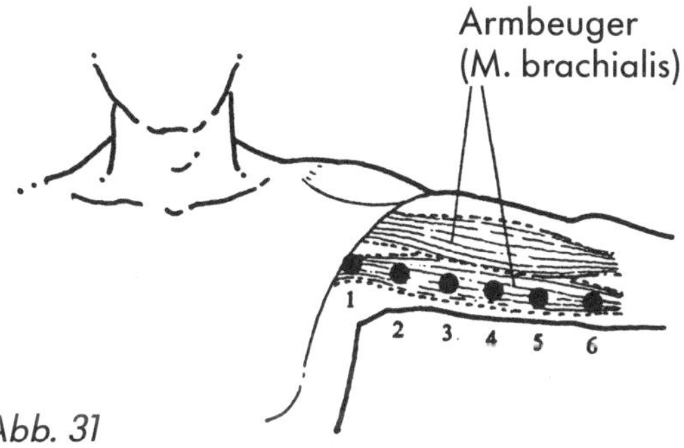

Abb. 31

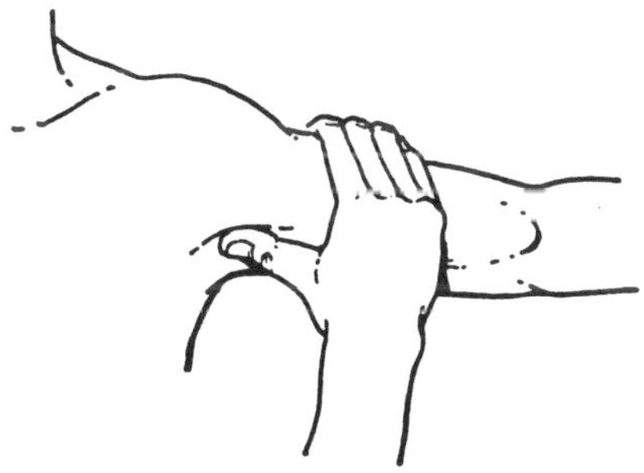

Abb. 32

An der Außenseite des Oberarms erstrecken sich sechs Shiatsu-Punkte vom zentralen Abschnitt des Deltamuskels über den dreiköpfigen Armstrecker (M. triceps brachialis) bis zum Ellbogen (Abb. 33). Jeder dieser Punkte wird mit dem rechten Daumen dreimal drei Sekunden lang gedrückt (Abb. 34).

● *Stretching*
Umfassen Sie den linken Ellbogen mit der rechten Hand und ziehen gleichzeitig nach unten, um den Bizeps und den Trizeps zu dehnen (Abb. 35). So wird der Arm auf natürliche Weise gedehnt, ohne sich zu verspannen. Ziehen Sie fünf Sekunden lang nach unten, entspannen dann die rechte Hand und lassen den Arm in die normale Lage zurückkehren. Diese Übung dreimal wiederholen.

Abb. 33

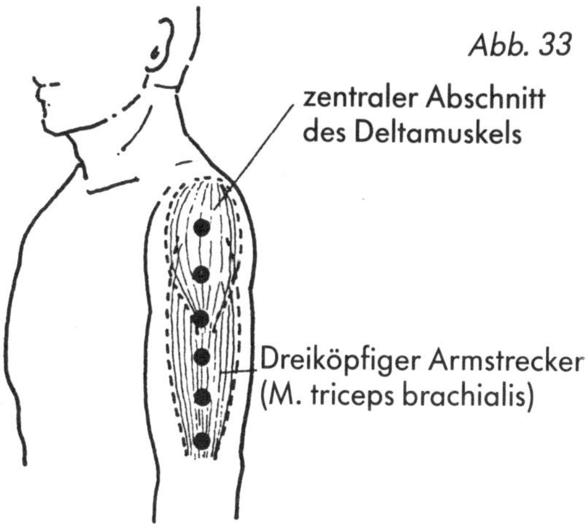

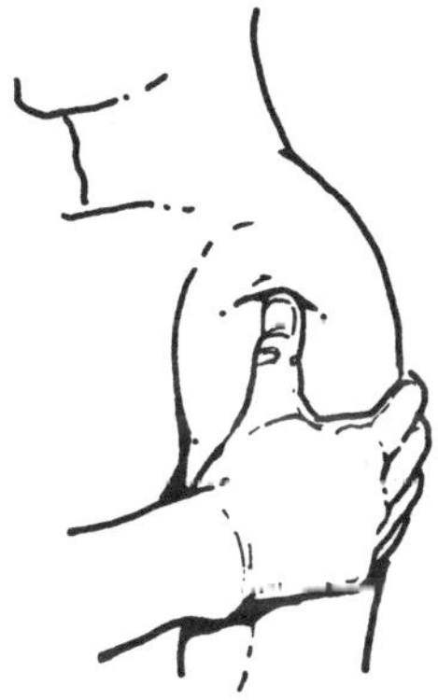

Abb. 34

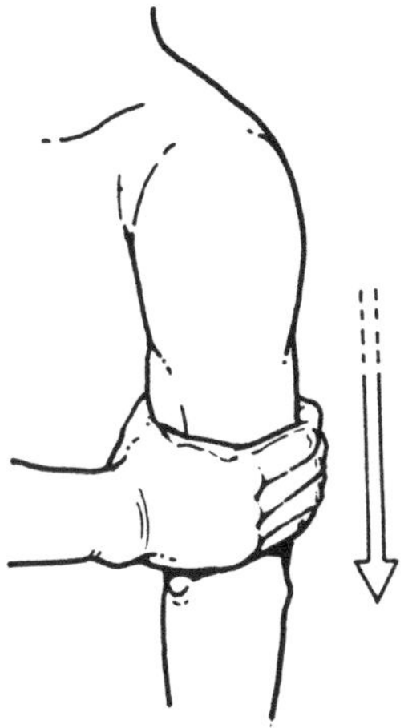

Abb. 35

Der Ellbogen

• *Shiatsu*

Lassen Sie den linken Arm in seiner natürlichen Haltung zur Seite hängen, der Handrücken soll nach außen weisen. Die Shiatsu-Behandlung setzt außen am Ellbogengelenk an. In einer am Ellbogenkopf (Olekranon) beginnenden, schräg nach unten verlaufenden Linie liegen drei Shiatsu-Punkte (Abb. 36). Mit dem nach oben weisenden Daumen der rechten Hand (die vier anderen Finger umfassen den Ellbogen, um einen besseren Halt zu bekommen) werden die drei Punkte dreimal jeweils drei Sekunden lang gedrückt (Abb. 37).

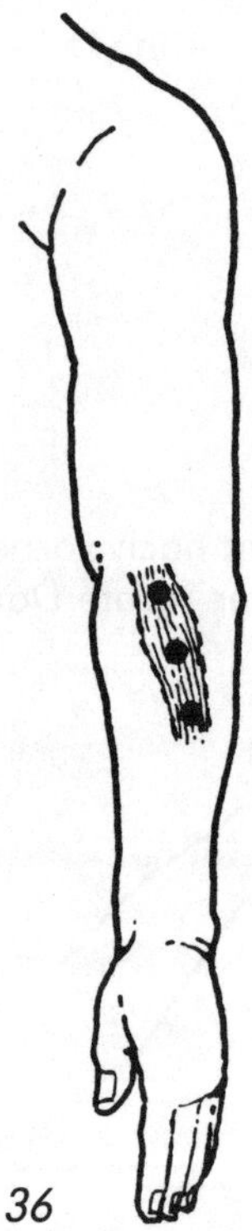

Abb. 36

Abb. 37

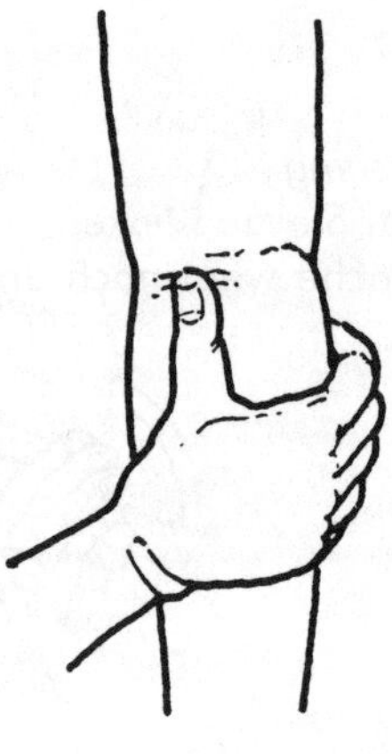

Die Shiatsu-Behandlung der Ellbogengrube setzt an drei in einer horizontalen Line liegenden Punkte an, und zwar von innen nach außen (Abb. 38). Drücken Sie jeden dieser Punkte mit dem nach außen weisenden Daumen der rechten Hand dreimal je drei Sekunden lang (Abb. 39).

Beugen Sie anschließend den linken Ellbogen, legen die rechte Handfläche auf den Ellbogenkopf und drehen das Ellbogengelenk zehnmal im Uhrzeigersinn (Abb. 40). Jede Drehung sollte eine Sekunde dauern. Dreimal wiederholen.

Abb. 38

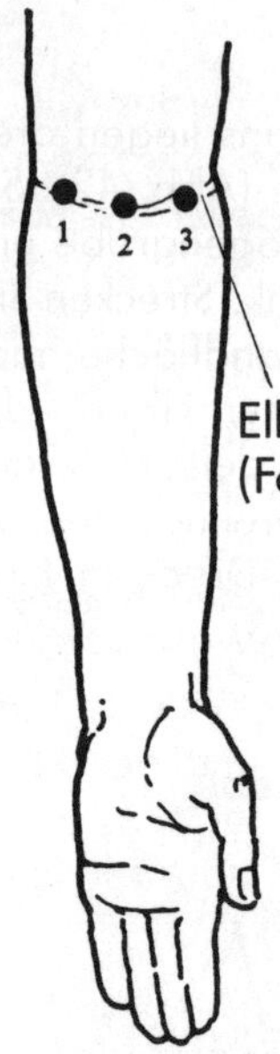

Abb. 39

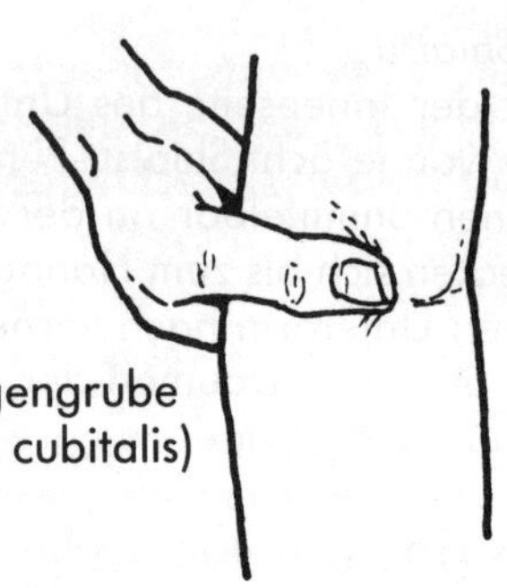

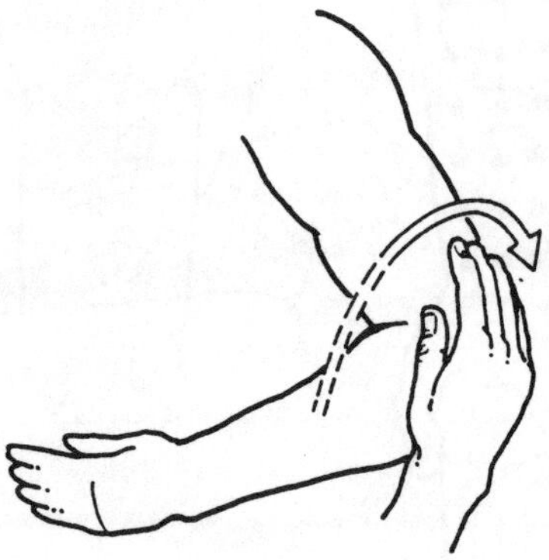

Abb. 40

• *Stretching*

Der linke ausgestreckte Arm (Handfläche nach oben) wird von der rechten Hand am Handgelenk (Daumen nach unten) umfaßt (Abb. 41). Dann den Arm mit einer leicht abwärts gerichteten Bewegung nach vorne ziehen. Die Dehnung sollte zehn Sekunden dauern und danach langsam gelöst werden (Abb. 41). Die Dehnübung dreimal wiederholen.

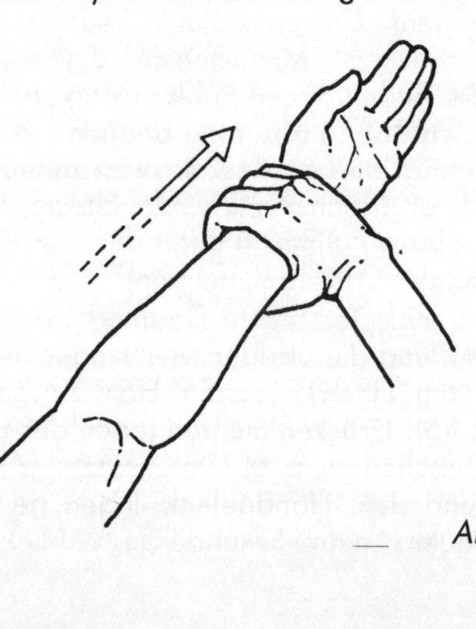

Abb. 41

Der Unterarm

● *Shiatsu*

Auf der Innenseite des Unterarms liegen drei Reihen von je acht Shiatsu-Punkten (Abb. 42). Sie beginnen unmittelbar an der Ellbogengrube und erstrecken sich bis zum Handgelenk. Strecken Sie den linken Unterarm nach vorne, Handfläche nach unten. Mit dem Daumen der rechten Hand - die anderen vier Finger umgreifen den Unterarm – werden diese Punkte jeweils dreimal drei Sekunden lang gedrückt, wobei der Druck in Richtung des Handgelenks erfolgt (Abb. 43).

Abb. 42

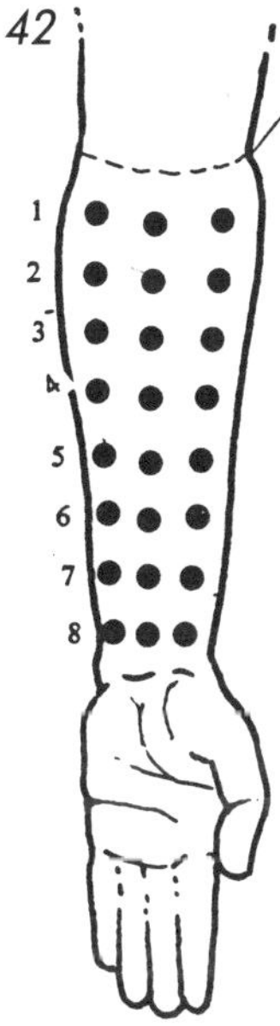

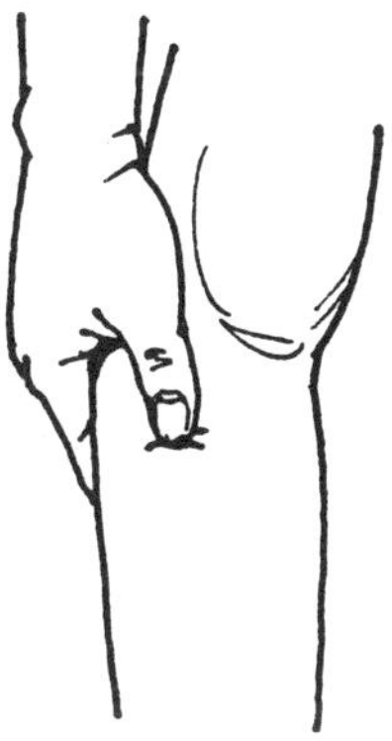

Abb. 43

Zur Shiatsu-Behandlung der Außenseite des Unterarms erhält der linke Arm die natürliche Streckung nach unten bei, doch dieses Mal weist der Handrücken nach außen. Der Druck wendet sich an die Gruppe der Streckmuskeln (Extensoren), die als Erhebung vom Ellbogen zum Mittelfinger geht. Der erste Punkt liegt am Ansatz des Fingerstreckers (M. extensor digitorum communis). Sie finden diesen Punkt, wenn Sie die vier Finger nach oben und unten beugen, so daß Sie die Bewegung dieses Muskels wahrnehmen. Starker Druck auf diesen Punkt wirkt auf den Radialisnerv oberhalb der Speiche (der auf der Daumenseite liegende Unterarmknochen) und verursacht Schmerzen. Der rechte Daumen weist zum Ellbogen hin und die übrigen vier Finger umfassen den Arm, um einen besseren Halt zu gewährleisten (Abb. 45). Drücken Sie nun jeden der acht Punkte, die zwischen dem Muskelansatz des Fingerstrekkers und dem Handgelenk liegen, je dreimal für die Dauer von drei Sekunden.

Abb. 44

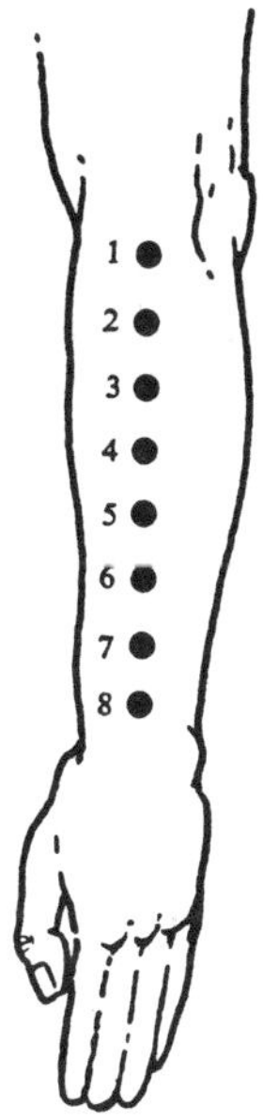

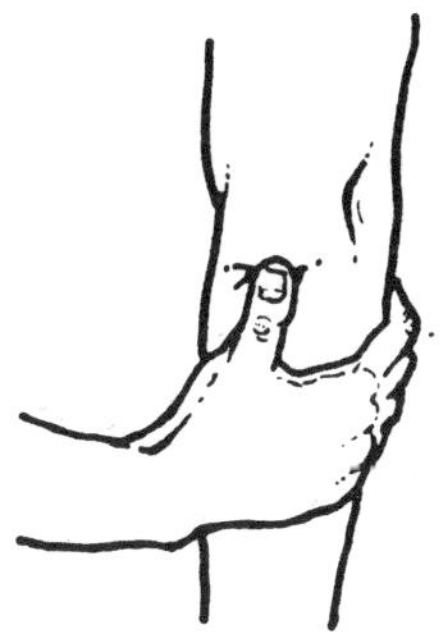

Abb. 45

● *Stretching*

Strecken Sie den linken Unterarm nach vorne, die Handfläche weist nach unten. Der rechte Daumen liegt auf dem Handrücken, die übrigen Finger der rechten Hand greifen die Finger auf der Innenseite der linken Hand. Dehnen Sie nun die Gruppe der Beugemuskeln, indem Sie die Finger nach hinten biegen (Dorsiflexion; Abb. 46). Die Dehnung sollte zehn Sekunden dauern, danach kurz entspannen und dreimal wiederholen.

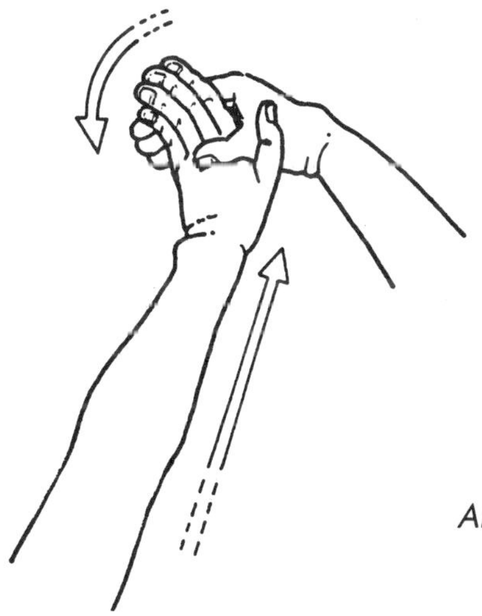

Abb. 46

Um die Außenseite des Unterarms zu dehnen, bleibt der Arm in der gleichen Haltung, mit der Handfläche nach unten weisend. Legen Sie nun die vier Finger der rechten Hand auf den Handrücken, der Daumen umfaßt das Handgelenk von der Unterseite. Mit diesem Griff können Sie die Hand ganz nach innen beugen (Abb. 47), wodurch die Gruppe der Streckmuskeln gedehnt wird. Die Dehnung dauert jeweils zehn Sekunden, danach kurz entspannen; dreimal wiederholen.

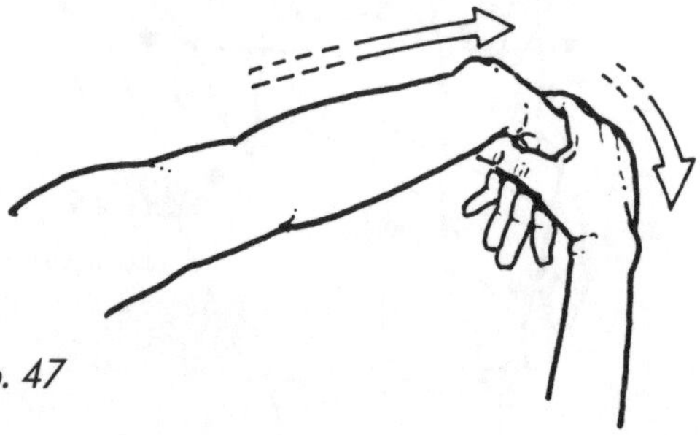

Abb. 47

Handgelenk und Finger

Shiatsu und Stretching für die Finger wurden bereits im Abschnitt über Aufwärmübungen für die Finger beschrieben. Diese Übungen eignen sich als Vorbereitung, ehe der ganze Körper oder ein bestimmter Teil behandelt wird.

- *Stretching der Arme*

Verschränken Sie die Finger beider Hände und strecken beide Arme gerade nach vorne. Drehen Sie nun die Hände nach links (Abb. 48 und 49), wobei die Handgelenke Angelpunkt der Bewegung sind. Dies bewirkt die gleichzeitige Einwärtsdrehung der rechten und die Auswärtsdrehung

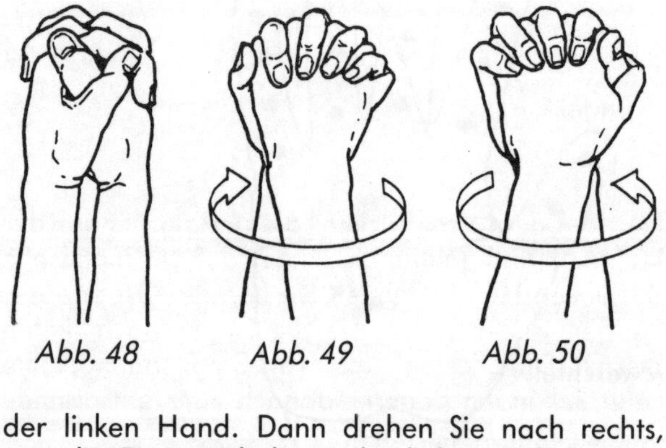

Abb. 48 *Abb. 49* *Abb. 50*

der linken Hand. Dann drehen Sie nach rechts, was die Einwärtsdrehung der linken und die Auswärtsdrehung der rechten Hand bewirkt (Abb. 50). Jede Drehung sollte fünf Sekunden beibehalten werden. Zuerst erfolgt die Linksdrehung, dann die Rechtsdrehung. Wiederholen Sie diese Folge dreimal.

Strecken Sie nun beide Arme über den Kopf, wobei die Finger verschränkt sind und die Handflächen nach oben zeigen (Abb. 51). Strecken Sie die Arme nach oben. Versuchen Sie dabei, den ganzen Körper zu entspannen, so daß nur die Arme gedehnt werden. Jede Dehnung für zehn Sekunden beibehalten und dreimal wiederholen.

Senken Sie in der gleichen Haltung die Arme, bis sie gerade vor dem Körper ausgestreckt sind (Abb. 52). Die Dehnung für zehn Sekunden beibehalten und dreimal wiederholen.

Nehmen Sie anschließend beide Arme hinter den Rücken, die Finger greifen ineinander. Dann werden die Arme bis in eine möglichst waagrechte Haltung gestreckt (Abb. 53). Auch diese Dehnung sollte zehn Sekunden dauern und dreimal wiederholt werden.

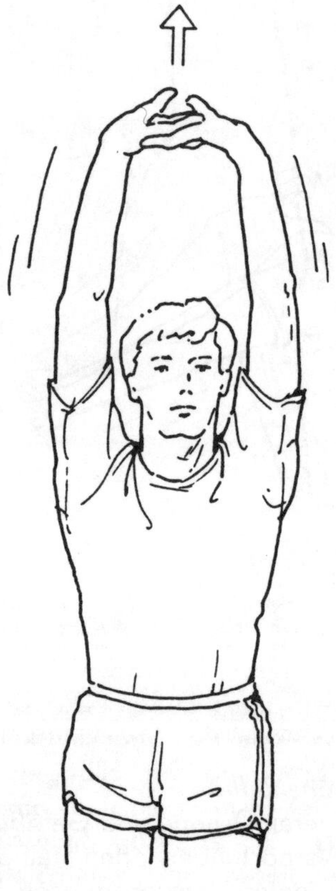

Abb. 51

Wirkungen für Arme und Hände

Diese Übungen sind hilfreich bei Neuralgien des Arms, Schmerzen im Ellbogengelenk, Tennisellbogen, Schreibkrämpfe, Raynaud-Syndrom, kalten Fingern, Lähmungen der Arme und Taubheit der Hände.

Abb. 52

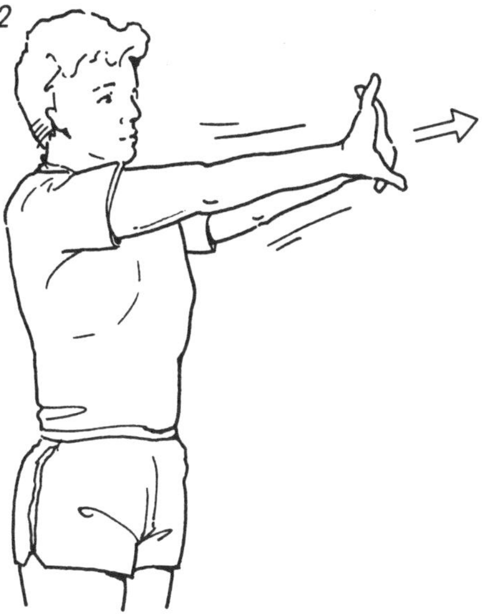

Abb. 53

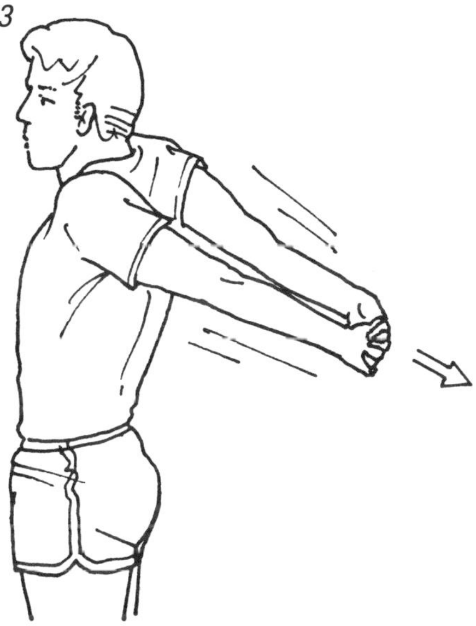

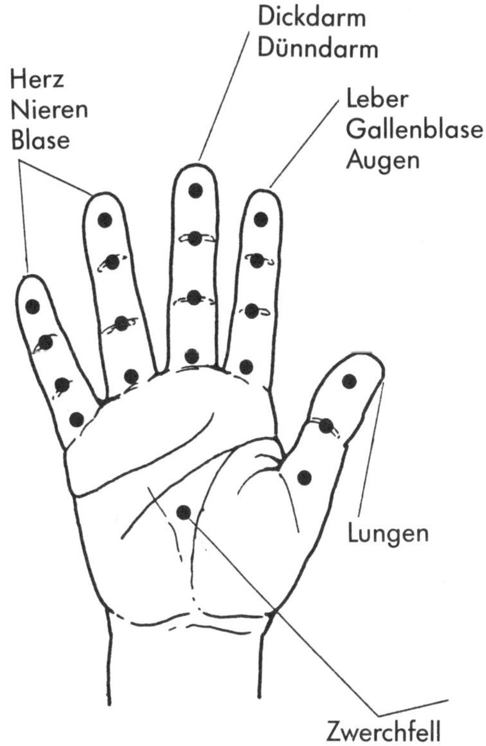

Abb. 54: rechte Hand

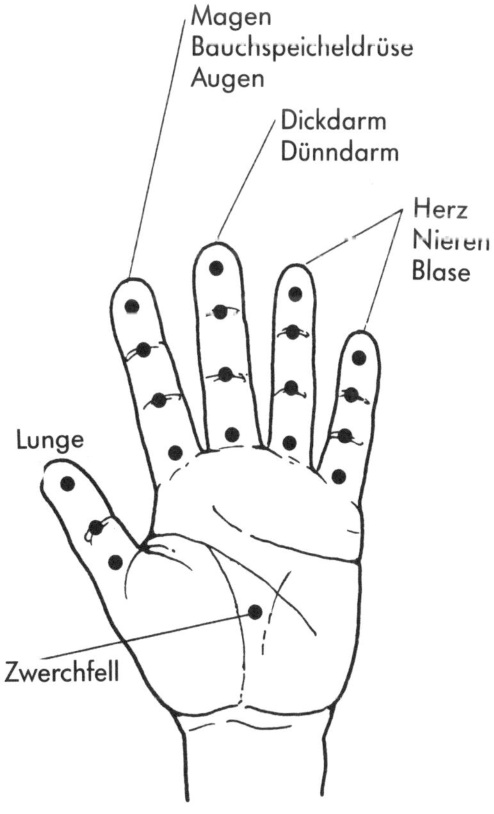

Abb. 55: linke Hand

● *Viszerokutane Reflexe*

Störungen innerer Organe und Gefäße manifestieren sich als Verhärtungen oder Steifigkeit an den ihnen zugeordneten Punkten an den Händen. Infolgedessen bewirkt die Shiatsu-Behandlung dieser Punkte eine Anregung der Reflexe und reguliert die entsprechenden Organfunktionen.

4. Untere Extremitäten (Beine und Füße)

Die Erklärungen werden nur für die linke Seite angegeben, gelten jedoch auch für die rechte Seite, die ebenfalls in derselben Weise behandelt werden muß.

Die Vorderseite der Oberschenkel

● *Shiatsu*

Die Shiatsu-Behandlung der Vorderseite des linken Oberschenkels beginnt in der Leistengegend, in der Mitte des Oberschenkels, dort, wo das Bein am Rumpf ansetzt (Abb. 1 und 2). Da die Oberschenkelarterie und der Oberschenkelnerv an dieser Stelle verlaufen, regt der Shiatsu-Druck sowohl den Kreislauf, als auch die Nervenfunktion an. Dafür wird der Daumenballen der linken Hand benutzt, wobei der Druck nach innen gerichtet ist und fünf Sekunden dauern sollte (Abb. 2). Diese Anwendung dreimal wiederholen.

Abb. 1

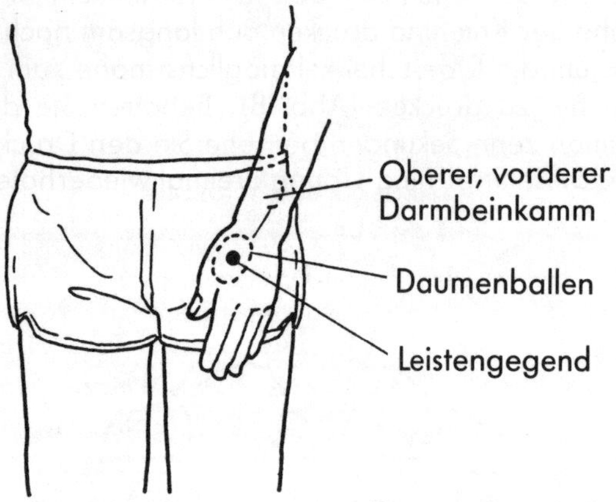

Abb. 2

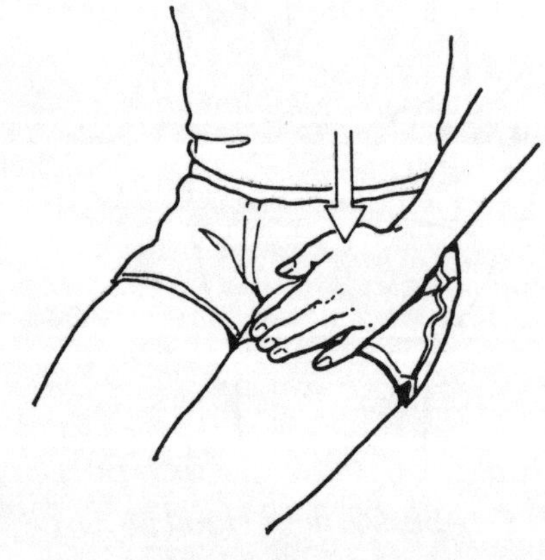

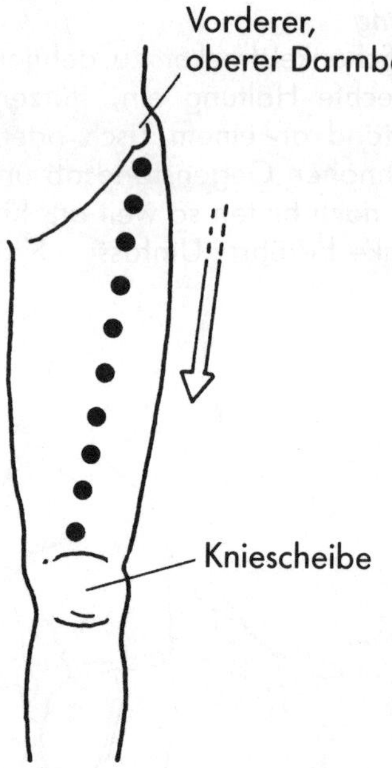

Abb. 3

Als nächstes werden die zehn Punkte behandelt, die auf einer Linie, beginnend unterhalb des vorderen, oberen Darmbeinkamms, entlang des Schenkelstreckers (M. quadriceps femoris) und fast bis zum Knie, liegen (Abb. 3). Diese Punkte dreimal drei Sekunden lang behandeln, wobei der Druck von beiden, übereinanderliegenden Daumen (rechts auf links) ausgeübt wird. Die Finger beider Hände umfassen den Oberschenkel, um einen besseren Halt zu gewährleisten (Abb. 4 und 5).
Der Schenkelstrecker streckt das Kniegelenk und hebt den Unterschenkel an.

Abb. 4

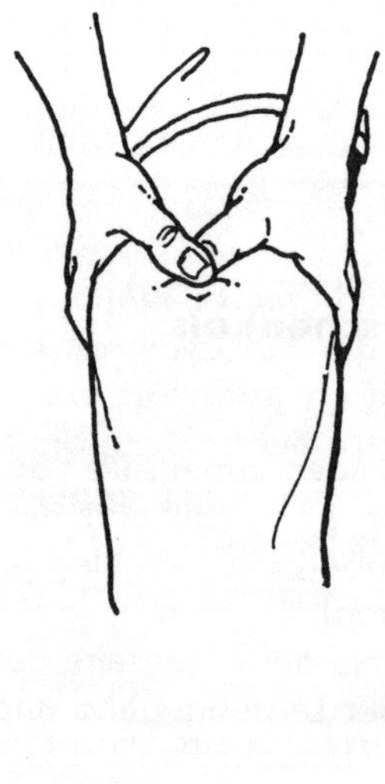

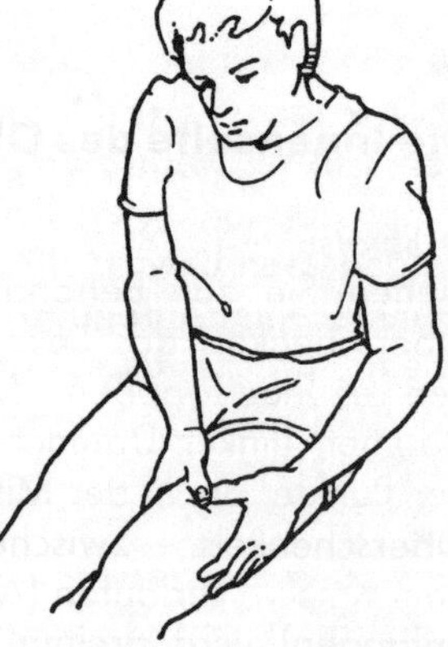

Abb. 5

● *Stretching*
Um den Schenkelstrecker zu dehnen, nehmen Sie eine aufrechte Haltung ein, stützen sich mit der rechten Hand an einem Tisch oder einem anderen, gleichhohen Gegenstand ab und winkeln das linke Bein nach hinten so weit an, bis die Ferse die Gesäßbacke berührt. Umfassen Sie nun die Basis der Zehen mit dem Daumen und den Fingern der linken Hand und ziehen das Bein nach oben (Abb. 6). Die Dehnung dauert zehn Sekunden, ehe Sie mit dem Bein in die ursprüngliche Haltung zurückkehren und es ein wenig entspannen. Diese Dehnung dreimal durchführen.

Abb. 6

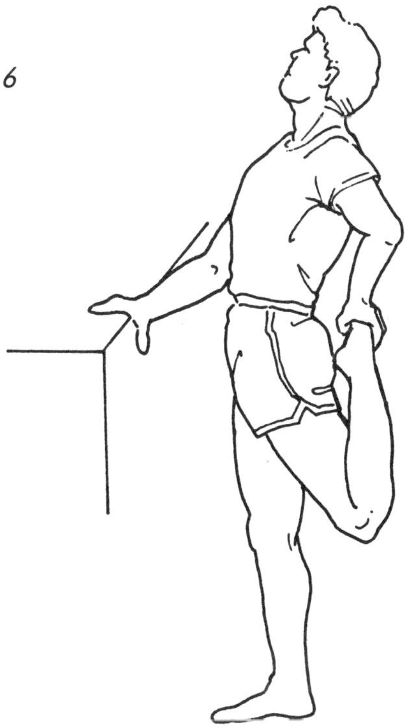

Die Innenseite des Oberschenkels

● *Shiatsu*
Ziehen Sie zur Behandlung der Innenseite des Oberschenkels das linke Knie etwas an und drehen es nach außen. Mit übereinandergelegten Daumen (linker Daumen unten) drücken Sie jeden der Punkte, die in der Mittellinie der Innenseite des Oberschenkels – zwischen der Leistengegend und dem Knie – verlaufen (Abb. 7). Jeder Punkt (oben anfangen) wird dreimal drei Sekunden lang gedrückt. Diese Shiatsu-Behandlung wendet sich an die Abduktoren-Muskelgruppe, die die Mittellinie des Oberschenkel nach innen zieht.

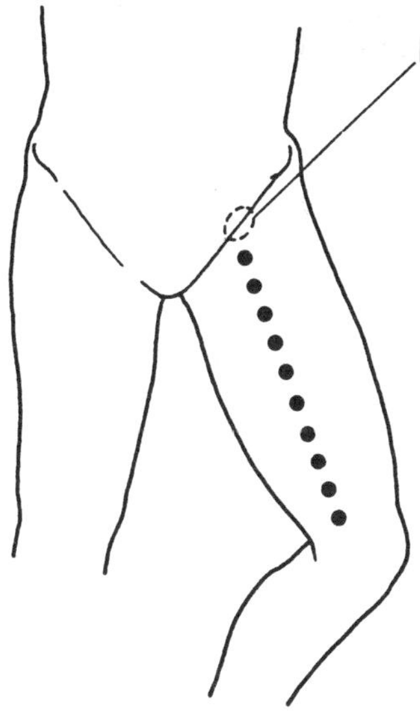

Abb. 7

● *Stretching*
Setzen Sie sich auf den Boden. Drücken Sie die Fußsohlen aneinander und ziehen die Fersen – so weit wie möglich – nach innen zum Körper hin. Die Hände liegen auf den Oberschenkeln in der Nähe der Knie und drücken nun langsam nach unten, um die Oberschenkel möglichst nahe zum Boden hin zu drücken (Abb. 8). Behalten Sie diese Position zehn Sekunden bei, ehe Sie den Druck lösen. Diese Stretching-Übung dreimal wiederholen.

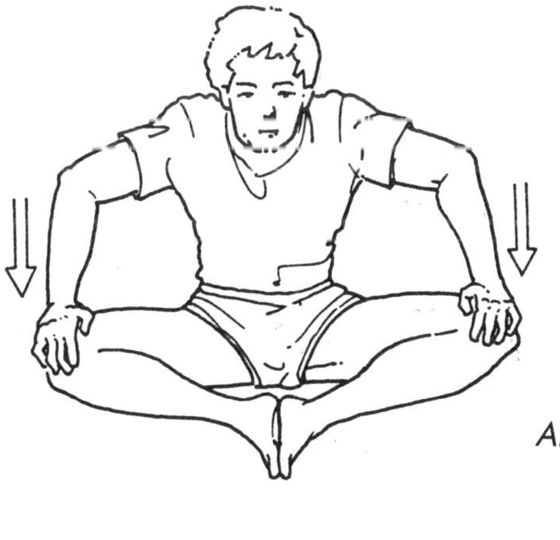

Abb. 8

Hüftgelenk

● *Shiatsu*

Der Rollhügel des Oberschenkelknochens (Trochanter major) ist eine Erhebung, die auf der Außenseite des Oberschenkels ungefähr zehn Zentimeter in einer diagonalen Linie unterhalb des vorderen Darmbeinkamms liegt (Abb. 9 und 10). Shiatsu für das Hüftgelenk setzt an jenem Punkt an.

Drücken Sie die Handfläche der linken Hand gegen den großen Trochanter und beugen und heben das linke Knie bis in die Höhe des Hüftgelenks. In dieser Haltung lassen Sie die Unterschenkel nach rechts und nach links baumeln (Abb. 11), wodurch das Hüftgelenk ein- und auswärts gedreht wird. Besteht eine Steifigkeit oder irgendeine andere Störung des Hüftgelenks, wird diese ein- und auswärtsgerichtete Drehbewegung nicht reibungslos abgehen.

Am äußeren Trochanter setzen eine Vielzahl von Muskeln an. Um diese zu behandeln, können Sie, nachdem Sie den Trochanter selbst dreimal jeweils fünf Sekunden lang gedrückt haben, die umliegenden sechs Punkte mit dem linken Daumen drükken (Abb. 12 und 13). Gehen Sie dabei gegen den Uhrzeigersinn vor, wobei die drei Anwendungen jeweils drei Sekunden lang dauern sollten. Schließlich behandeln Sie die drei Punkte auf dem mittleren Gesäßmuskel (M. gluteus medius) und die vier Punkte auf dem großen Gesäßmuskel (M. gluteus maximus). Die Punkte liegen auf einer diagonalen Linie von oben bis zum Hüftgelenk. Jeder Punkt wird dreimal drei Sekunden lang behandelt (Abb. 14).

Abb. 9 *Abb. 10*

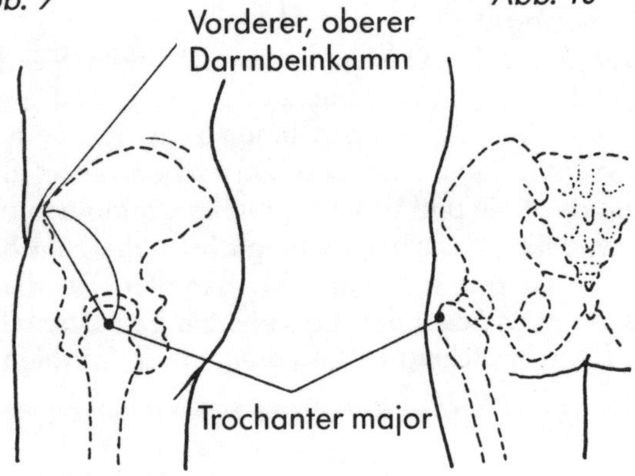

linke seitliche Region — linke hintere Region

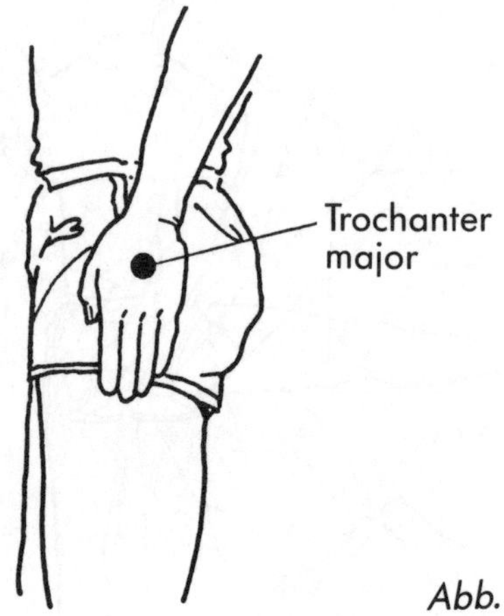

Abb. 12

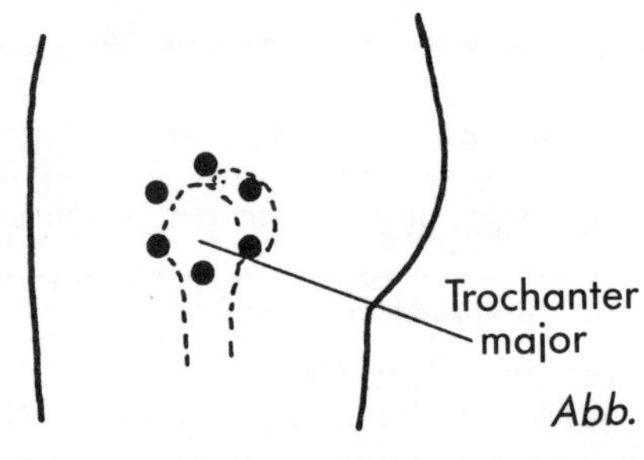

Abb. 13

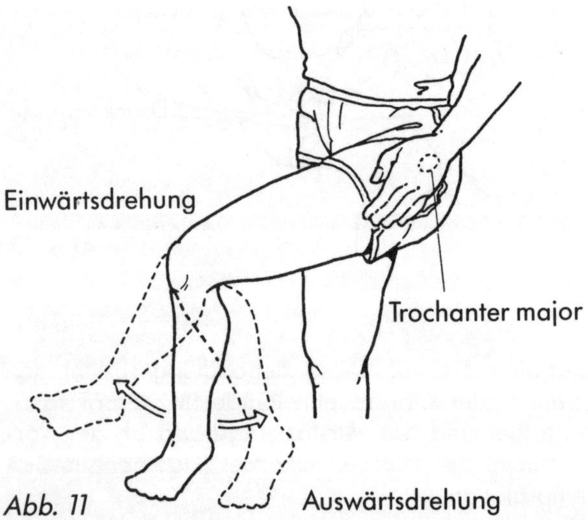

Abb. 11

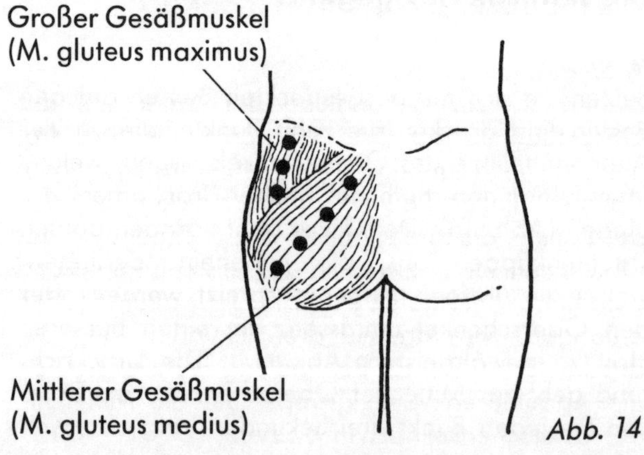

Abb. 14

● *Stretching*
Stellen Sie sich seitwärts neben einen Tisch oder eine Wand und stützen sich mit der rechten Hand ab (Abb. 15). Das linke Bein wird gerade und so hoch wie möglich nach vorne gestreckt. Dann beschreiben Sie mit dem linken Fuß einen Kreis, indem Sie das Bein zuerst von vorne bis zur Seite und dann nach hinten schwingen lassen (Abb. 15). Bringen Sie das Bein wieder nach vorne und lassen erst dann den Fuß auf den Boden sinken. Die gesamte Dehnbewegung dauert fünf Sekunden und wird dreimal wiederholt. Das Bein sollte so hoch wie möglich plaziert sein, und das Knie muß beim Drehen nach hinten gerade durchgestreckt bleiben. Wenn Sie damit fertig sind, führen Sie eine ähnliche Bewegung durch, mit dem Unterschied, daß die Kreisbewegung nun von hinten beginnt und vorne aufhört; auch diese Dehnbewegung sollte fünf Sekunden dauern und dreimal wiederholt werden.

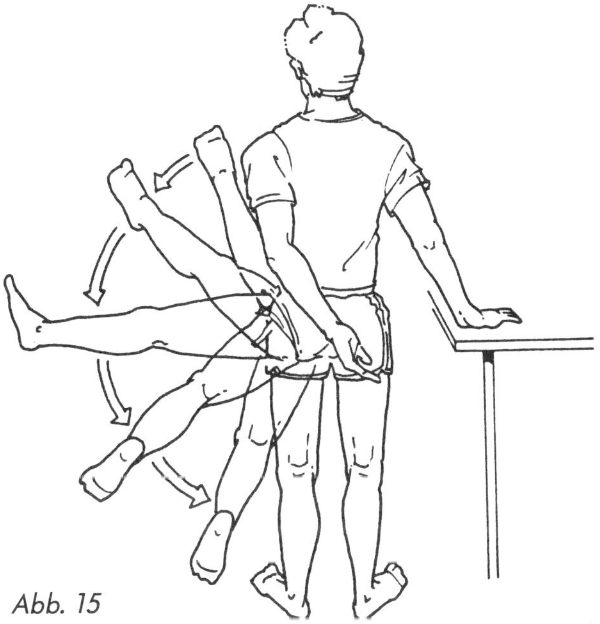
Abb. 15

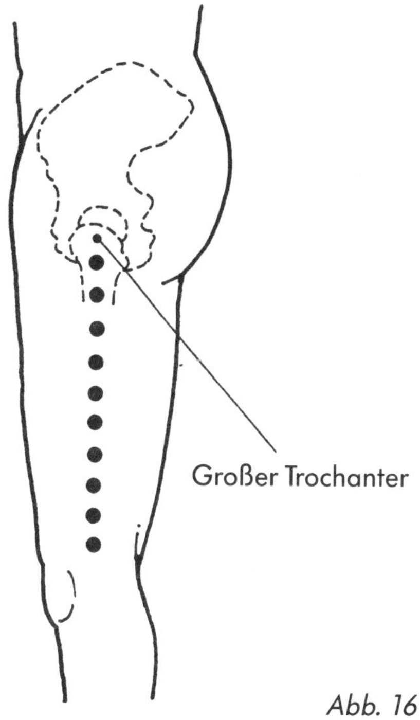

Abb. 16

Die seitliche Hüftgegend

● *Shiatsu*
Setzen Sie sich mit ausgestreckten Beinen auf den Boden und drücken die zehn Punkte, die an der Außenmittellinie des Oberschenkels liegen, welche unmittelbar unterhalb des großen Trochanters beginnen (Abb. 16). Der Druck geht von den beiden Daumenkuppen aus, die nebeneinanderliegen, wobei die übrigen Finger gespreizt werden oder den Oberschenkel umfassen, um einen besseren Halt zu gewährleisten (Abb. 17). Die Druckrichtung geht zur Mitte des Oberschenkels hin. Drükken Sie jeden Punkt drei Sekunden lang und wiederholen dreimal. Diese Behandlung spricht den Spanner der Oberschenkelbinde (M. tensor fasciae latae) und das Verstärkungsband an der Vorderfläche der Hüftgelenkkapsel (Ligamentum iliofemorale) an.

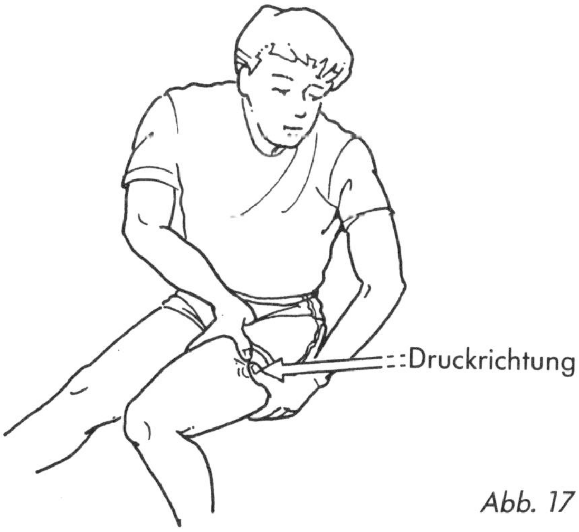

Abb. 17

● *Stretching*
Setzen Sie sich auf einen Stuhl und schlagen die Beine übereinander (zuerst das linke Bein auf das rechte, siehe Abb.18). Dann umfassen Sie mit verschränkten Fingern beider Hände das linke Knie. Nun ziehen Sie nach rechts, um den linken Oberschenkel zu dehnen (Abb. 18). Diese Stretching-Haltung sollte zehn Sekunden dauern und dreimal wiederholt werden.
Danach die gleiche Übung mit dem rechten Bein durchführen.

Abb. 18

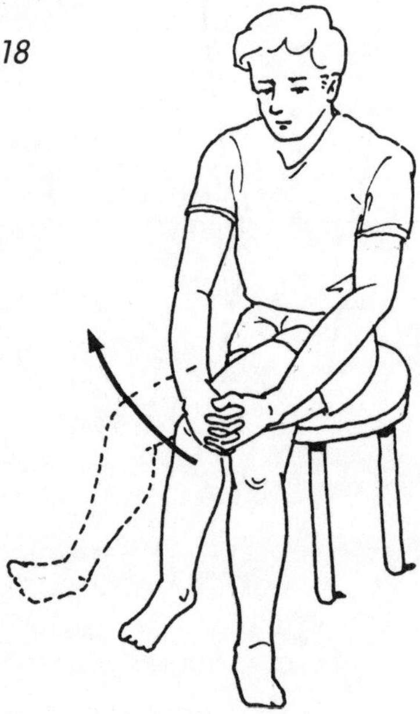

Das Knie

● *Shiatsu*
Die Sehne des Schenkelstreckers (M. quadriceps femoris) setzt von oberhalb des Knies an, bedeckt die Kniescheibe und ist mit der Kniesehne (L. pattelae) verbunden. (Abb. 19). Diese Muskelbänder dehnen das Knie und bewegen den Unterschenkel. Wenn es hier zu Übermüdung kommt, wird das Knie steif und eine Krümmung schmerzhaft. Eine gründliche Shiatsu-Behandlung lockert das Knie und regt die Absonderung der Gelenkschmiere (Synovialflüssigkeit) an, die für eine geschmeidige Gelenktätigkeit erforderlich ist.
Bei dieser Shiatsu-Behandlung setzen Sie sich auf den Boden und strecken beide Beine nach vorne aus. Nun ziehen Sie das linke Knie ein wenig vom Boden hoch. Die beiden Daumenkuppen liegen nebeneinander und die Finger umgreifen die Kniekehle, damit Sie besseren Halt haben. Drücken Sie nun die Punkte, die rund um das Knie liegen, jeweils drei Sekunden lang. Behandeln Sie zuerst die beiden unteren, äußeren Punkte gleichzeitig (Abb. 20), danach den unteren, mittleren Punkt (Abb. 21). Anschließend in gleicher Weise und Reihenfolge die drei über dem Knie gelegenen Punkte behandeln. Die gesamte Anwendung dreimal wiederholen.
Die linke Hand wird nun auf das linke Knie aufgelegt und von der rechten Hand bedeckt (Abb. 22). Die Handfläche übt einen leichten, kreisförmigen Druck nach innen und außen aus. Machen Sie zehn Umkreisungen im Sekundenrhythmus. Hierbei ist es wichtig, festen Druck zu vermeiden und die Handfläche leicht kreisen zu lassen, so als ob Sie das Knie zu sich hoch ziehen wollten.

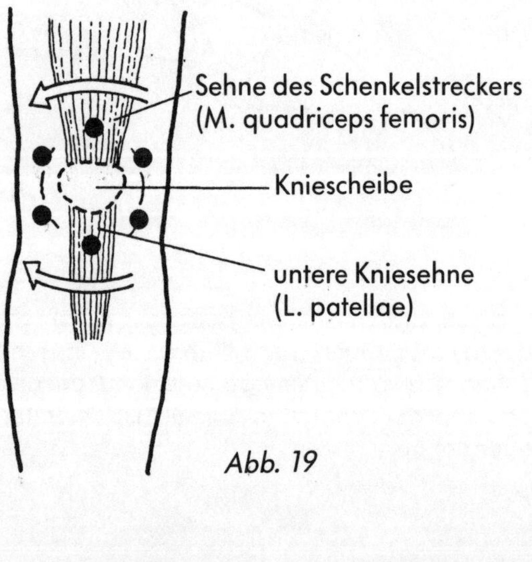

Abb. 19

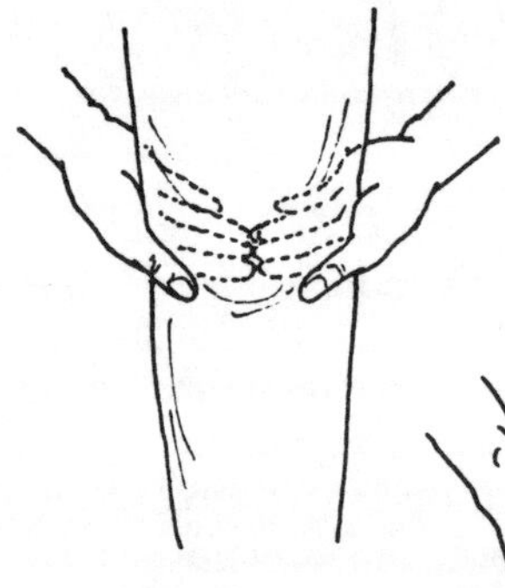

Abb. 20

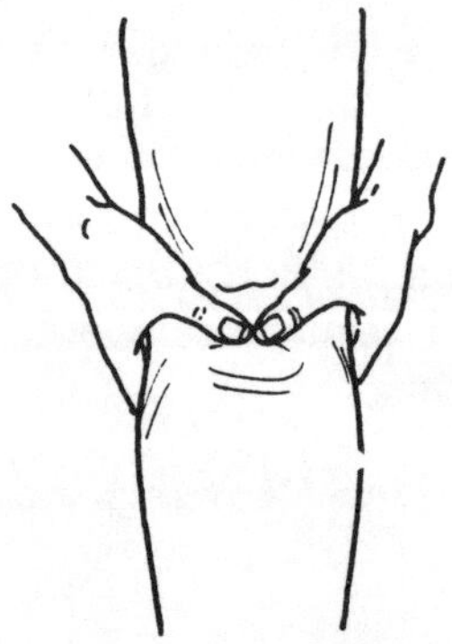

Abb. 21

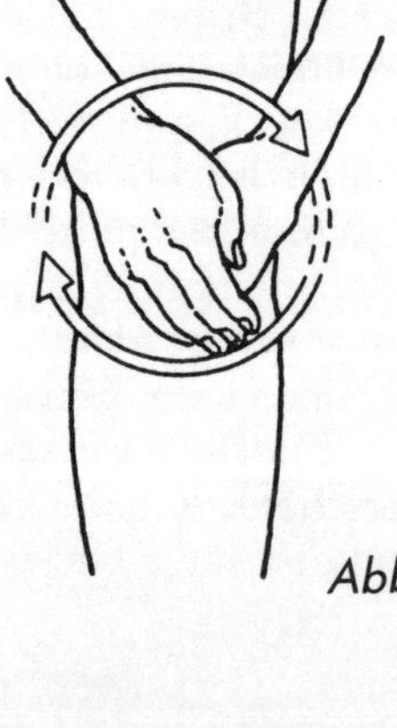

Abb. 22

● *Stretching*

Um das Knie zu dehnen, stellen Sie sich auf den rechten Fuß und beugen das linke Knie. Die linke Hand umfaßt das linke Fußgelenk; ziehen Sie den Unterschenkel so weit hoch, bis die Ferse die linke Gesäßbacke berührt. Nun drücken Sie gleichzeitig das linke Knie mit der rechten Hand nach hinten und ziehen mit der linken Hand am Fußgelenk (Abb. 23). Die Dehnhaltung zehn Sekunden beibehalten und dreimal wiederholen.

Abb. 23

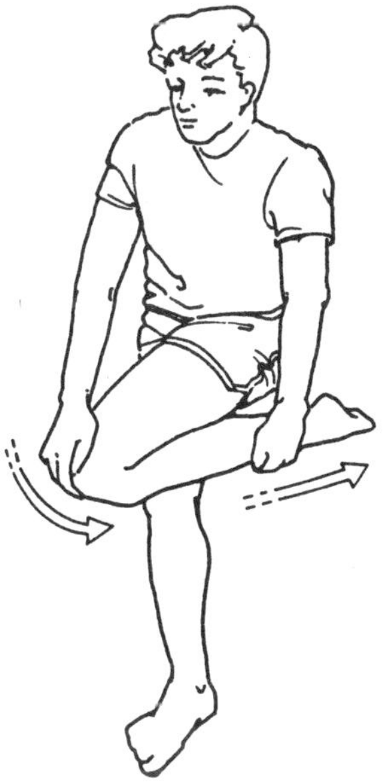

Abb. 24

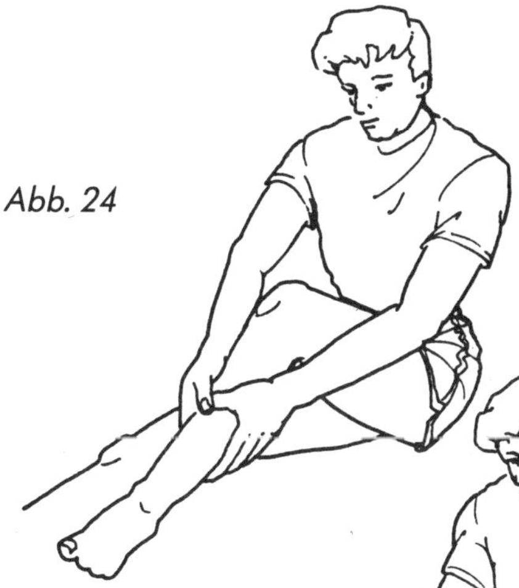

Abb. 25

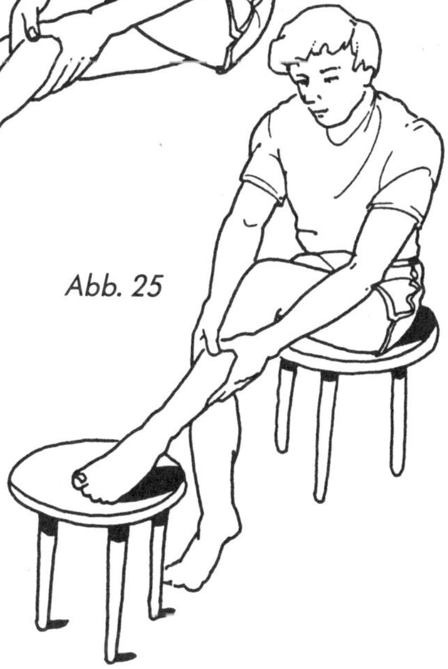

Leicht seitliche, vordere Region der Unterschenkel

● *Shiatsu*

Setzen Sie sich für diese Übung entweder mit ausgestreckten Beinen auf den Boden oder auf einen Stuhl. Ist letzteres der Fall, müssen Sie einen anderen Stuhl oder Schemel gegenüber stellen und den linken Fuß darauf legen. Drehen Sie das linke Knie ein wenig einwärts und bringen es zum rechten Knie, das als Unterstützung dient. Nun drehen Sie die seitliche vordere Region des Unterschenkels nach oben (Abb. 24 und 25). Der erste Shiatsu-Punkt in dieser Gegend befindet sich etwa 3 cm unterhalb des Schienbeinkopfs (Abb. 26). Der rechte Daumen drückt auf den linken, die Hände umgreifen das Bein, um einen festeren Halt zu gewährleisten. Diesen ersten Punkt fünf Sekunden lang drükken. Die Druckrichtung verläuft zum Schienbein hin. Dreimal wiederholen. Da dieser Druck den tiefen Peronaeusnerv erreicht, kann er einen entsprechend scharfen Schmerz auslösen. Machen Sie nun weiter und drücken die weiteren fünf Punkte (nur noch drei Sekunden lang) bis hinunter zum Knöchel (Abb. 27). Die Behandlung dreimal wiederholen.

Abb. 26

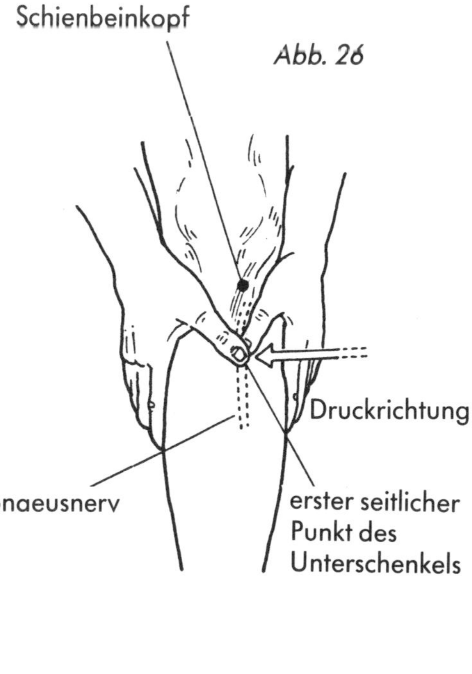

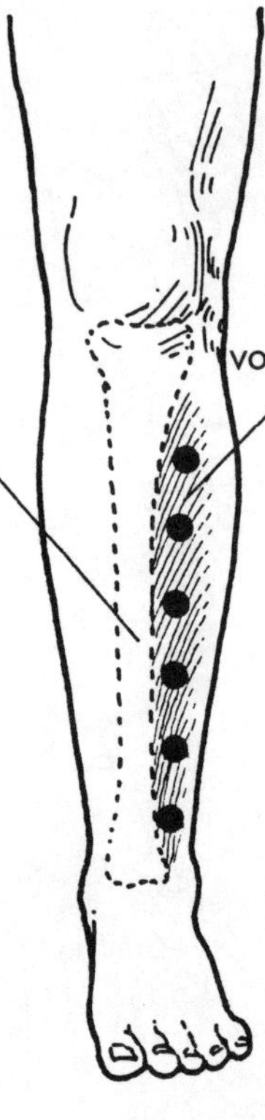

Abb. 27

Druck geht von beiden Daumen aus, die nebeneinander aufgelegt werden. Die Finger beider Hände umgreifen den Fuß, um einen guten Halt zu gewährleisten. Beginnend mit dem äußeren Knöchel, drücken Sie jeden der Punkte drei Sekunden lang (Abb. 28 und 29). Diese Folge wird dreimal wiederholt.
Shiatsu am Fußrücken wird auf den vier Reihen von je vier Punkten angewandt, die sich jeweils zwischen den Mittelfußknochen befinden: zwischen der großen Zehe und der zweiten Zehe, der zweiten und der dritten, der dritten und der vierten Zehe und zwischen der vierten und der fünften Zehe (Abb. 30). Diese Reihen beginnen immer an der jeweiligen Zehenbasis. Zur Behandlung legen Sie den Daumen und die Finger der linken Hand um die Zehen des linken Fußes (siehe Abb. 31). Die Punkte werden mit dem rechten Daumen gedrückt, von der Zehenbasis zum Knöchel hin. Jede Druckanwendung sollte drei Sekunden dauern. Die Behandlung jeder Reihe von vier Punkten dreimal wiederholen.

Knöchel, Fußrücken und Zehen

● *Shiatsu*

An der Vorderseite des Knöchels verlaufen die Sehnen der Extensorenmuskeln, die an den Zehen ansetzen. Eine gründliche Shiatsu-Behandlung dieser Partie lockert den Knöchel, beseitigt Steifigkeit und erhöht die Streckbarkeit der Zehen. Der

Abb. 29

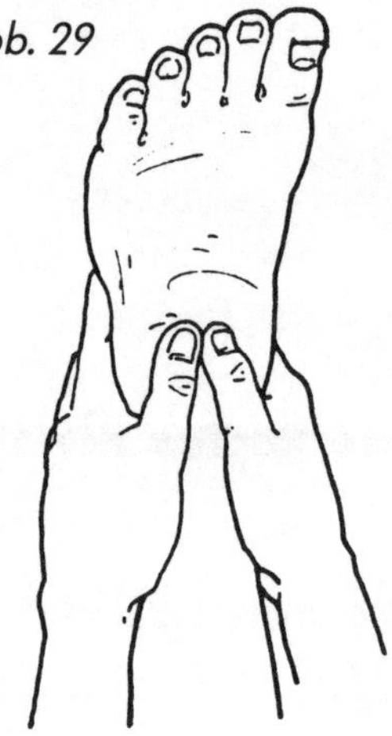

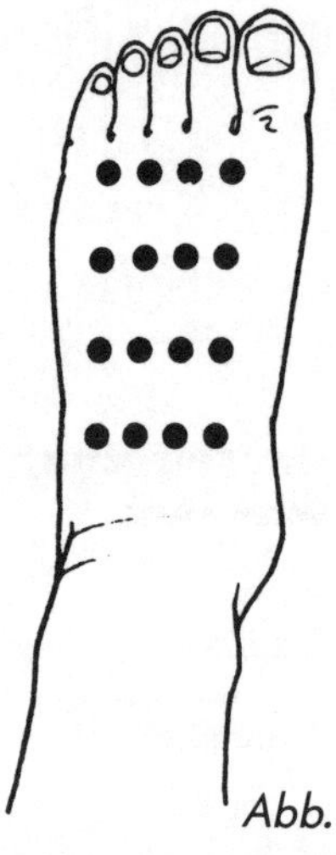

Abb. 30

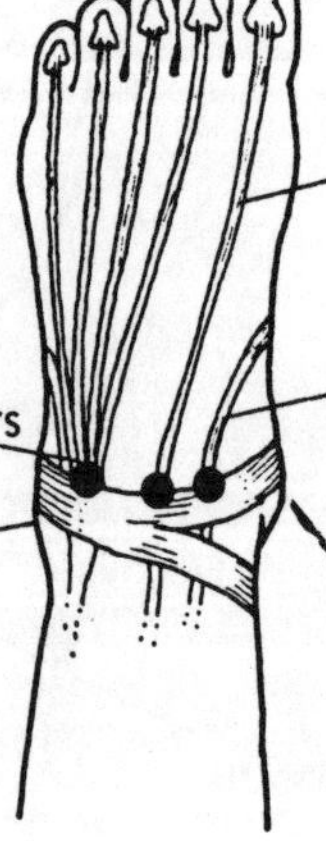

Abb. 28

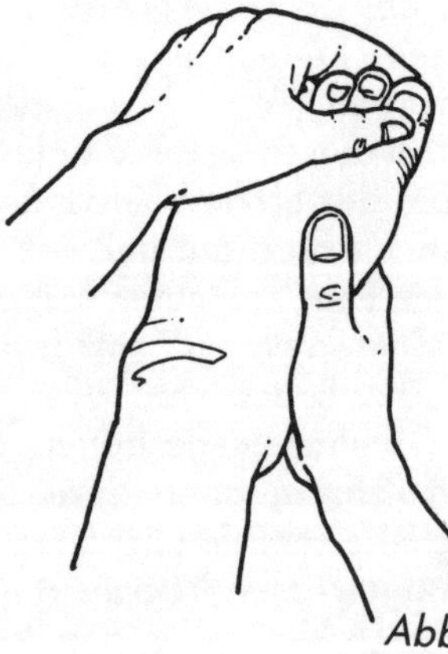

Abb. 31

Greifen Sie nun jeden Zeh des linken Fußes mit dem rechten Daumen und Zeigefinger (Abb 32). Die drei Punkte, die auf jeder Zehe liegen, befinden sich in einer Linie, die sich von der Zehenbasis bis zur Spitze erstreckt. Nachdem Sie jeden Punkt einer Reihe dreimal gedrückt haben, ziehen Sie anschließend beim dritten Punkt, der an der Zehenspitze liegt, den Fußzeh eine Sekunde lang geradeaus nach vorne (Abb. 32). Alle fünfzehn Punkte nacheinander drücken und die ganze Serie von fünfzehn dreimal wiederholen.
Stützen Sie abschließend den linken Knöchel mit der linken Hand, legen die Handfläche der rechten Hand auf die Zehenspitzen und bewegen alle Zehen nach vorne und nach hinten, damit sich alle Gelenke beugen und strecken (Abb. 33).

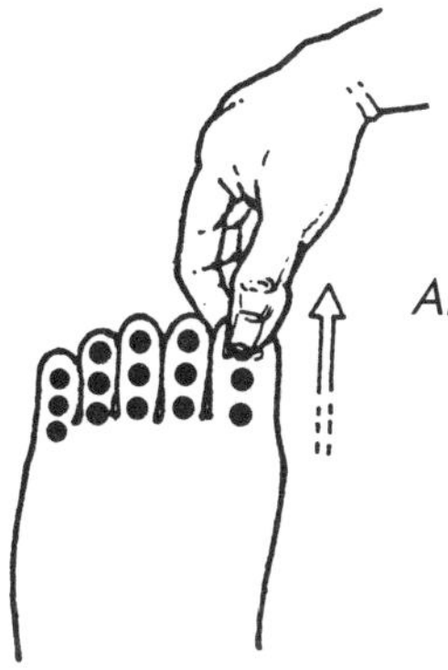

Abb. 32

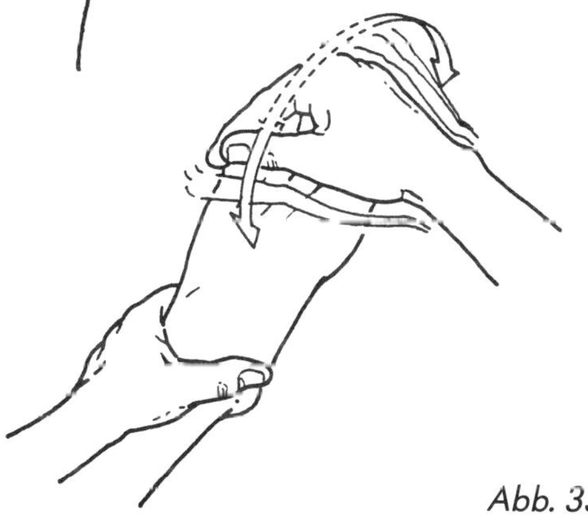

Abb. 33

- *Stretching*

Diese Übung wird auf einem Stuhl oder auf dem Boden ausgeführt. Beide Beine sind ausgestreckt. Legen Sie nun den linken Knöchel auf das rechte Knie, wobei die Fußsohle zum Körper hin weist. Um einen besseren Halt zu haben, legen Sie die linke Hand auf das linke Knie. Mit der rechten Hand umfassen Sie den linken Fuß (Daumen auf der Fußsohle, Finger auf dem Fußrücken, siehe Abb. 34) und ziehen daran. Durch diese eine Bewegung werden Knöchel, Fußrücken und Unterschenkel gleichzeitig gedehnt. Die Zugbewegung für zehn Sekunden beibehalten und nach kurzer Entspannung dreimal wiederholen.

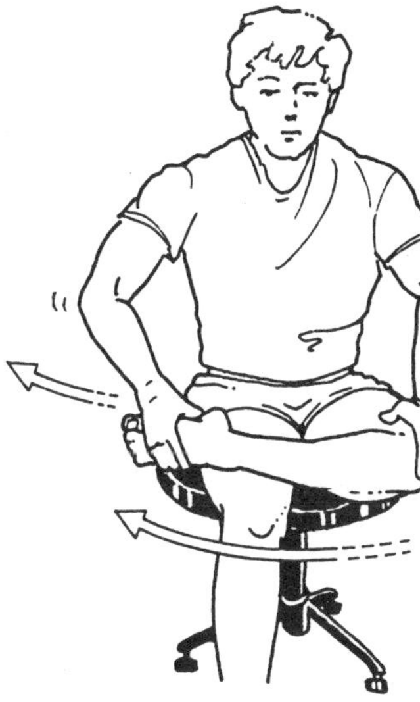

Abb. 34

Bei der nächsten Übung geht es um eine Dehnung durch Einwärtsdrehung. Sie bleiben in der gleichen Haltung wie bei der Übung zuvor, ziehen die Fußsohle nach vorne und führen gleichzeitig eine Drehbewegung nach innen aus (Abb. 35). Die Dehnung durch Einwärtsdrehung zehn Sekunden halten und dreimal wiederholen.

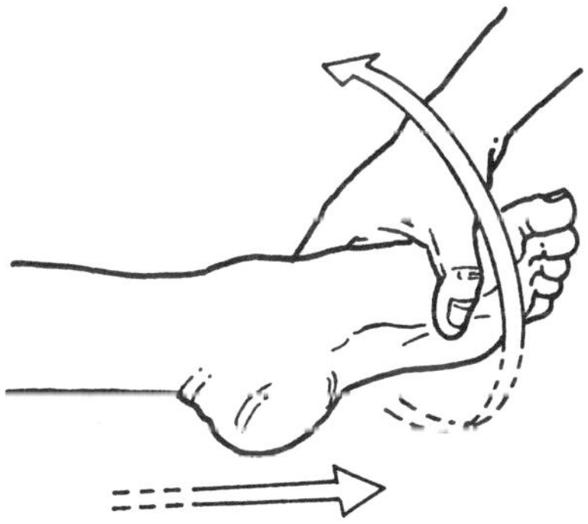

Abb. 35

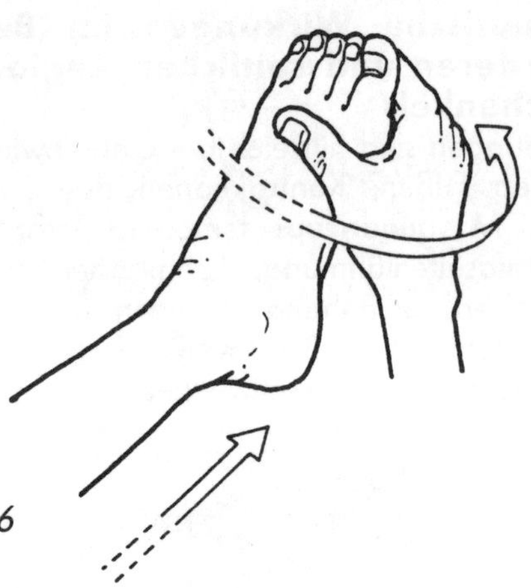

Abb. 36

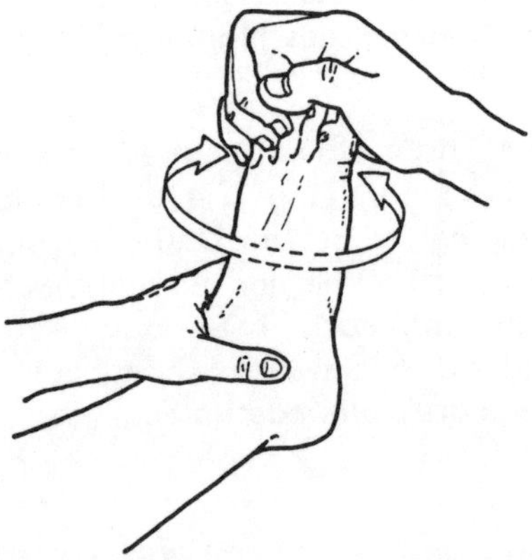

Abb. 37

Für die nächste Dehnung durch Auswärtsdrehen fassen Sie den linken Fuß mit der rechten Hand (diesmal mit dem Daumen an der Basis der Zehen, die Finger an der Fußsohle) und drehen die Fußsohle nach außen, wobei der Fuß ebenfalls wieder nach vorne gezogen wird (Abb. 36). Diese Dehnung sollte zehn Sekunden dauern und dreimal wiederholt werden.

Zum Abschluß stützen Sie den linken Knöchel mit der linken Hand, greifen die Zehen des linken Fußes mit der rechten Hand und führen erst zehnmal eine einwärtsgerichtete, kreisförmige Dehnung und dann zehnmal eine auswärtsgerichtete Dehnung durch, wobei jede Dehnung eine Sekunde lang dauert (Abb. 37).

Außenseite des Beins und die Fußsohle

● *Shiatsu*

Setzen Sie sich auf den Boden und drehen das linke Knie etwas nach innen. Die Zehen des linken Fußes sollten einen guten Kontakt zum Boden haben. Die zehn Shiatsu-Punkte an der Außenseite des Unterschenkels beginnen unmittelbar unterhalb des Wadenbeinkopfs und erstrecken sich bis zum Knöchel (Abb. 38). Jeden dieser Punkte drei Sekunden lang drücken.

Als nächstes legen Sie das linke Knie auf den Boden und drehen die Fußsohle nach oben. Dann drükken Sie die fünf Punkte, die in einer diagonalen Linie zwischen der fleischigen Erhebung an der Basis der großen Zehe und der Ferse liegen, mit dem rechten Daumen drei Sekunden lang (Abb. 38). Diese Druckanwendungen an der Außenseite des Unterschenkels und der Fußsohle dreimal wiederholen.

Der lange (M. peroneus longus) und der kurze Wadenbeinmuskel (M. peroneus brevis), die für die Auswärtsdrehung der Fußsohle verantwortlich sind, verlaufen an der Außenseite des Unterschenkels und der Fußsohle. Wenn diese Muskeln verspannt sind, verlagert sich das Körpergewicht auf die Außenkante der Fußsohle, wodurch der Fuß ermüdet und das Körpergleichgewicht beeinträch-

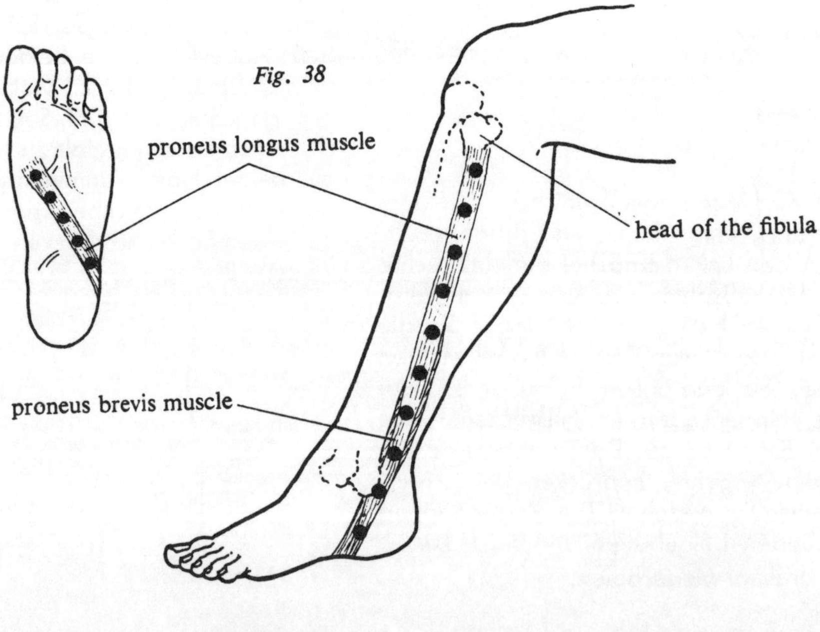

Fig. 38

tigt wird. Einseitig abgelaufene Schuhabsätze, eine Neigung zum Stolpern oder Hinfallen bei hastigem Gehen weisen auf diesen Zustand hin. Wenn diese Anzeichen auftreten, sollten Sie die Außenseite des Unterschenkels mit Shiatsu behandeln, um so die Gewichtsverteilung auf den Fußsohlen auszugleichen und die Fußbewegung zu stabilisieren. Obwohl es nicht ganz leicht ist, diese Shiatsu-Behandlung bei sich selbst durchzuführen, sollten Sie trotzdem nicht aufgeben, denn wenn die oben genannten Symptome unbeachtet bleiben, werden sich die Wadenbeinmuskeln noch mehr verspannen.

● *Stretching*

Stellen Sie sich vor eine Wand und stützen sich mit der linken Hand daran ab, um einen besseren Stand zu haben. Nun beugen Sie das linke Knie und führen die Ferse des linken Fußes an die Gesäßbacke. Gleichzeitig wird der Fuß so gedreht, daß die Sohle nach oben weist und die Zehen seitwärts zeigen. Der Fuß sollte fest umfaßt werden: der Daumen der rechten Hand liegt auf der Fußsohle und die Finger auf dem Fußrücken (Abb. 39). Machen Sie dann eine Auswärtsdehnung, indem Sie die Fußsohle nach Außen drehen und den Unterschenkel nach rechts ziehen (Abb. 39a). Jede Dehnung sollte fünfzehn Sekunden dauern. Die Übung dreimal wiederholen. Danach die Fußsohle einwärts drehen (zum Gesäß hin) und den Unterschenkel wieder nach rechts ziehen. Die gesamte Übung dreimal wiederholen.

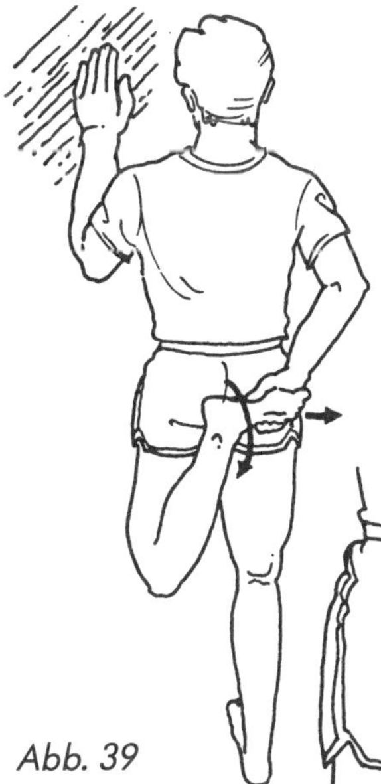

Abb. 39

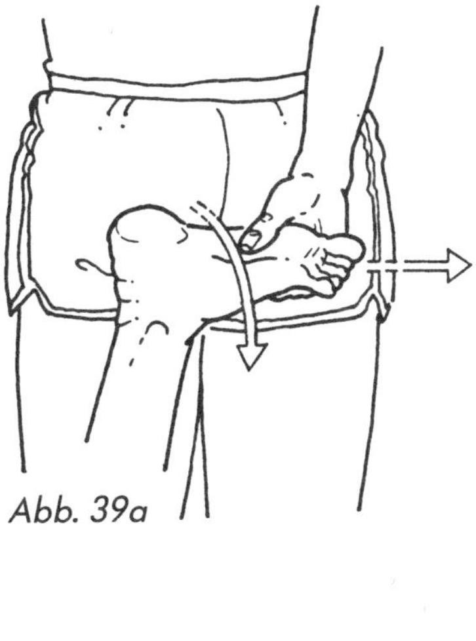

Abb. 39a

Therapeutische Wirkungen im Bereich der vorderen und seitlichen Region des Unterschenkels

Diese Übungen sind hilfreich bei Gehschwierigkeiten, kalten Füßen, Kontraktionen des Schenkelstreckers (M. quadriceps femoris), Arthritis des Knies, Halbseitenlähmung, Lähmungen bei Kindern, Beriberi, als Behandlung nach einer verheilten Knochenfraktur, Beschwerden des Hüftgelenks, Rheumatismus, geschwollenen Füßen, X-Beinen (Genu valgum), O-Beinen, sowie X-Fuß, Klumpfuß, Spitzfuß und Hackenfuß.

Namikoshi-Punkte

● *Shiatsu*

Diese Punkte wurden so benannt, weil sie ein besonderes Merkmal des Namikoshi-Shiatsu sind. Es

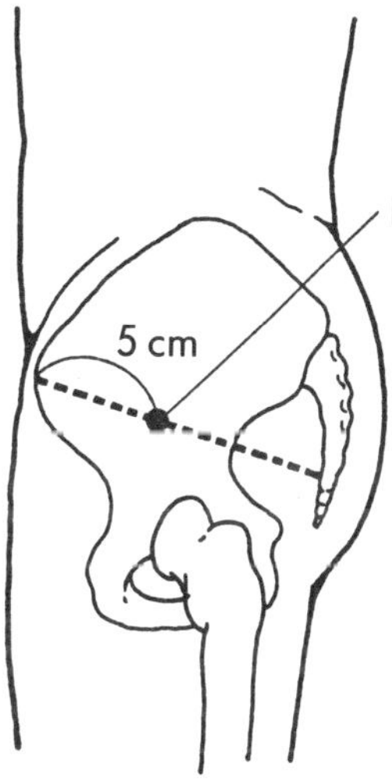

Abb. 40

handelt sich um zwei Punkte, die jeweils fünf Zentimeter vom vorderen, oberen Darmbeinkamm entfernt in einer diagonalen Linie zwischen dem Darmbeinkamm und der Spitze des Steißbeins liegen (Abb. 40). Diese beiden Punkte werden mit dem Daumen gedrückt, wobei der Druck nach innen gerichtet und fünf Sekunden gehalten wird. Um einen besseren Halt zu haben, liegen die Finger beider Hände unmittelbar unterhalb des vorderen oberen Darmbeinkamms. Beginnen Sie mit der linken Seite und drücken tief, mit einer aushöhlenden Bewegung, zur Seite in Richtung des Kreuzbeines hin (Abb. 41).

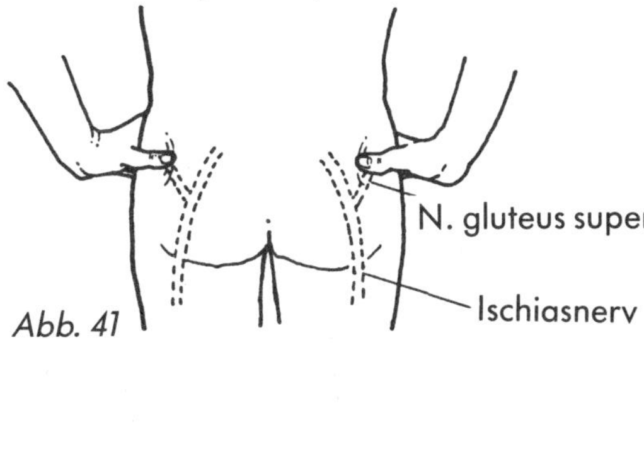

Abb. 41

Nun wiederholen Sie dasselbe auf der rechten Seite. Linke und rechte Seite werden dreimal im Wechsel behandelt.
Da der Namikoshi-Punkt auf dem mittleren Gesäßmuskel (M. gluteus medius) liegt, erreicht der Druck über den Nervus glutaeus superior den darunterliegenden Ischiasnerv und kann einen jähen oder schneidenden Schmerz auslösen. Der Reiz, der von einem solchen Druck ausgeht, erfaßt die Rückseite des Oberschenkels, die Vorder- und Rückseite des Unterschenkels und reicht bis zu den Zehen. Die Funktion des Ischiasnervs, des längsten und umfangreichtsten der peripheren Nerven, wird so angeregt.

Therapeutische Wirkungen

Die Behandlung dieses Punkts ist hilfreich bei den folgenden Störungen: Ischias, Verstopfung, Durchfall, kalten Füßen, nächtlichem Bettnässen, schmerzhafter Menstruation, Steifigkeit des Rükkens, Rückenschmerzen, Harnverhaltung, Ermüdung der unteren Extremitäten, Beriberi, Krämpfen, Taubheit der Beine, Impotenz und Frigidität.

Rückseite des Oberschenkels

● *Shiatsu*

Für diese Shiatsu-Behandlung setzen Sie sich mit ausgestreckten Beinen auf den Boden und ziehen das linke (später das rechte) Knie etwas an. Sie können auch stehen; dann stellen Sie den linken Fuß (später den rechten) auf einen Schemel oder einen niedrigen Tisch. Auf der Rückseite des Oberschenkels befinden sich drei Reihen von je zehn Punkten, die sich von der Gesäßmuskelfalte zur Kniekehle erstrecken (Abb. 42). Die Daumen liegen an der Vorderseite der Oberschenkel, so daß die Punkte an der Rückseite mit den aneinandergelegten Fingerkuppen der Zeige-, Mittel- und Ringfinger gedrückt werden können (Abb. 44). Jede Anwendung sollte drei Sekunden dauern. Die Punkte werden dreimal hintereinander behandelt. Der Ischiasnerv verläuft durch diesen Teil des Körpers und wird auf beiden Seiten von den kräftigen Muskeln der Flexorengruppe begleitet, die sich bis zur Kniekehle erstrecken (Abb. 43). Diese Muskelgruppe bildet die Kniekehle, beugt das Knie und zieht den Unterschenkel nach hinten zur Rückseite des Oberschenkels und hebt den Fuß bis zur Gesäßbacke hoch. Die Muskelsehnen sind an beiden Seiten der Kniekehle zu fühlen, auf der Außenseite die Sehne des des zweiköpfigen Schenkelmuskels (M. biceps femoralis), auf der Innenseite die Sehnen des Halbsehnenmuskels (M. semitendinosus) und des Plattsehnenmuskels (M. semimembranosus).

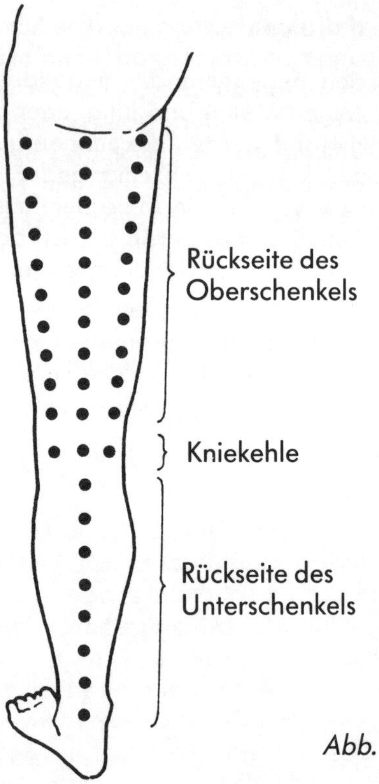

Abb. 42

Als nächstes drücken Sie gleichzeitig die mittlere und die äußere Punktreihe mit den Zeige-, Mittel- und Ringfingern der linken und rechten Hand. Beginnen Sie unterhalb der Gesäßfalte und schreiten zur Kniekehle fort (Abb. 42). Jeder Punkt wird drei Sekunden lang gedrückt und das Ganze dreimal wiederholt.

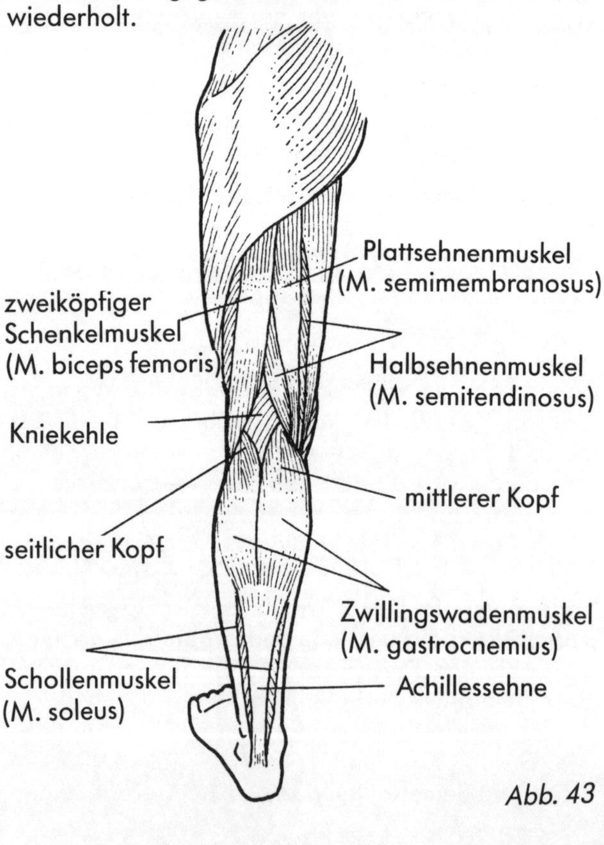

Abb. 43

Die Kniekehle

Mit den nebeneinander liegenden Fingerkuppen der Zeige-, Mittel- und Ringfinger der rechten und linken Hand werden die Sehnen auf beiden Seiten der Kniekehle gleichzeitig gedrückt. In der gleichen Weise wird die Mitte der Kniekehle gedrückt (die Fingerspitzen berühren sich dabei, siehe Abb. 45). Jede Druckanwendung dauert drei Sekunden. Die Behandlung wird dreimal wiederholt. Die Lockerung der Kniekehle durch Shiatsu stärkt das Knie und verbessert seine Funktion.

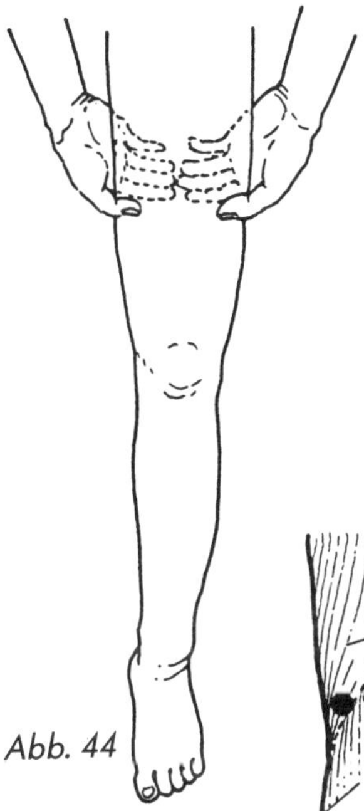

Abb. 44

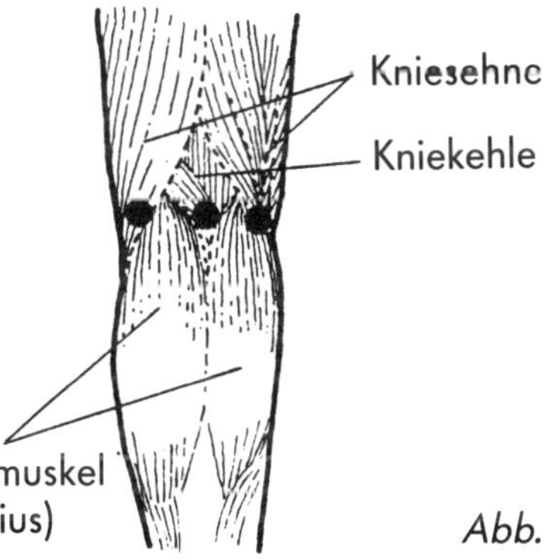

Abb. 45

- *Stretching*

Lehnen Sie sich mit dem Rücken an die Wand, so daß das Gesäß die Wand berührt und beide Beine nach vorne ausgestreckt sind; die Fersen sollten fest gegen den Boden gedrückt sein und die Zehen etwas angehoben werden. Haben Sie in dieser Stellung das Gleichgewicht erlangt, beugen Sie den Rumpf leicht nach vorne und greifen mit gerade ausgestreckten Armen beide Oberschenkel knapp oberhalb der Knie und drücken sie nach unten (Abb. 46). Diese Position zehn Sekunden halten und dreimal wiederholen. Dabei ist es wichtig, das Gleichgewicht und den Kontakt mit den drei Punkten Gesäß, Knie und Fersen zu halten. Rücken, Arme und Beine sollten dabei immer gerade sein.

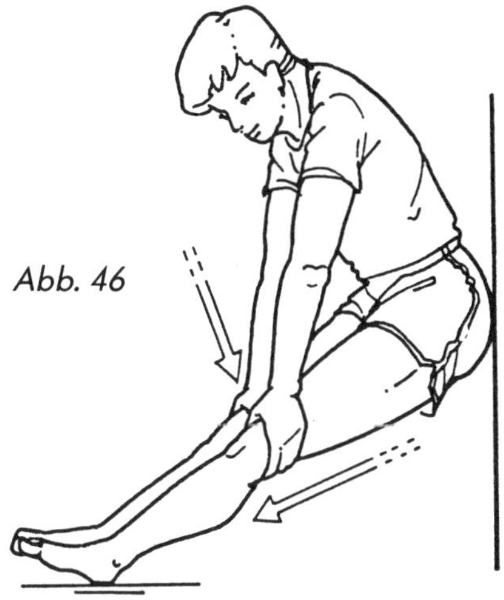

Abb. 46

Stellen Sie sich wieder hin und legen nun die Ferse des linken Fußes auf einen Schemel oder einen niedrigen Tisch. Das linke Bein muß durchgestreckt und die Körperhaltung stabil sein. Die Handflächen werden auf den Oberschenkel knapp oberhalb des Knies gelegt. Üben Sie nun einen Druck gerade nach unten aus. Dadurch wird die Rückseite des Oberschenkels und die Kniekehle gedehnt (Abb. 47). Die Druckanwendung dauert zehn Sekunden und wird dreimal wiederholt.

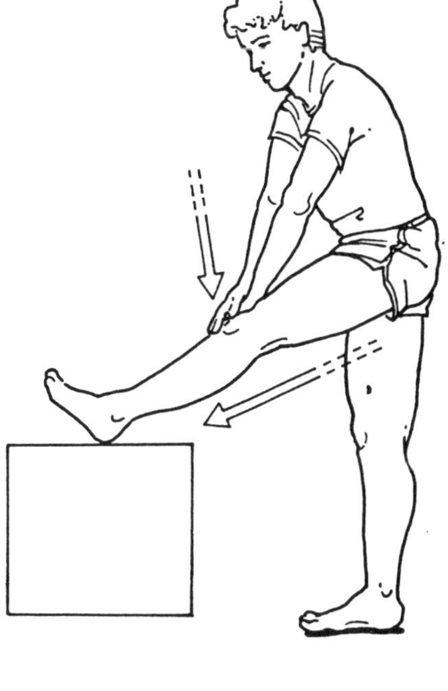

Abb. 47

Die Rückseite des Unterschenkels (Wade)

● *Shiatsu*

Setzen Sie sich mit ausgestreckten Beinen auf den Boden oder einen Stuhl. Beugen Sie das linke Knie und drehen es nach außen. Legen Sie den linken Knöchel leicht auf den rechten Fuß auf, wodurch

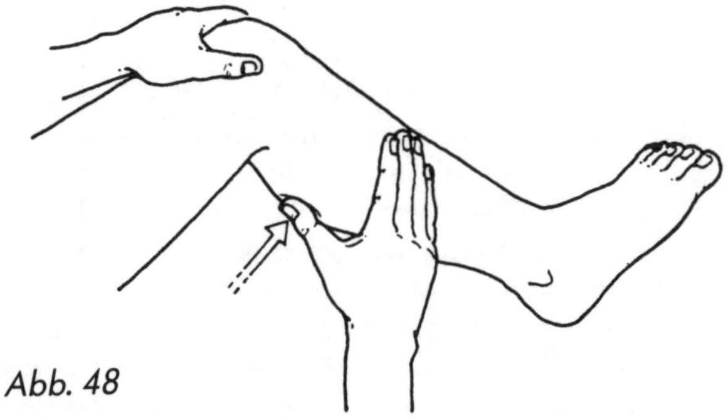

Abb. 48

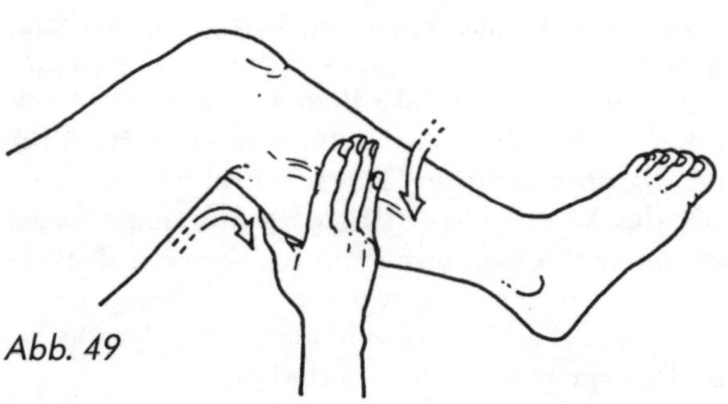

Abb. 49

die linke Wade zum Körper hin gedreht wird. Drei Muskeln bilden jene Erhebung, die wir als Wade bezeichnen: die mittleren und seitlichen Köpfe des Zwillingswadenmuskel (M. gastrocnemius) und der Kopf des Schollenmuskels (M. soleus); sie werden gemeinsam als Drillingsmuskel der Wade (M. triceps surae) bezeichnet. Über die Achillessehne sind sie mit der Ferse verbunden (Abb. 43). Der Drillingsmuskel der Wade ist für die Beugung nach der Sohle zu (Plantarflexion) verantwortlich und für Bewegungen, wie z.B. das Anheben der Zehen.

Um die Wade mit Shiatsu zu behandeln, legen Sie die linke Hand auf das linke Knie. Die ausgestreckten Finger der rechten Hand geben Halt (Abb. 48), während der rechte Daumen jeden der acht Punkte drückt, die sich in der Mittellinie der Wade von der Kniekehle bis zur Achillesferse erstrecken (Abb. 42 und 48). Jeder Punkt wird dreimal gedrückt und die Behandlung dreimal wiederholt.

Als nächstes pressen Sie die ganze Wade. Drücken Sie mit dem rechten Daumen gegen den seitlichen Abschnitt des Zwillingswadenmuskels und mit den Fingern gegen den mittleren Abschnitt dieses Muskels und pressen nach oben (Abb. 49). Daumen und Finger sind nach innen gerichtet, um die Muskeln direkt nach oben heben zu können. Beginnen Sie unmittelbar unterhalb der Kniekehle und drücken Sie jeden der sechs Punkte auf der Wade (Abb. 50). Drücken Sie drei Sekunden und lassen dann los. Diese Behandlung wird dreimal wiederholt.

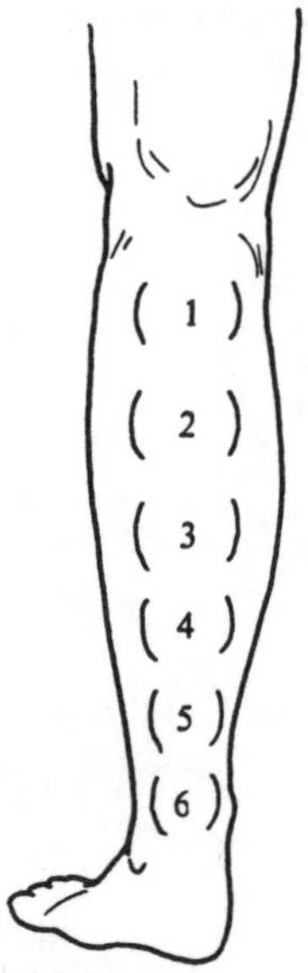

Abb. 50

● *Stretching*

Sie stehen wieder gerade und legen die Ferse des linken Fußes auf einen Stuhl oder einen niedrigen Tisch. Das linke Bein bleibt durchgedrückt, die Zehen weisen nach oben. Legen Sie nun die rechte Hand auf den linken Oberschenkel; das Handgelenk liegt unmittelbar vor dem Knie, Handfläche und Finger bedecken das Knie. Die linke Fußsohle wird nun nach hinten gebeugt, indem Sie alle Zehen mit der linken Hand umfaßen und zum Körper hinziehen (Abb. 51). Verbleiben Sie in dieser Haltung zehn Sekunden. Bitte dreimal wiederholen.

Um die Wade zu dehnen, stellen Sie sich vor eine Wand. Die Handflächen drücken gegen die Wand, der rechte Fuß steht vorne, der linke ein Schritt nach hinten, wobei beide Fußsohlen festen Kontakt zum Boden haben (Abb. 52). Beugen Sie jetzt das rechte Knie ein wenig und lehnen sich mit dem Oberkörper langsam nach vorne. Die Füße bleiben weiterhin flach auf dem Boden, während sich die Arme dabei anwinkeln. Diese Dehnhaltung wird jeweils zehn Sekunden beibehalten und dreimal wiederholt.

Die Ferse

● *Shiatsu und Stretching*
Bei der Behandlung der Ferse werden Shiatsu und Stretching gleichzeitig durchgeführt. Beugen Sie das linke Knie und legen Sie den linken Knöchel auf das rechte Knie. Dann ziehen Sie die linke Ferse nach vorne. Die linke Hand wird dabei als Stütze um das Fußgelenk gelegt. Die Finger der rechten Hand umfassen die Außenseite des linken Fußknöchels, die Daumenkuppe liegt auf der Fersenspitze (Abb. 53). Es befinden sich drei Shiatsu-Punkte zwischen der Ferse und der Achillessehne. Drücken Sie jeden dieser Punkte mit einer knetenden Bewegung zur Wade hin (Abb. 53 und 54). Die Druckanwendung dauert drei Sekunden und wird dreimal wiederholt.
Als nächstes greifen Sie mit Daumen und Zeigefinger das Zentrum der Achillessehne, das etwas oberhalb des Knöchels liegt, und dehnen es zehnmal mit einer raschen, rhythmischen Bewegung abwechselnd nach oben und nach unten (Abb. 55).

Abb. 51

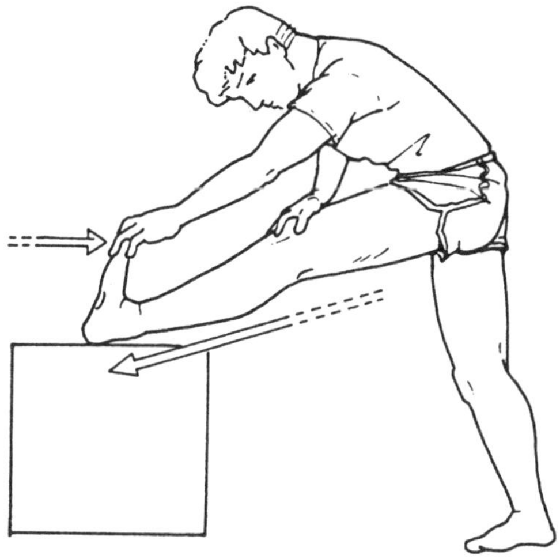

Abb. 52

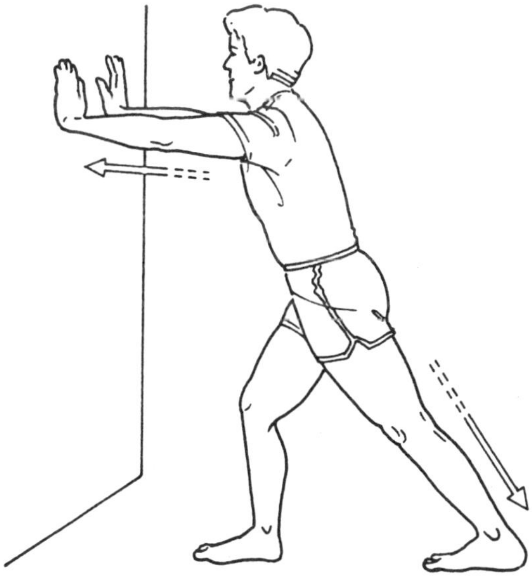

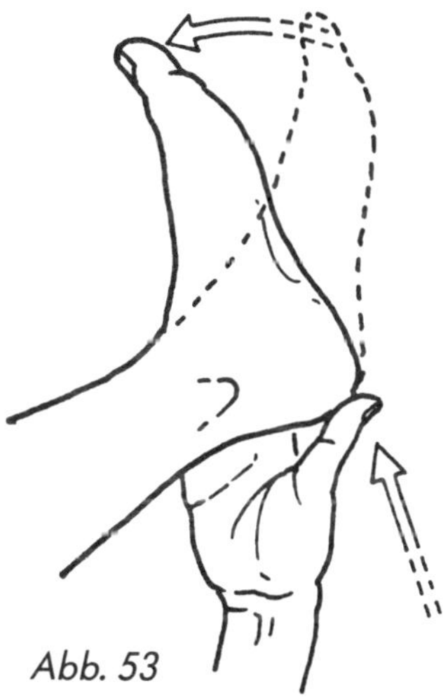

Abb. 53

Abb. 54

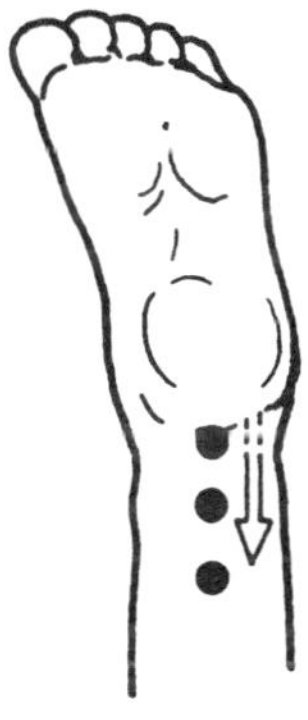

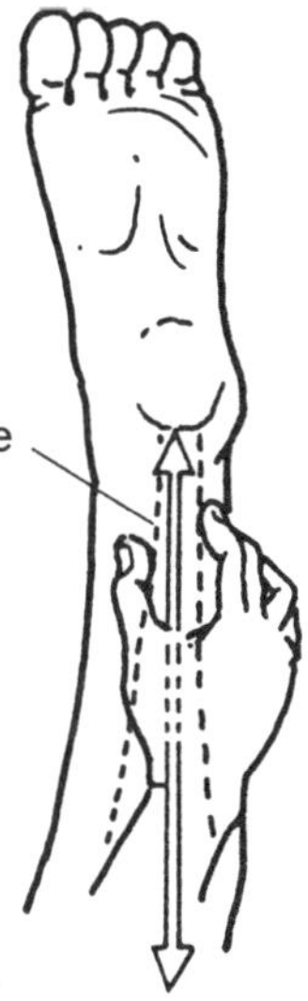

Abb. 55

Die Fußsohle

● *Shiatsu*

Knien Sie sich auf das rechte Knie, schieben den linken Fuß nach vorne und setzen sich auf die rechte Fußsohle. Dann wird das linke Knie auswärts gedreht und der Fuß - mit der Sohle nach oben – zum Körper hingezogen. Die linke Hand stützt den Knöchel, während die Shiatsu-Behandlung der Fußsohle mit dem rechten Daumen durchgeführt wird (Abb. 56). Die Finger der rechten Hand umfassen den Fußrücken, um einen besseren Halt zu haben. Die vier Shiatsu-Punkte liegen auf der Mittellinie der Fußsohle, die sich von der Basis der dritten Zehe bis zur Ferse erstreckt (Abb. 57). Jeder dieser Punkte wird dreimal gedrückt und die Behandlung dreimal wiederholt.

Abb. 56

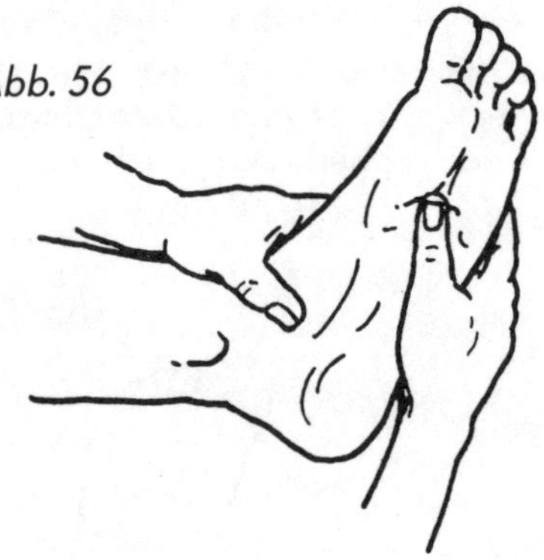

Abb. 57

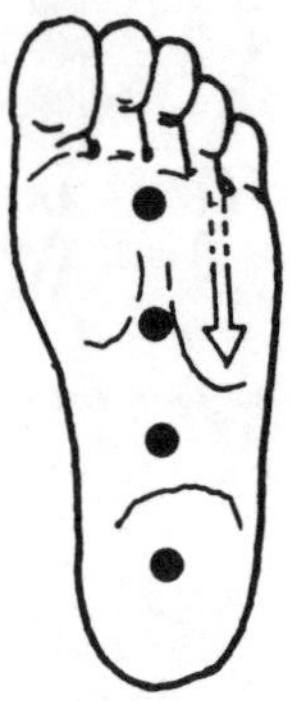

Heutzutage sind viele Menschen gezwungen, längere Zeit auf Asphalt und anderen harten, flachen Oberflächen zu laufen, wodurch die natürliche Geschmeidigkeit der Fußsohle verlorengeht. Aufgrund der engen Verbindung zwischen den beiden Körperteilen bewirkt ein verspannter, steifer Rükken auch eine verspannte Fußsohle (Abb. 58–60). Daher ist es wichtig, die Muskulatur der Fußsohle geschmeidig zu halten. Eine gründliche Shiatsu-Behandlung der Innenseite der Fußsohle trägt im besonderem Maße dazu bei.

● *Stretching*

Nehmen Sie wieder die gleiche Haltung wie beim Shiatsu der Fußsohle ein und legen die linke Hand auf den linken Knöchel (Abb. 61). Der Daumen der rechten Hand liegt an der Zehenbasis des linken Fußrückens auf und die Finger umfassen die Fußsohle. Nun drücken Sie den Fuß so weit wie möglich nach hinten (Abb. 61). Anschließend folgt die gegenläufige Bewegung (Fuß nach vorne dehnen). Diese Bewegungen werden dreimal im Wechsel, jeweils zehn Sekunden lang ausgeführt.

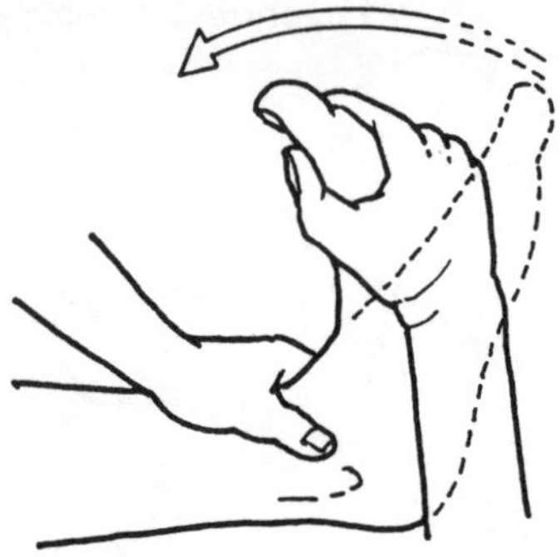

Abb. 61

Stellen Sie anschließend einen Ziegelstein (ca. 10 cm hoch) oder einen anderen stabilen Gegenstand vor eine Wand. Sie müssen darauf stehen und Ihr Gewicht verlagern können, ohne daß Sie das Gleichgewicht verlieren. Stützen Sie sich mit beiden Händen an der Wand ab und stellen sich so auf den Ziegelstein, daß die Zehen weit über die Kante stehen. Achten Sie auf das Gleichgewicht und verlagern das Gewicht nach vorne, um ein Stretching durch Dorsalflexion zu bewirken (Abb. 62). Diese Dehnung sollte zehn Sekunden dauern. Dann stellen Sie sich so hin, daß die Fersen weit überstehen. Achten Sie auf ein gutes Gleichgewicht und verlagern das Körpergewicht nach hinten, um die Plantarflexion zu bewirken (Abb. 63). Diese zwei Übungen werden dreimal im Wechsel durchgeführt.

Stretching durch Beugung nach der Sohle (Plantarflexion)

Abb. 62

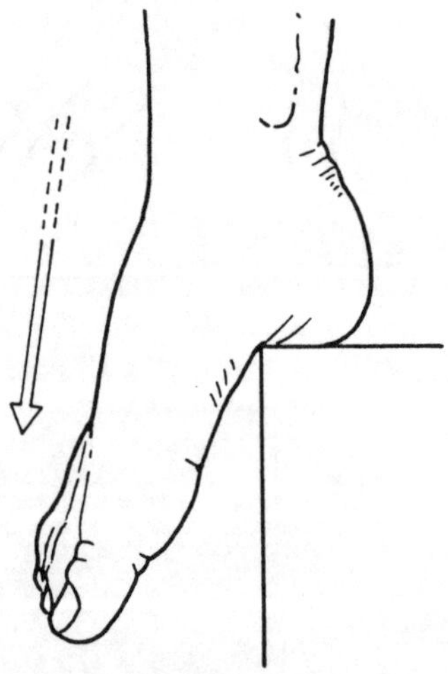

Abb. 58

A. Halswirbelsäule
B. Brustwirbelsäule
C. Lendenwirbelsäule
D. Kreuzbein
E. Steißbein

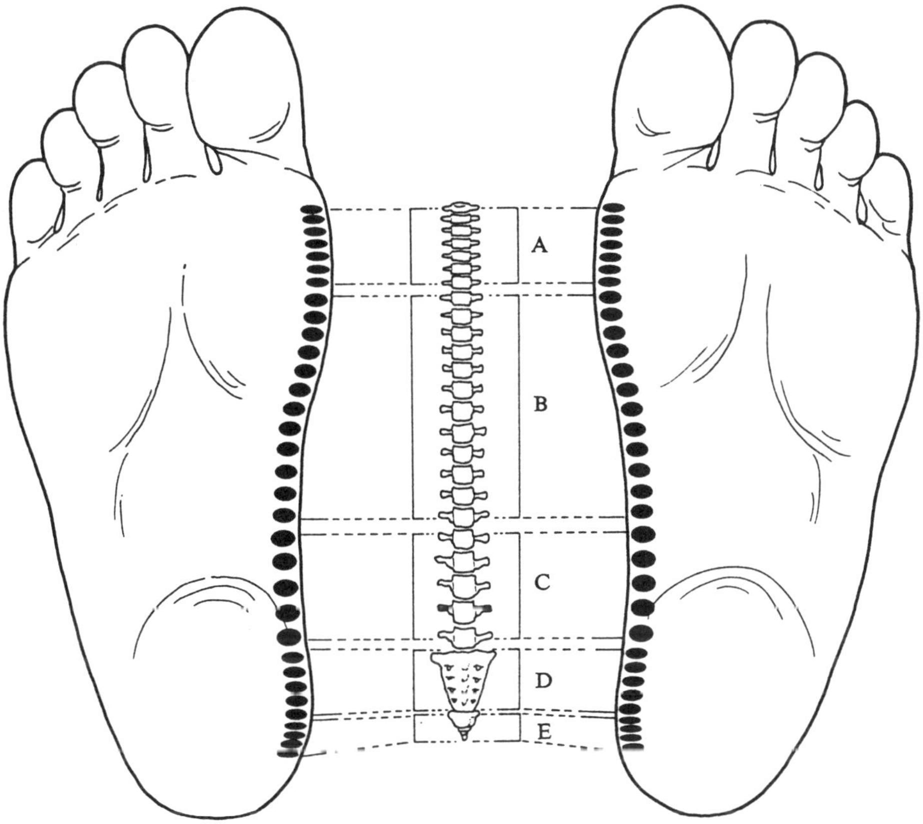

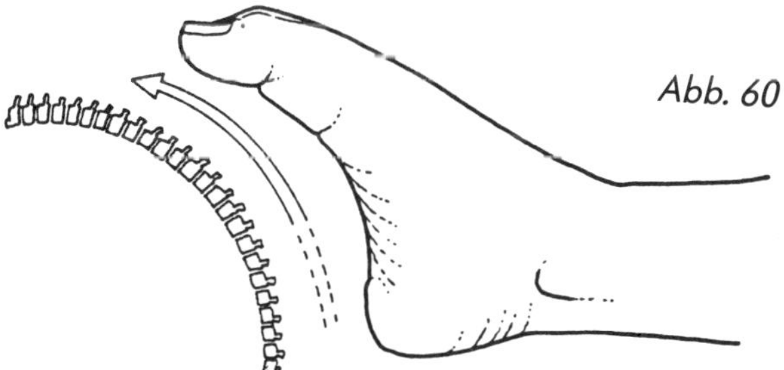

Abb. 60

Abb. 63

Stretching durch
Beugung nach rückwärts
(Dorsalflexion)

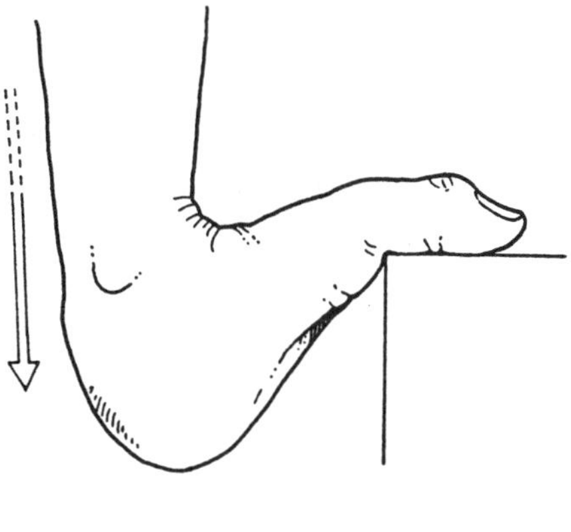

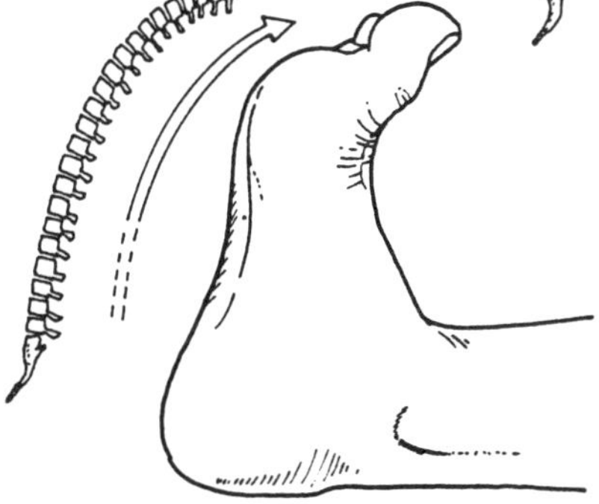

Abb. 59

• *Shiatsu und Stretching mit beiden Füßen*

Legen Sie sich auf den Rücken. Strecken Sie das linke Bein zur Seite aus (Abb. 64) und winkeln das rechte Bein an. Nun können Sie mit dem rechten Fuß Shiatsu-Druck auf eine Reihe von sechs Punkten anwenden, die sich auf der Wade in einer Reihe, von der Kniekehle bis zum Knöchel, erstrecken (siehe auch Abb. 50). Jede Anwendung dauert drei Sekunden; die Behandlung der sechs Punkte wird dreimal wiederholt. Wiederholen Sie den Druck auf die gleichen sechs Punkte, wobei Sie versuchen sollten, den rechten Fuß soweit wie möglich nach innen zu runden (Abb. 65). In der gleichen Lage wird die Sohle des rechten Fußes zehnmal mit rascher Bewegung die Wade hinauf und hinunter gerieben (Abb. 66).

Abb. 64

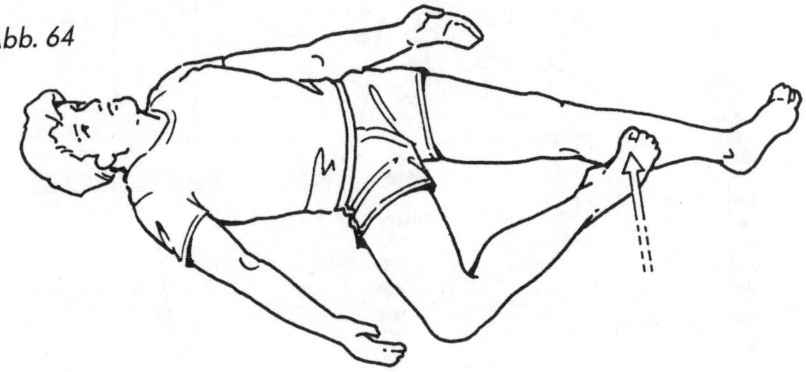

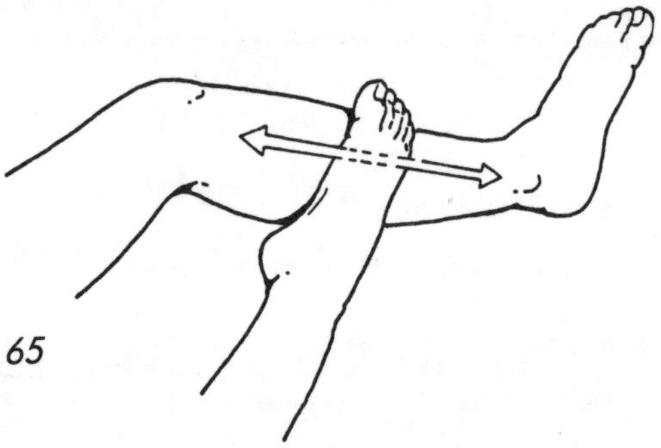

Abb. 65

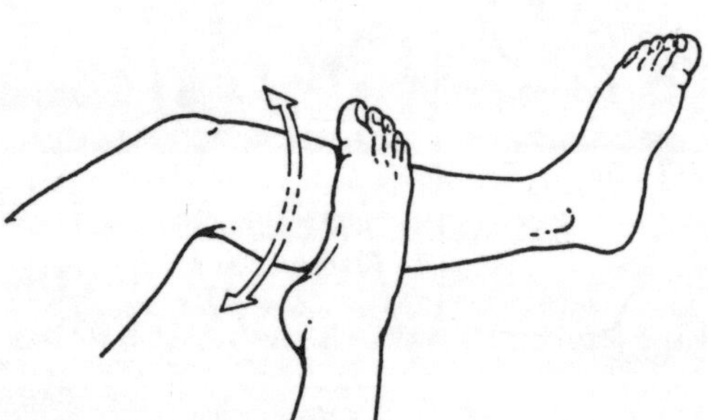

Abb. 66

Dann wird die Fußsohle mit Shiatsu behandelt. Beide Knie werden etwas angewinkelt und die vier Punkte an der Mittellinie der Fußsohle, zwischen der Basis der Zehen und der Ferse, werden mit der großen Zehe des rechten Fußes gedrückt (Abb. 67). Drücken Sie fünf Sekunden lang mit der Ferse des rechten Fußes kräftig auf das Gewölbe des linken Fußes (Abb. 68). Diese Behandlungen werden dreimal wiederholt.

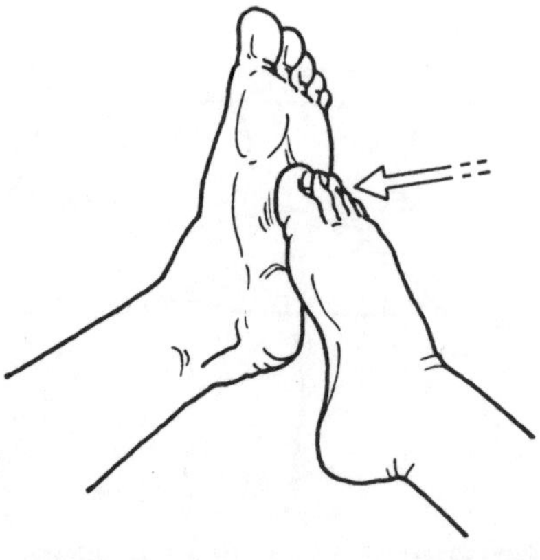

Abb. 67

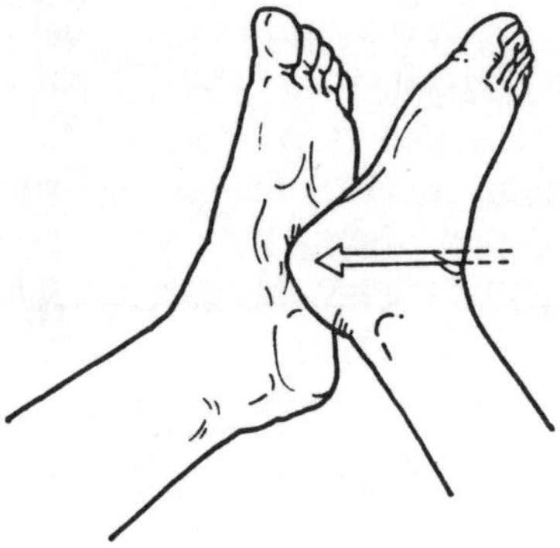

Abb. 68

Nun wird der Fuß zur Sohle hin (Plantarflexion) und zum Fußrücken (Dorsalflexion) hin gebeugt. Bei der Dorsalflexion liegt man auf dem Rücken. Das linke Bein ist ausgestreckt, und die Zehen des linken Fußes werden nach hinten gezogen, wie in der Abbildung 69 zu sehen ist. Die Plantarflexion geschieht in ähnlicher Weise, wobei die Zehen des rechten Fußes die Zehen des linken Fußes zur Sohle hin drücken (Abb. 70). Jede Dehnung sollte zehn Sekunden lang beibehalten und dreimal wiederholt werden. Wenn man diese Übung täglich, abends vor dem Schlafengehen und morgens vor dem Aufstehen durchführt, werden viele der alltäglichen Bewegungsabläufe leichter und geschmeidiger werden.

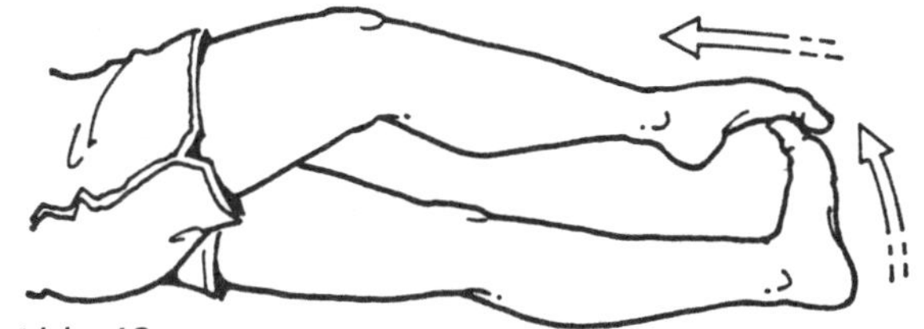

Abb. 69

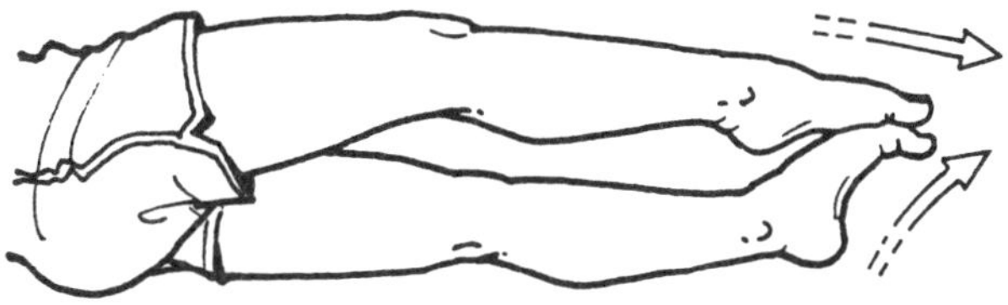

Abb. 70

Therapeutische Wirkungen
Die genannten Übungen sind hilfreich bei den folgenden Beschwerden: Ischias, Krämpfen, Rheumatismus, X- und O-Beinen, Arthritis des Knies, Kontraktion der Achillessehne, Kältegefühle in den Beinen, Halbseitenlähmung, Lähmungen im Säuglingsalter, Störungen des Hüftgelenks, Beriberi, Verstauchungen, X-Fuß, Klumpfuß, Hackenfuß und Gehstörungen. Diese Übungen sind ebenfalls eine gute therapeutische Maßnahme nach Knochenfrakturen.

● *Shiatsu-Reflexpunkte an den Fußsohlen*
Es gibt zahlreiche Punkte an den Fußsohlen, die auf reflektorischem Weg auf die verschiedenen inneren Organe wirken (Abb. 71 und 72). Wenn einer dieser Punkte bei Druck schmerzt, ist es angebracht, den Punkt und dessen Umgebung gründlich mit Shiatsu zu behandeln, um die Funktion des zugeordneten Organs zu regulieren. Der ausgeübte Druck sollte nicht zu stark sein, sondern sanft und abgestuft, damit die Wirkung auf angenehme Art und Weise in die Tiefe geht. Mit anderen Worten: Shiatsu ist nur dann wirksam, wenn die richtige Druckintensität an der richtigen Stelle angewandt wird.
Auch Menschen, die sich täglich durch sportliche Betätigung ausreichend bewegen, neigen dazu die Pflege ihrer Füße zu vernachlässigen. Die Shiatsu-Behandlung der Fußsohlen, die auch von älteren Menschen leicht durchgeführt werden kann, verbessert den Kreislauf, ohne das Herz zu belasten. Die Shiatsu-Behandlung der unteren Extremitäten und der Fußsohlen hat eine allgemein verjüngende Wirkung.

Abb. 71

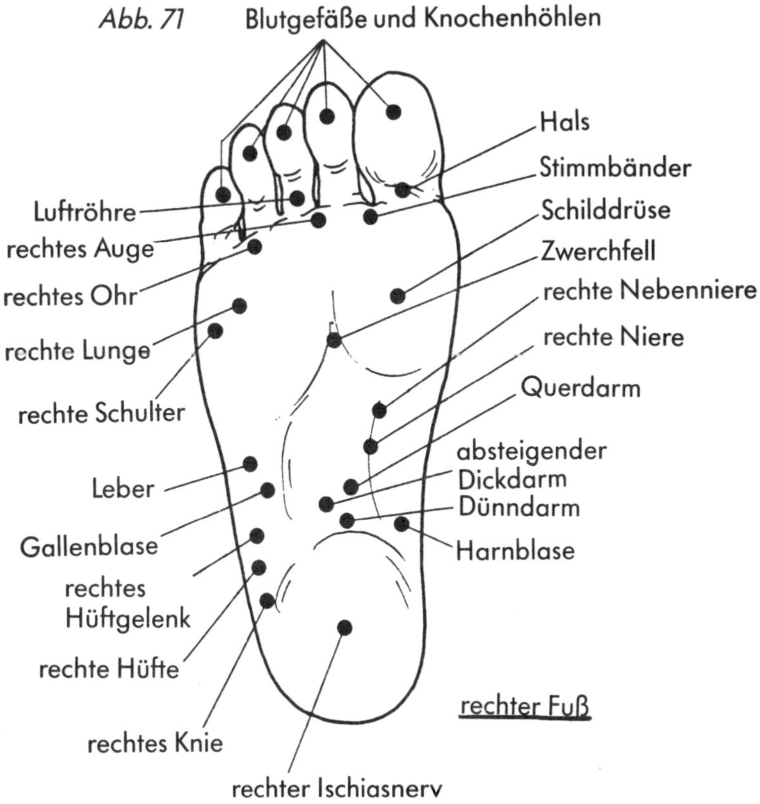

Abb. 72

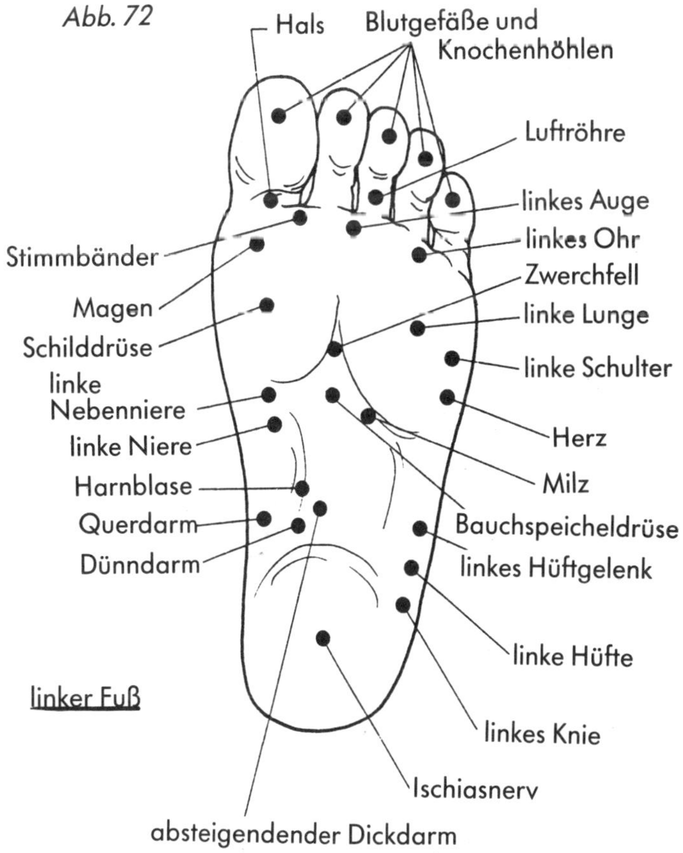

5. Shiatsu und Stretching für den Rücken

In diesem Zusammenhang bezieht sich das Wort Rücken auf die Wirbelsäule und deren 33 Wirbel: sieben Halswirbel, zwölf Brustwirbel, fünf Lendenwirbel, fünf Kreuzbeinwirbel und vier rudimentäre Wirbel des Steißbeins. Diese Wirbel tragen den Kopf und sind für die aufrechte Körperhaltung des Menschen verantwortlich. Es gibt 23 knorpelige Bandscheiben, die wie Stoßdämpfer zwischen den Wirbeln wirken. Die Gruppe der Aufrichtmuskeln der Wirbelsäule (M. erector spinae), ermöglichen die Drehung und Beugung der Wirbelsäule nach allen Richtungen. Durch Bewegungsmangel oder Ermüdung kommt es zur Verhärtung dieser Muskeln, wodurch die Nährstoffversorgung der Wirbel und der Bandscheiben auf dem Blut und Lymphwege sich verschlechtert. Als Folge davon verformt sich die Wirbelsäule; die Bandscheiben ziehen sich soweit zusammen, bis sie leicht vorfallen. Vorbeugung durch ausreichende tägliche Bewegung und die nachfolgenden Shiatsu- und Stretching-Übungen zur Lockerung der Rückenmuskulatur ist außerordentlich wichtig.

Abb. 1

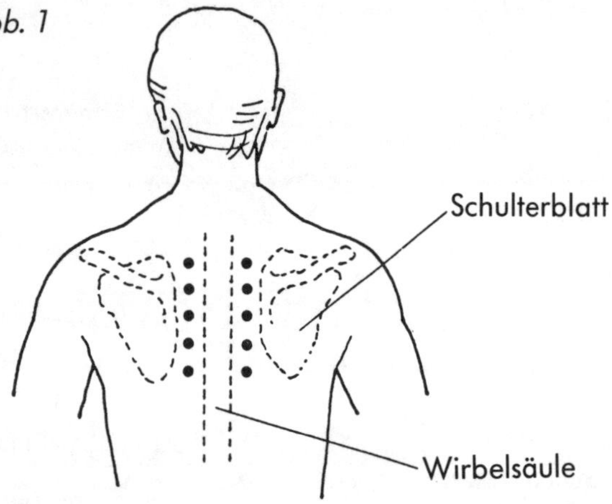

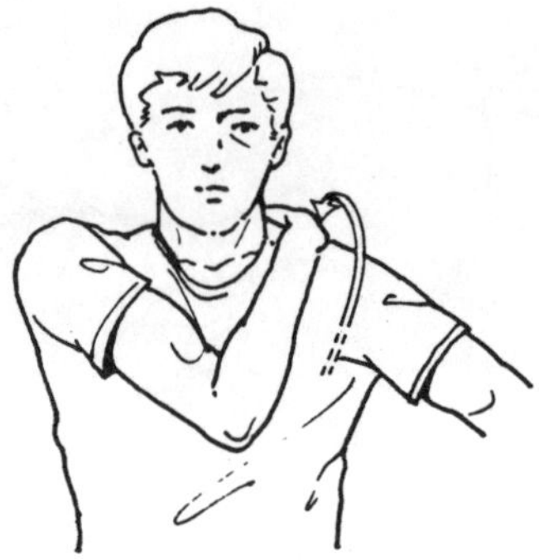

Abb. 2

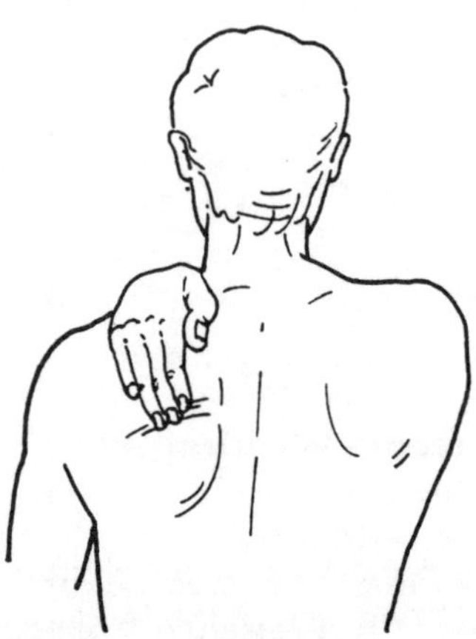

Abb. 2a

Die Gegend zwischen den Schulterblättern

● *Shiatsu*

Shiatsu für den Rücken beginnt in der Gegend zwischen den Schulterblättern (Abb. 1). Da dieser Körperteil den eigenen Händen am schwersten zugänglich ist, benötigt man eine besondere Behandlungstechnik.

Es gibt zwei Reihen von fünf Shiatsu-Punkten auf beiden Seiten des Rückens zwischen der Wirbelsäule und dem Schulterblatt. Um die Shiatsu-Behandlung an der linken Seite durchzuführen, müssen Sie mit der rechten Hand über die linke Schulter greifen (Abb. 2) und die aneinandergelegten Fingerkuppen des Zeige-, Mittel- und Ringfingers auf den ersten Punkt in der linken Region zwischen den Schulterblättern bringen (Abb. 2a). Der erste und der zweite Punkt werden abwechselnd dreimal gedrückt. Die Druckrichtung ist zur Brust hin und jede Anwendung sollte drei Sekunden dauern.

Dann strecken Sie den linken Arm geradeaus, winkeln ihn ab und entspannen ihn. Greifen Sie nun mit der linken Hand unter die rechte Achselhöhle hindurch und pressen mit dem rechten Zeige-, Mittel- und Ringfinger auf den dritten Shiatsu-Punkt unter dem linken Schulterblatt (Abb. 3). Drücken Sie diesen und anschließend den vierten und fünften Punkt jeweils drei Sekunden lang. Die Behandlung wird dreimal wiederholt. Die Druckrichtung ist zur Brust hin.

Wenn Sie die Behandlung der linken Seite beendet haben, führen Sie die gleiche Behandlung auf der rechten Seite durch.

Zum Schluß werden beide Seiten gleichzeitig mit Shiatsu behandelt. Verschränken Sie die Arme vor der Brust und greifen Sie nach hinten neben das Schulterblatt. Dort drücken Sie den ersten Punkts in der linken Region zwischen den Schulterblättern mit den Zeige-, Mittel- und Ringfingern der rechten Hand sowie den ersten Punkt in der rechten

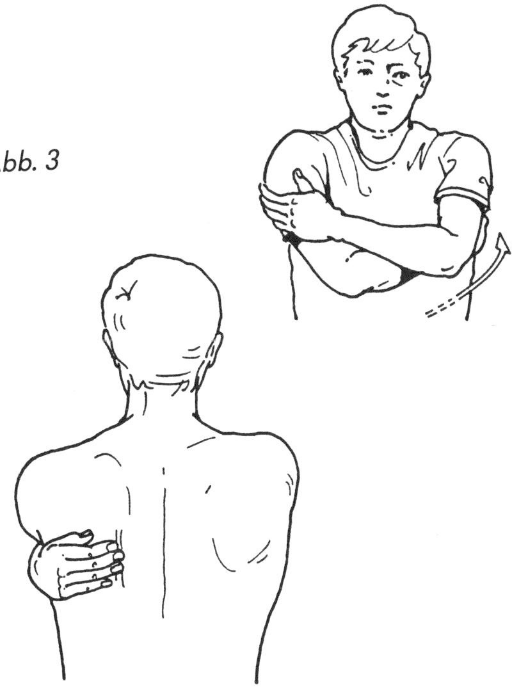

Abb. 3

Gegend zwischen den Schulterblättern mit den Zeige-, Mittel-, und Ringfingern der linken Hand (Abb. 4). Dieser Druck wird mit einer nach außen ziehenden Bewegung angewandt. Jede Anwendung dauert drei Sekunden. Die Behandlung wird dreimal wiederholt. In dieser Weise drückt man alle verbleibenden Punkte auf beiden Seiten. Diese Shiatsu-Behandlung hat die Wirkung, die Schulterblätter nach außen zu öffnen und so die Muskulatur der Region zwischen den Schulterblättern zu dehnen. Wenn Sie diese Behandlung mit Leichtigkeit durchführen können, haben Sie eine höchst raffinierte Shiatsu- und Stretching-Technik gemeistert.

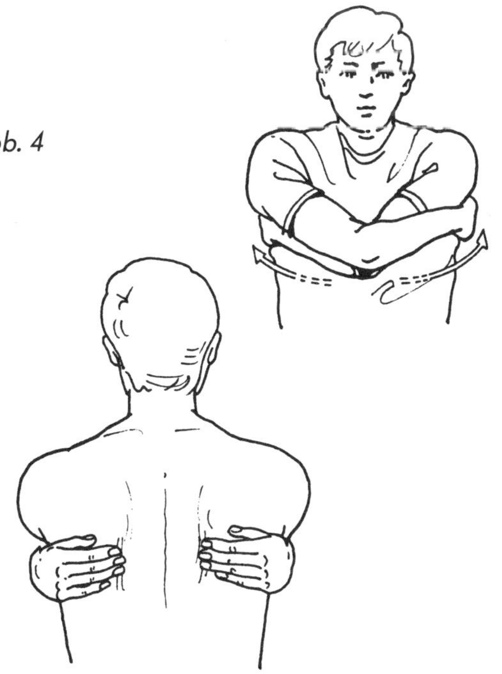

Abb. 4

Die Region unterhalb der Schulterblätter und die Lendengegend

● *Shiatsu und Stretching*

Unterhalb der Gegend zwischen den Schulterblättern gibt es zwei Reihen von fünf Punkten und darunter, in der Lendengegend zwischen dem fünften Lendenwirbel und dem Kreuzbein, zwei weitere Reihen von jeweils fünf Punkten (Abb. 5). Die Shiatsu-Behandlung wird mit dem nach oben weisenden Daumen durchgeführt, wobei die rechte und die linke Reihe gleichzeitig angegangen werden (Abb. 6). Die Finger umfassen den Körper, der Druck der Daumen geht zum Abdomen hin. Jede Anwendung dauert drei Sekunden. Die Behandlung wird dreimal wiederholt. Wenn man die beiden ersten Punkte unterhalb des Schulterblattes drückt, sollten die Daumen so nahe wie möglich am unteren Rand des Schulterblatts aufliegen.

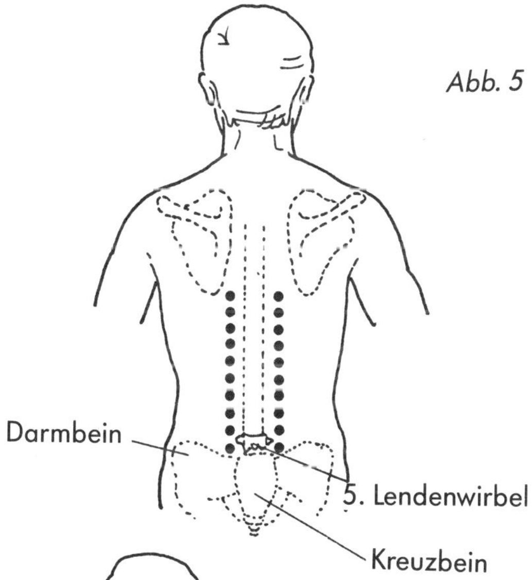

Abb. 5

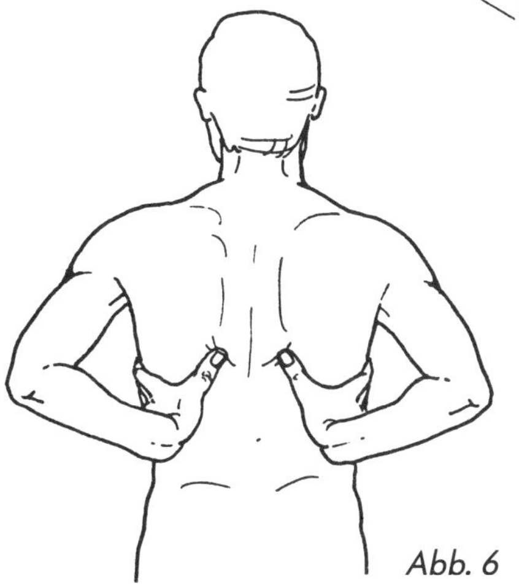

Abb. 6

Schieben Sie beide Daumen gleichzeitig auf- und abwärts über alle Rückenpunkte rechts und links der Wirbelsäule (Abb. 7). Jeder Druck sollte jeweils drei Sekunden dauern. Führen Sie diese Stretching-Übung einmal aus.

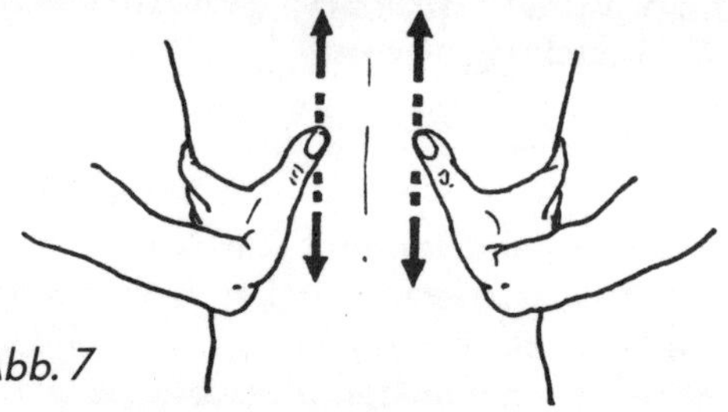

Abb. 7

In dieser Gegend befinden sich die Muskelbündel, die als Aufrichtmuskeln des Rückens (M. erector spinae) bezeichnet werden.
Der Dornmuskel (M. spinalis) und der Langmuskel des Rückens (M. longissimus), die beide innen neben der Wirbelsäule liegen, und der äußere Langmuskel (M. iliocostalis) kontrollieren die Bewegungen der Wirbelsäule. Durch das Dehnen dieser Partie werden die Aufrichtmuskeln des Rükkens locker und geschmeidig. Die Wirkung kann

Abb. 8

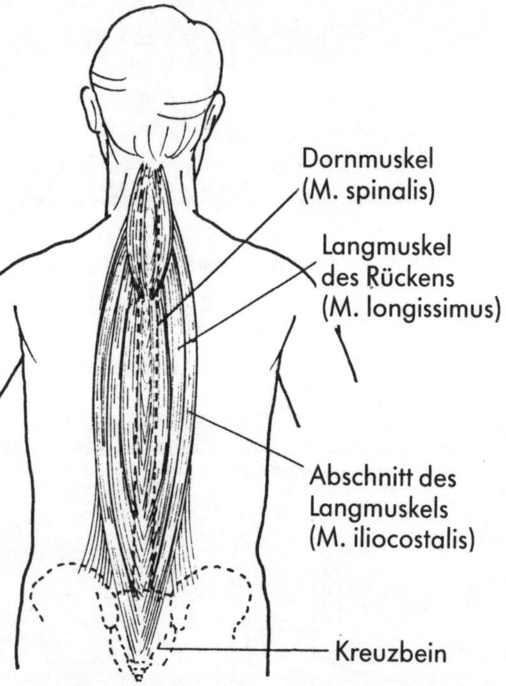

mit entspannten Muskeln, z.B. wenn Sie im Wasser der Badewanne oder im Bett in Seitenlage liegen, gesteigert werden. In dieser Lage beginnen Sie mit der linken Seite und drücken die fünf Punkte zwischen den Schulterblättern, dann die zehn Punkte unterhalb der Schulterblätter und in der Lendengegend mit den Zeige-, Mittel- und Ringfingern (Abb. 9).

Abb. 9

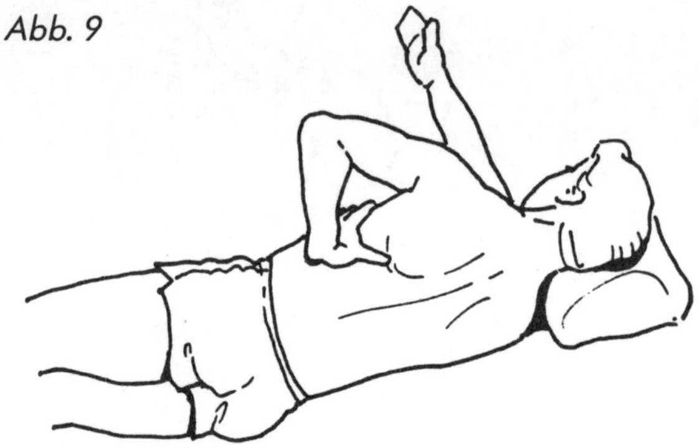

Die Kreuzbeingegend

● *Shiatsu*
Die Aufrichtmuskeln des Rückens setzen am Kreuzbein an und reichen vom Darmbeinkamm bis zu den Lendenwirbeln, den Rippen, den Brustwirbeln und hinauf bis zur Halswirbelsäule. Auf dem Kreuzbein liegen drei Shiatsu-Punkte (Abb. 10). Diese Punkte drücken Sie mit beiden, aneinandergelegten, nach oben weisenden Daumenkuppen, wobei die übrigen Finger beider Hände gestreckt am Körper aufliegen (Abb. 11). Jede Druckanwendung dauert drei Sekunden. Die Behandlung wird dreimal wiederholt. Da diese Punkte direkt auf dem Kreuzbein liegen, darf nur sanfter und mäßiger Druck angewandt werden.

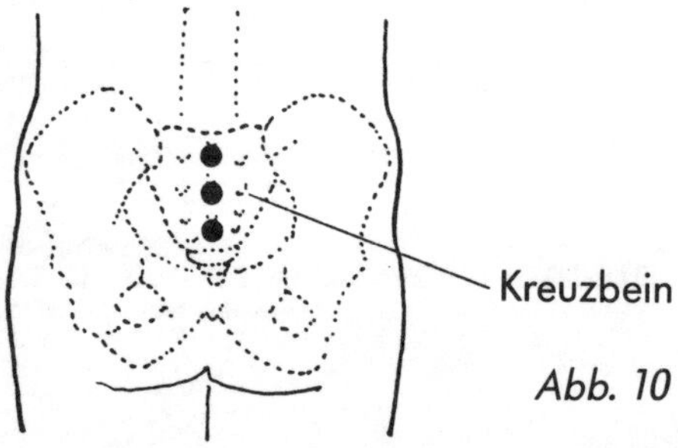

Abb. 10

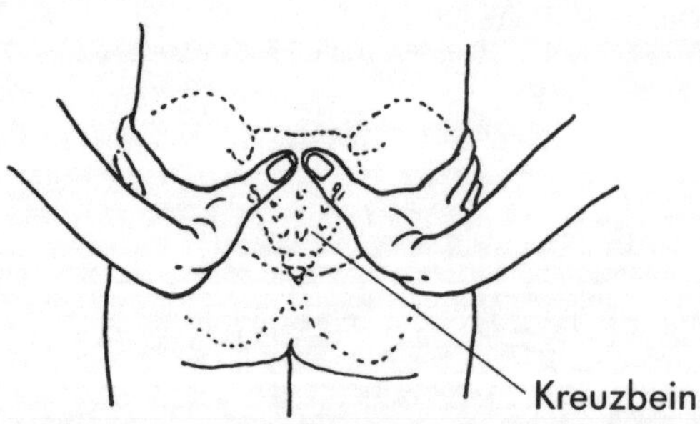

Abb. 11

● *Stretching für den Rücken*
Legen Sie sich mit einem Kissen unter dem Rücken auf den Boden. Strecken Sie die Arme über den Kopf und entspannen sich. Den Rücken können Sie dehnen, indem Sie die Arme kräftig nach oben und die Beine kräftig nach unten strecken (Abb. 12). Verharren Sie zehn Sekunden in der gedehnten Haltung und kehren dann in die Ausgangsstellung zurück. Diese Übung wird dreimal wiederholt.

Bleiben Sie auf dem Rücken liegen und entfernen das Kissen. Verschränken Sie die Finger Ihrer Hände und strecken beide Arme über dem Kopf aus; die Handflächen zeigen nach oben. Beugen Sie nun den Rumpf, Kopf und die Arme so weit wie möglich nach links, ohne Hüften und Beine zu bewegen (Abb. 13). Verbleiben Sie zehn Sekunden in dieser gestreckten Haltung und kehren dann in die Ausgangslage zurück. Nach einer dreimaligen Dehnung auf der linken Seite wird die rechte Seite ebenfalls dreimal gedehnt.

Abb. 12

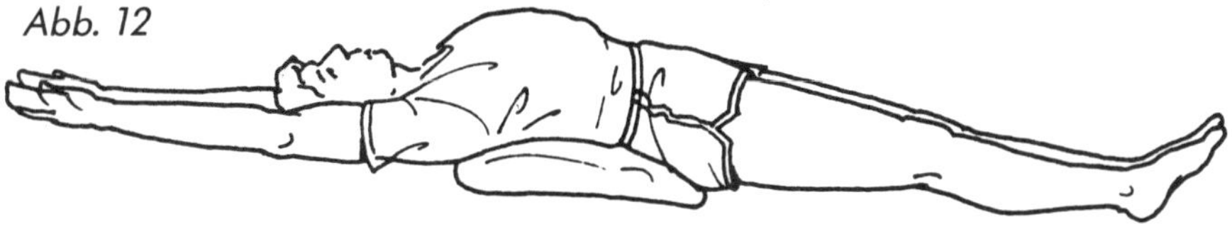

Abb. 13

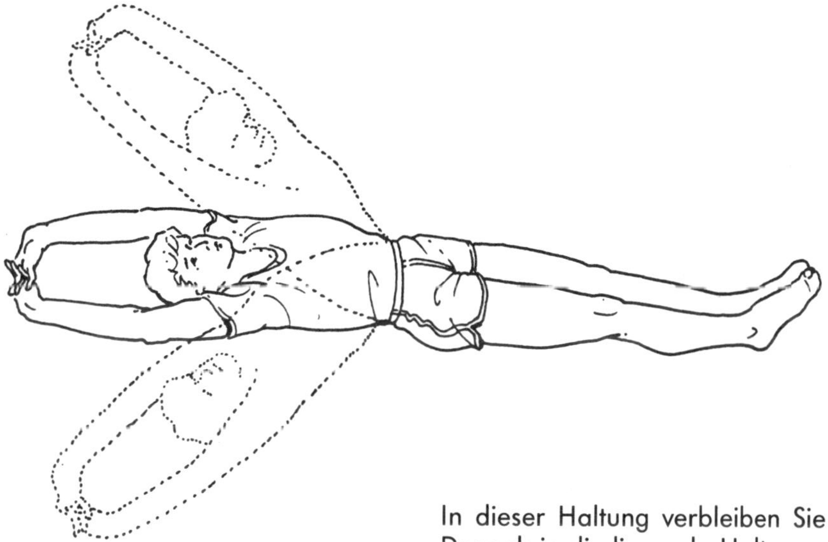

Setzen Sie sich dann auf einen Stuhl und verschränken die Hände, die sie zum Hinterkopf führen. Drücken Sie die Daumenballen fest gegen den Hinterhauptsknochen und beugen sich dann so weit wie möglich nach vorne (Abb. 14). Behalten Sie diese gestreckte Haltung zehn Sekunden bei und kehren dann in die Ausgangshaltung zurück. Dreimal wiederholen.
Legen Sie sich wieder auf den Rücken und umfassen die angewinkelten Beine knapp unterhalb des Knies und ziehen sie zum Körper hin an (Abb. 15).

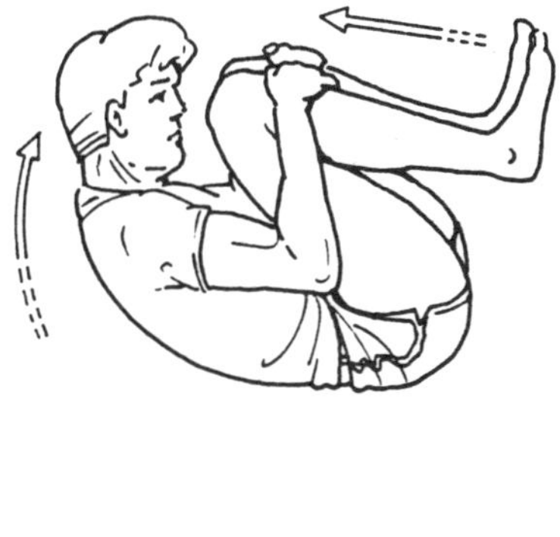

Abb. 15

In dieser Haltung verbleiben Sie zehn Sekunden. Danach in die liegende Haltung zurückkehren und entspannen. Diese Übung wird dreimal wiederholt.

Abb. 14

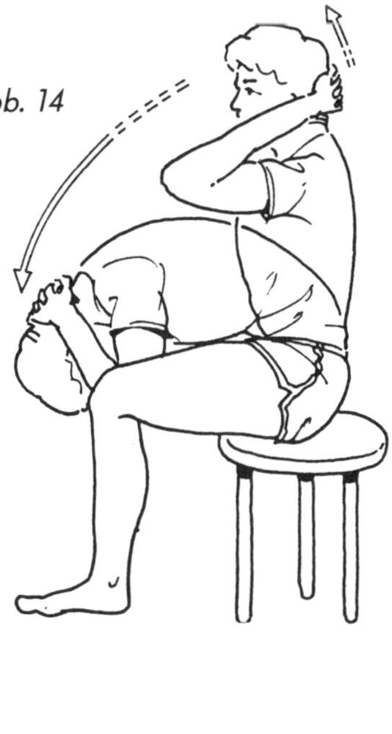

Als nächstes wird die Rückenmuskulatur kontrahiert. Dazu legen Sie sich auf den Bauch, beugen die Knie und ziehen die aneinandergelegten Füße in Richtung Oberkörper. Beide Hände fassen die Füße am Rist. Beine und Oberkörper werden nun weiter angehoben (Abb. 16). Diese Stretching-Haltung sollte zehn Sekunden lang beibehalten werden. Lassen Sie dann die Füße los und entspannen Sie sich, indem Sie langsam den Rumpf zum Boden senken (die Beine bleiben angewinkelt). Diese Übung wird dreimal wiederholt.

Stellen Sie sich in aufrechter Haltung hin, wobei die Beine schulterbreiten Abstand haben sollen. Heben Sie die Arme über den Kopf. Der linke Ellenbogen wird so abgewinkelt, daß der linke Unterarm auf dem Kopf ruht und der rechte Unterarm auf dem linken Arm zu liegen kommt. Der Rücken wird gedehnt, indem Sie den Rumpf so weit wie möglich nach links beugen (Abb. 17). Bleiben Sie zehn Sekunden in dieser gedehnten Haltung und kehren dann in die Ausgangshaltung zurück. Diese Übung wird dreimal auf der linken und anschließend dreimal auf der rechten Seite durchgeführt.

Die folgende Drehübung wird wieder in einer aufrechten Haltung und mit leicht gespreizten Beinen ausgeführt (Abb. 18). Stellen Sie sich vorher einen Stuhl in Reichweite hinter sich. Drehen Sie Ihren Rumpf so weit wie möglich nach links, ohne daß Beine oder Füße dabei bewegt werden. Greifen Sie zur Rückenlehne des Stuhls und halten diese Position zehn Sekunden (Abb. 19). Diese Übung wird dreimal wiederholt und in der gleichen Weise auf der rechten Seite durchgeführt.

Bei einer weiteren Drehübung wird die Wand als Stütze genommen. Stellen Sie sich in einem Abstand von etwa 30 cm mit dem Rücken zur Wand. Die Arme werden mit leicht angewinkelten Ellenbogen in Brusthöhe gehalten und der Oberkörper so weit wie möglich nach links gedreht. Dann legen Sie die Handflächen etwas oberhalb der eigenen Schulterhöhe auf die Wand (Abb. 20). Behalten Sie die gedehnte Haltung zehn Sekunden bei und kehren dann in die Ausgangslage zurück. Die Übung wird dreimal wiederholt und dann auf der rechten Seite ausgeführt.

Als nächstes Stehen Sie mit dem Gesicht zur Wand (ca. 50 cm Abstand), Füße zusammen. Mit schulterbreit erhobenen Armen legen Sie die Handflächen an die Wand. Ohne die Lage der Hände oder Füße zu verändern und mit den Fußsohlen auf dem Boden, beugen Sie die Knie und senken den Körper etwas nach vorne (Abb. 21 und 22). Bleiben Sie zwanzig Sekunden in der gedehnten Haltung und kehren dann in die Ausgangshaltung zurück. Diese Dehnung wird dreimal wiederholt.

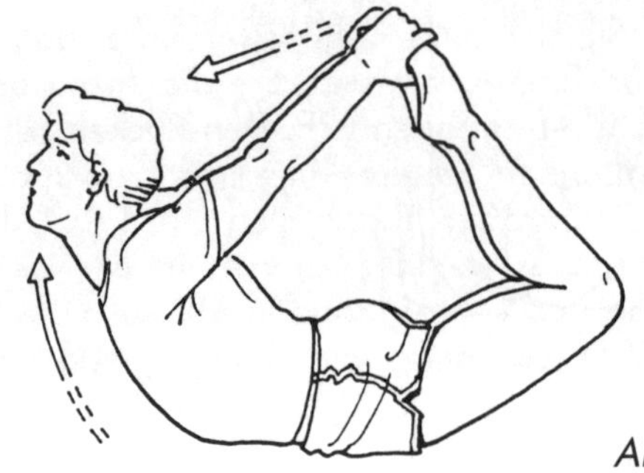

Abb. 16

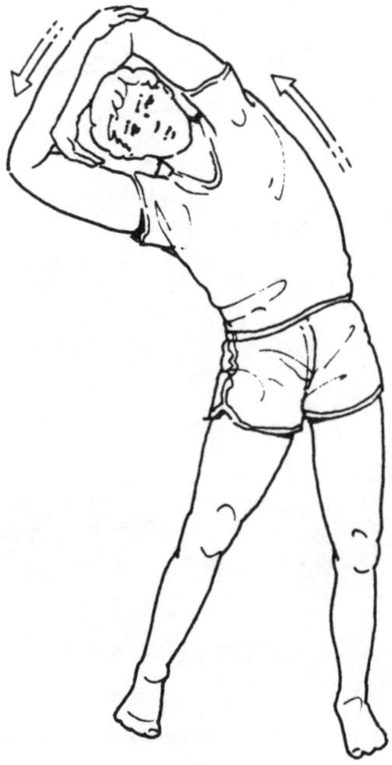

Abb. 17

Abb. 18

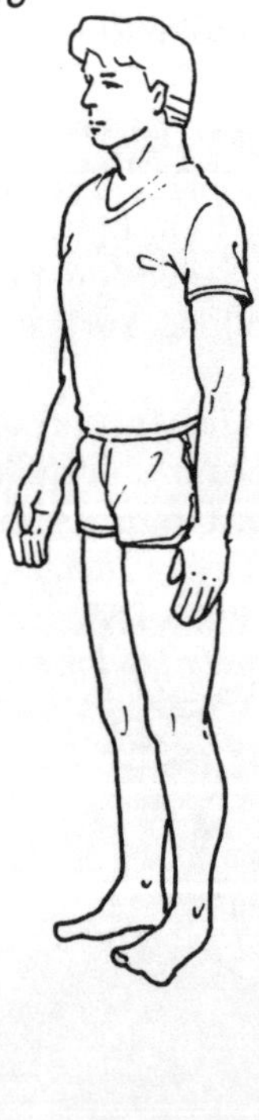

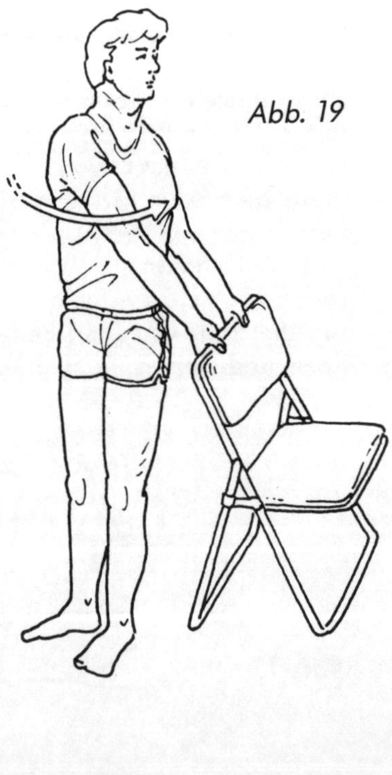

Abb. 19

● *Anregung der Rückenmarksnerven mit den Handflächen und Fingern*
Die Anregung der Reflexe der Rückenmarksnerven (Nn. spinales) verbessert deren Funktion und hat eine ordnende Wirkung auf alle damit verbundenen inneren Organe. Gleichzeitig lockert diese Übung die Muskelgruppen auf beiden Seiten der Wirbelsäule.
Da diese Übung mit beiden Händen hinter dem Rücken durchgeführt wird, setzt sie eine geschmeidige Armmuskulatur sowie eine gute Beweglichkeit der Schulter- und Ellbogengelenke voraus. Daher sollte ein gründliches Aufwärmen der Arme stets vorausgegangen sein.
Stellen Sie sich bequem und entspannt hin, bringen beide Arme hinter den Rücken und legen die Handflächen aneinander, wobei die Fingerspitzen nach unten zeigen (Abb. 23). Nun drehen Sie die Hände so, daß die Fingerspitzen zum Körper zeigen. Dann drehen Sie die Hände weiter, bis die Fingerspitzen nach oben zeigen und die Kleinfinger an der Wirbelsäule aufliegen (Abb. 24 und 25).

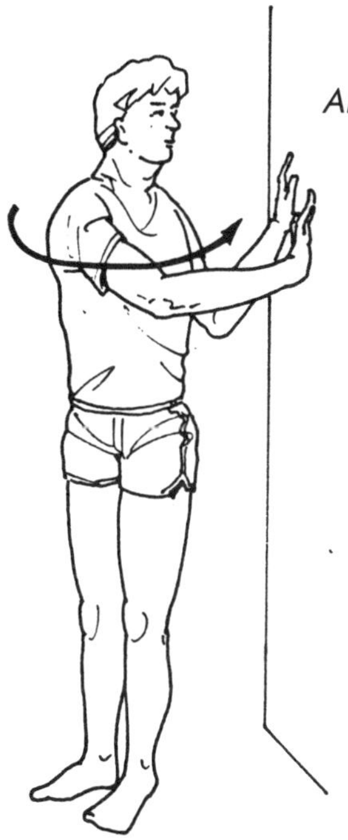
Abb. 20

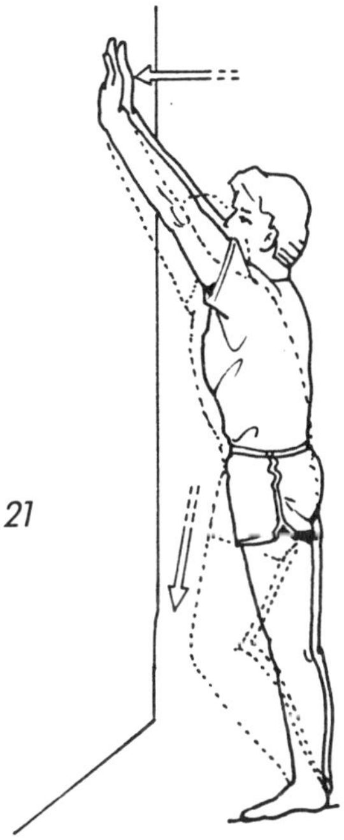
Abb. 21

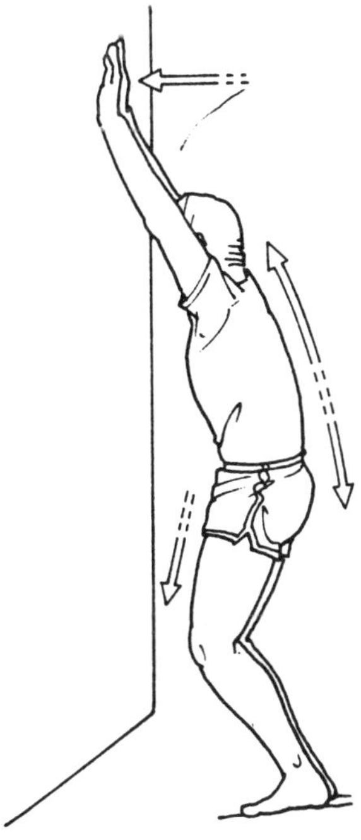
Abb. 22

Abb. 23
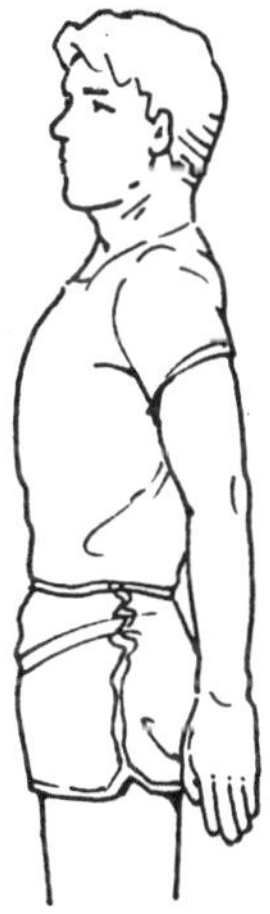

Abb. 24
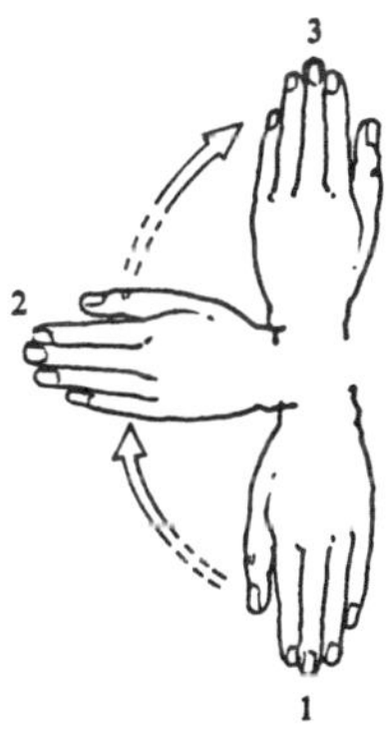

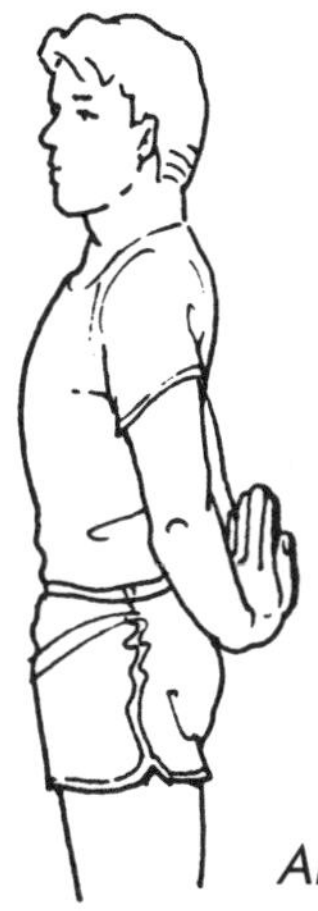
Abb. 25

Als nächstes schieben Sie Ihre Hände so weit wie möglich nach oben (Abb. 26); die Kleinfingern bleiben dabei weiterhin an die Wirbelsäule gedrückt. In dieser Position beginnt mit Hilfe der Handflächen und Finger die Stimulation der Rückenmarksnerven. Mit den Kleinfingern auf der Wirbelsäule bewegen Sie nun beide Hände nach unten (Abb. 27) und dann wieder so weit wie möglich nach oben. Diese Auf- und Abwärts-Bewegungen müssen rasch durchgeführt werden. Der gesamte Zyklus wird zehnmal wiederholt.
Danach lassen Sie die Kleinfinger erst auf der linken und dann auf der rechten Seite des Rückens entlanggleiten; wiederholen Sie diese Bewegungen zehnmal auf jeder Seite (Abb. 28).

Abb. 26

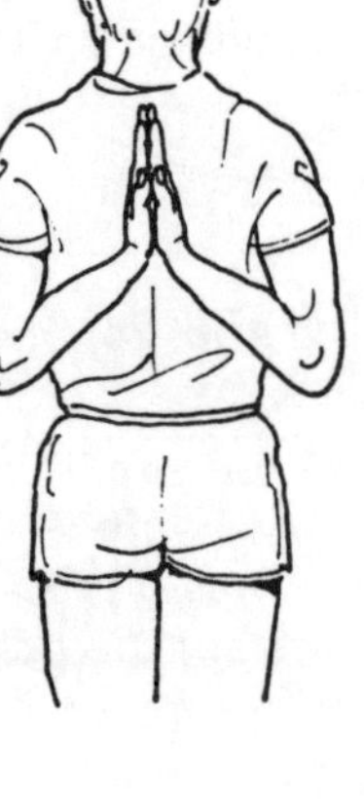

Abb. 27

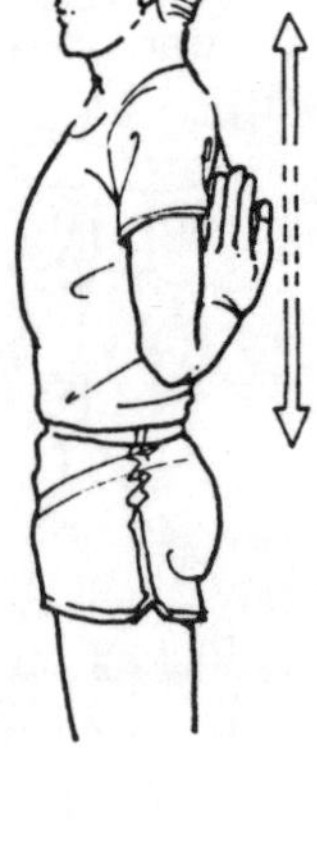

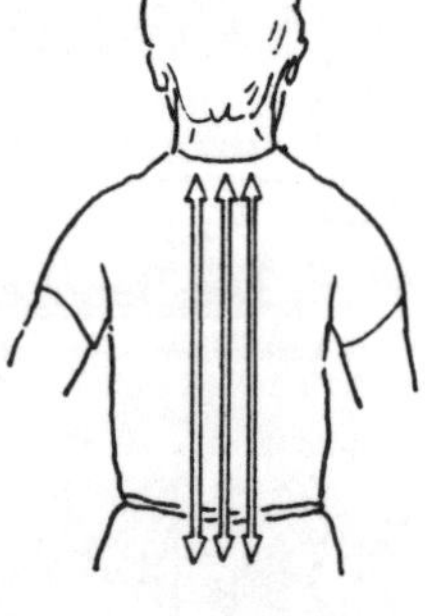

Abb. 28

Therapeutische Wirkungen der Rückenbehandlung
Sie regulieren die Funktion der inneren Organe und lockern die Aufrichtmuskulatur des Rückens; sie haben eine positive Wirkung auf die Bandscheiben, beugen einer Verknöcherung der Zwischenwirbelräume vor und sind von günstiger Wirkung bei Kyphose, Lordose, Skoliose, Abflachung der Wirbelsäulenkrümmung, Rückenschmerzen, Ischias und Deformationen der Wirbel.

6. Shiatsu und Stretching im Kopfbereich

Bedecken Sie bei dieser Behandlung den Kopf mit einem dünnen Handtuch oder einem Baumwolltuch, um ein Ziehen der Haare und ein Verschmutzen der Finger mit Haarölen oder anderen kosmetischen Präparaten zu vermeiden. Unmittelbar nach der Haarwäsche können Sie auf das Tuch verzichten.

● *Shiatsu auf der Mittellinie des Scheitelbeins*
Auf der Mittellinie des Scheitelbeins (von der vorderen Haargrenze zum Hinterkopf) liegen sechs Shiatsu-Punkte (Abb. 1). Legen Sie Zeige-, Mittel- und Ringfinger beider Hände aufeinander (die Finger aneinander, rechte Hand unten). Drücken Sie jeden der Punkte nacheinander. Der Druck wird senkrecht zur Schädeldecke angewandt (Abb. 2). Jede Anwendung dauert drei Sekunden. Diese Behandlung wird dreimal wiederholt.

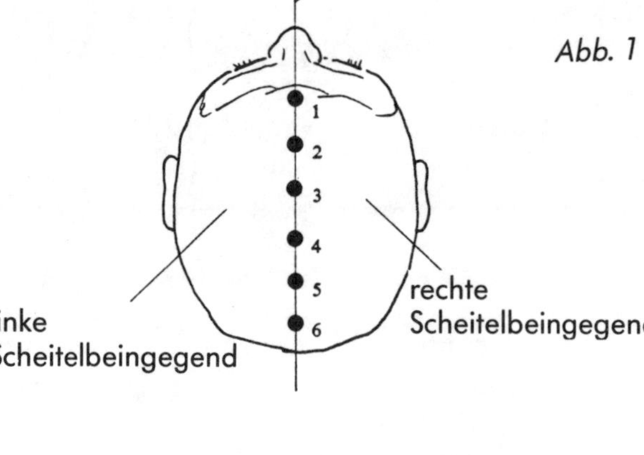

Abb. 1

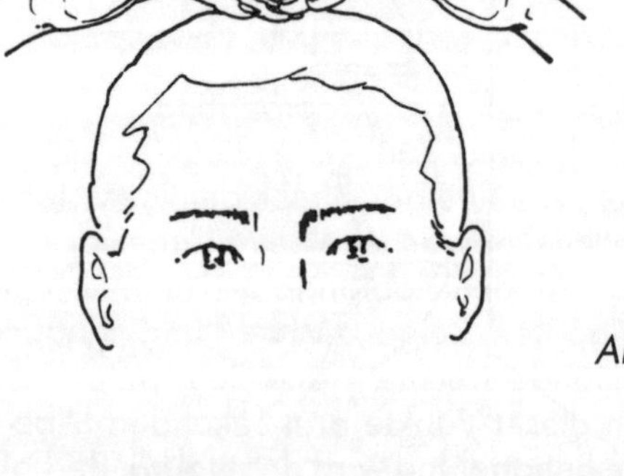

Abb. 2

- *Shiatsu an der Schläfengegend*

Zu beiden Seiten der sechs Punkte der Mittellinie des Scheitelbeins befinden sich sechs Reihen von je sechs Punkten, die über die Schläfengegend und den Kopfseiten zum seitlichen und hinteren Haaransatz führen (Abb. 3). Sie beginnen mit den beiden Reihen, die neben dem 6. Punkt der Mittellinie liegen und drücken jeden Punkt (rechte Hand = rechte Kopfseite, linke Hand = linke Kopfseite) mit Zeige-, Mittel- und Ringfinger (Abb. 4). Auf gleiche Weise arbeiten Sie entlang den anderen Punktlinien (5., 4., 3. Reihe usw.), bis Sie bei den Reihen angekommen sind, die am ersten Punkt der Mittellinie beginnen. Jede Druckanwendung dauert drei Sekunden, wobei die Druckrichtung senkrecht zur Schädeldecke ansetzt.

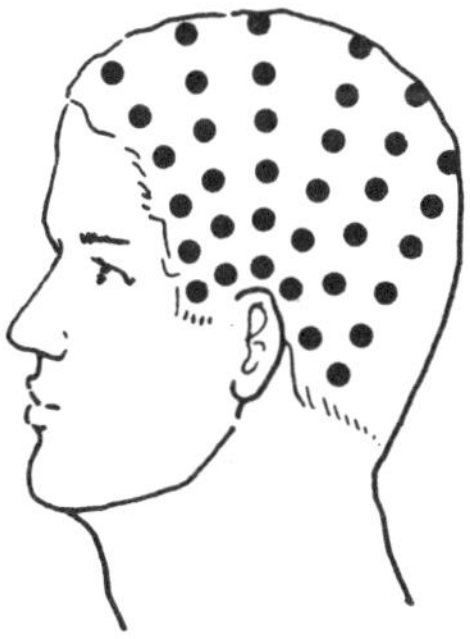

Abb. 3

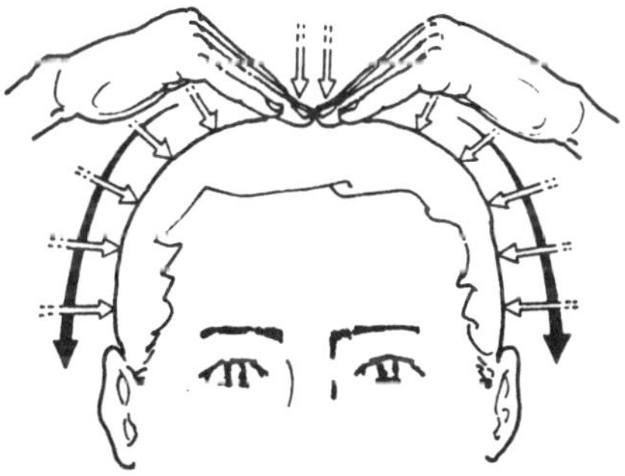

Abb. 4

- *Shiatsu der Hinterkopfgegend*

Die Mittellinie von sechs Punkten am Hinterkopf schließt unmittelbar hinter dem sechsten Punkt der Mittellinie des Scheitelbeins an. Sie erstreckt sich bis zur Medulla oblongata (Hinterkopfgrube). Mit überlappten Zeige-, Mittel- und Ringfingern beider Hände (rechte Hand liegt unten) drücken Sie jeden dieser Punkte drei Sekunden (Abb 5 und 6). Diese Behandlung wird dreimal wiederholt.

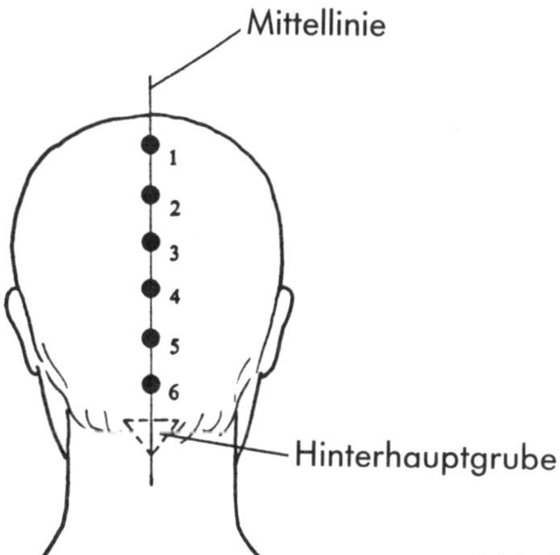

Abb. 5

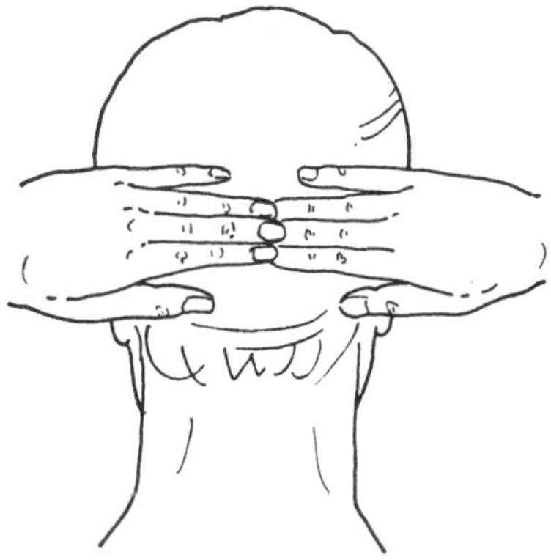

Abb. 6

Neben der Mittellinie des Hinterkopfs gibt es weitere sechs Reihen mit je drei Punkten, die sich bis zur Haargrenze erstrecken (siehe Abb. 7). Drükken Sie mit dem Zeige-, Mittel- und Ringfinger gleichzeitig die drei Punkte (rechte Hand = rechte Seite, linke Hand = linke Seite), die rechts und links des sechsten Punkts der Mittellinie liegen. Behandeln Sie alle sechs Paare von je drei Punkten auf diese Weise (Abb. 8). Jede Druckanwendung dauert drei Sekunden. Die Behandlung wird dreimal wiederholt.

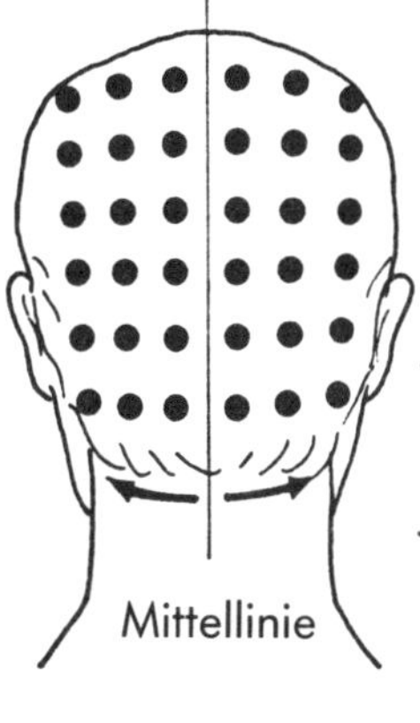

Abb. 7

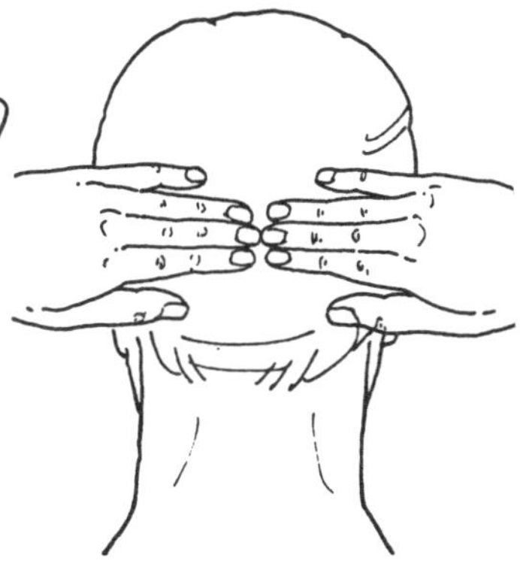

Abb. 8

• *Stretching des Kopfes*

Obwohl wir den Knochenschädel als Ganzes empfinden, besteht er tatsächlich aus einer Reihe von einzelnen Knochen. Der Abschnitt, der das Gehirn umgibt, setzt sich aus sieben Knochen zusammen, die durch Knochennähte miteinander verbunden sind. Im Verlauf der Gehirnentwicklung und mit zunehmendem Alter wachsen diese Knochennähte schließlich zusammen. Obwohl dieser Prozeß bei jedem unterschiedlich lange dauert, wachsen die Schädelknochen langsamer zusammen als andere Knochen. Die Shiatsu- und Stretching-Übungen, die an diesen Knochennähten ansetzen, haben eine aktivierende und anregende Wirkung auf die Gehirnfunktion.

Dehnen Sie zuerst die Kronennaht (Abb. 9), die sich erst im Alter von ungefähr vierzig Jahren vollständig schließt. Legen Sie die verschränkten Finger beider Hände auf den Kopf. Schieben Sie Ihre Hände im Sekundenrhythmus nach vorne und dann nach hinten (Abb. 10). Dreimal wiederholen.

Zur Dehnung der Pfeilnaht (siehe Abb. 9), die sich im Alter von 35 Jahren vollständig schließt, legen Sie Ihre Hände wie zuvor an und bewegen die Handflächen im Sekundenrhythmus nach rechts und nach links (Abb. 11). Diese Übung wird dreimal wiederholt.

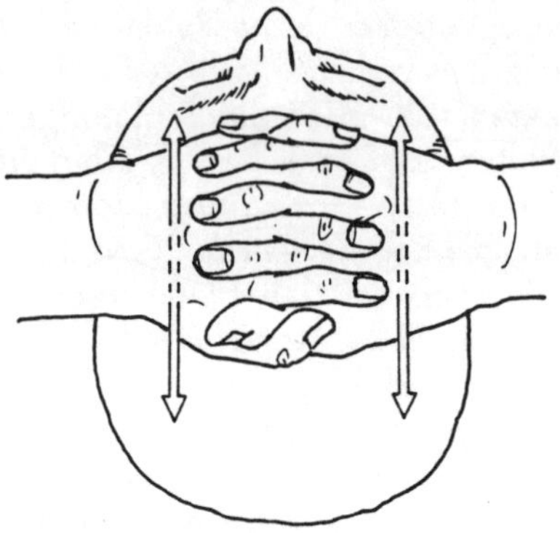

Abb. 10

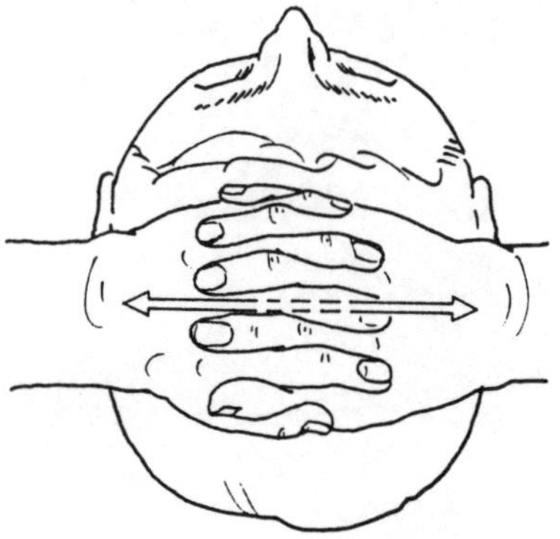

Abb. 11

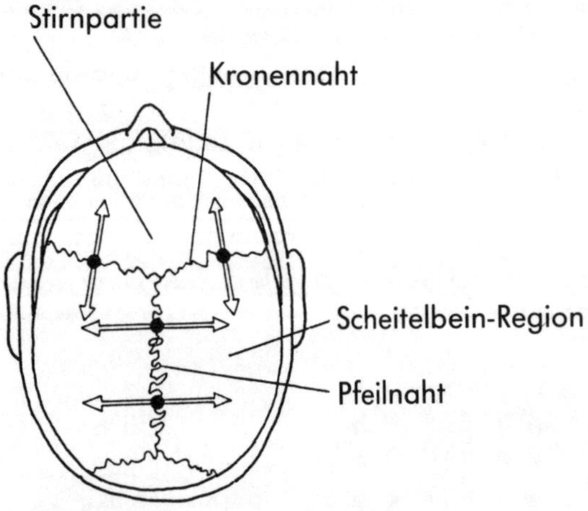

Abb. 9

Abb. 12

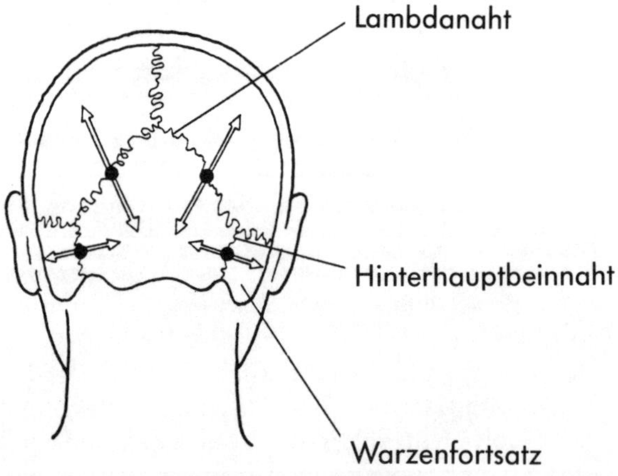

Die Lambdanaht in der Hinterhauptgegend des Kopfes (Abb. 12), schließt sich erst mit 45 Jahren vollständig. Diese Naht wird gedehnt, wenn Sie die Finger verschränken und mit den Handflächen gegen die Hinterhauptgegend drücken. Schieben Sie die Handflächen im Sekundenrhythmus nach oben und nach unten (Abb. 13); dreimal wiederholen.

Abb. 13

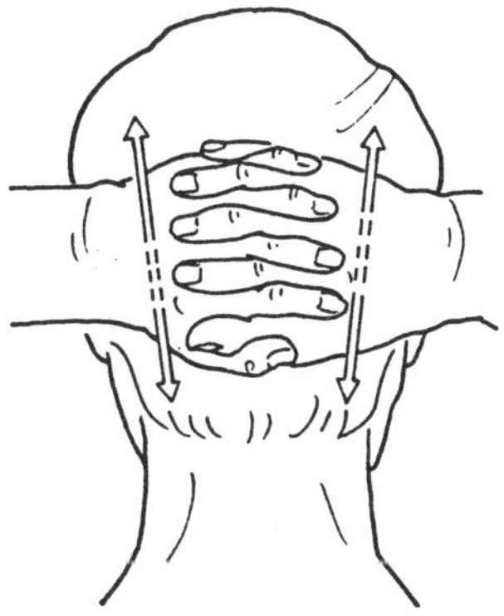

Unterhalb des Hinterhauptknochens befindet sich die Hinterhauptbeinnaht (Abb. 12), die sich erst im Alter von achtzig Jahren schließt. Drücken Sie mit verschränkten Fingern die Handflächen gegen die Region neben dem Warzenfortsatz und ziehen sie wiederum im Sekundentakt nach rechts und anschließend nach links (Abb. 14). Dreimal wiederholen.

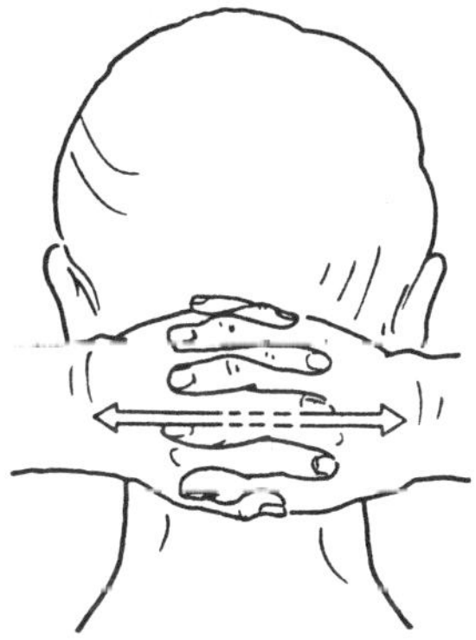

Abb. 14

Die Jochbeinnaht in der Schläfengegend schließt sich erst vollständig im Alter von 65 Jahren (Abb. 15). Diese Naht wird gedehnt, indem Sie die Fingerkuppen des Zeige-, Mittel- und Ringfingers (die Fingerspitzen nach oben) auf die Gegend etwas oberhalb der äußeren Augenwinkel legen. Die Finger werden auf beiden Seiten gleichzeitig im Sekundenrhythmus nach oben und nach unten geschoben (Abb. 16).

Die Schuppennaht, die sich ebenfalls in der Schläfengegend befindet (Abb. 15), schließt sich erst im Alter von achtzig Jahren. Mit aneinandergelegten, nach oben weisenden Fingern drücken Sie mit den Handflächen auf beiden Seiten gleichzeitig gegen die Schläfenregion. Schieben Sie die Hände ebenfalls im Sekundenrhythmus nach oben und unten (Abb. 17). Diese Übung dreimal wiederholen.

Wenn diese Shiatsu- und Stretching-Übungen abgeschlossen sind, wenden Sie leichte Vibrationen am gesamten Kopf an, um das Gehirn zusätzlich anzuregen (Abb. 18).

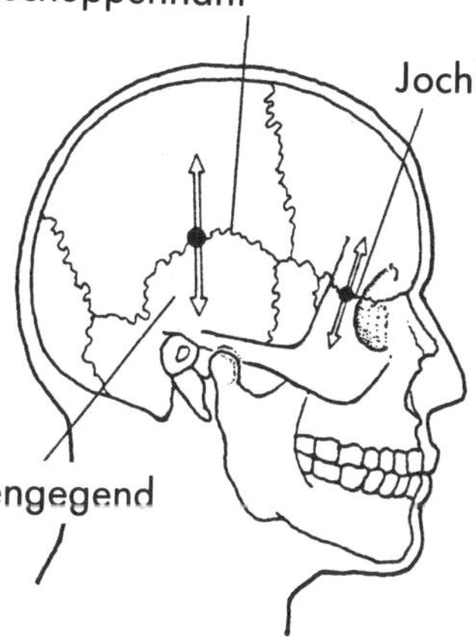

Abb. 15

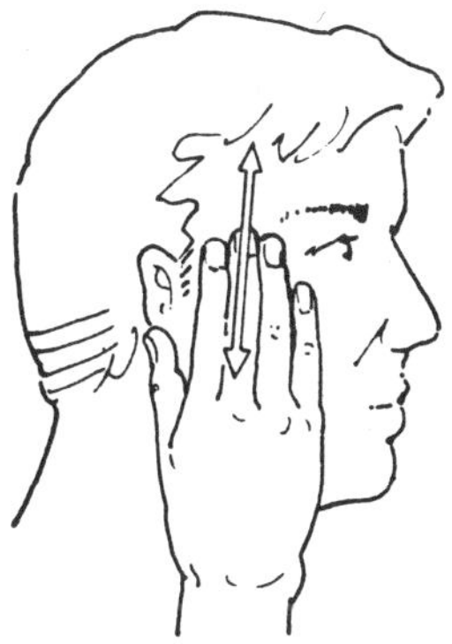

Abb. 16

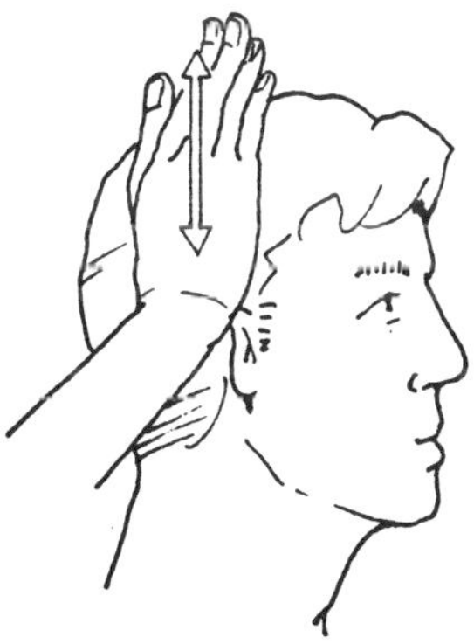

Abb. 17

Vibrationstechnik

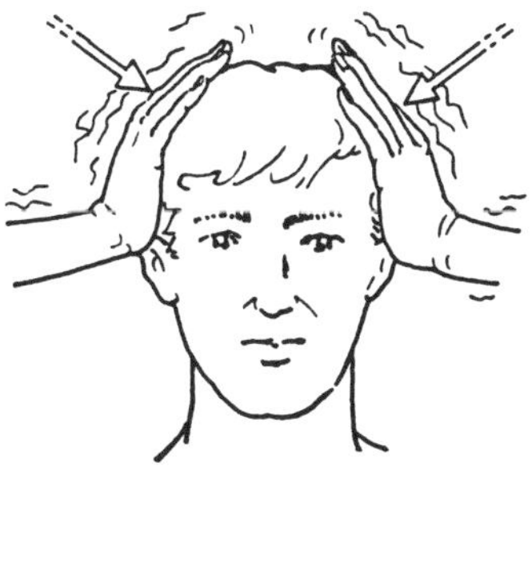

Abb. 18

● *Stretching des Haars*

Durch die richtige Pflege kann man vorzeitiges Ergrauen und Haarausfall verhindern, was heute schon bei jüngeren Menschen immer häufiger auftritt. Wenn nichts dagegen unternommen wird, sammelt sich subkutanes Fett unter der Kopfhaut an, das den Haarstoffwechsel herabsetzt, die Kopfhaut erschlaffen läßt und so zum Haarausfall und Ergrauen der Haare führt (Abb. 19-21). Gleichzeitig wird die Gesichtshaut faltig und schlaff. Die Pflege des Gesichts allein reicht nicht aus, um das Problem zu lösen, denn es ist notwendig, die Kopfhaut zuerst zu behandeln. Wenn der Zustand der Kopfhaut gut ist, wird die Gesichtshaut wieder geschmeidig, glatt und jugendlich. Die unten beschriebenen Stretching-Übungen für das Haar sind außerordentlich wirksam. Sie regen Kopfhaut und Haarwurzeln an und verbessern die Durchblutung und Ernährung der Haare. Ohne zur täglichen Anwendung künstlicher Mittel greifen zu müssen, können Sie mit einer Shiatsu- und Stretching-Behandlung den natürlichen Glanz des Haars erhalten.

Nach gründlicher Haarwäsche und Trocknung werden zuerst die auf den vorangegangen Seiten beschriebenen Shiatsu-Anwendungen für den Kopf durchgeführt. Danach greifen Sie das Haar nahe der Wurzeln mit den Fingern beider Hände und ziehen daran (Abb. 22). Machen Sie die Übung am ganzen Kopf (mit rhythmischem Ziehen, jeweils eine Sekunde) für eine Dauer von insgesamt zwei bis drei Minuten.

Anschließend spreizen Sie leicht die Finger und legen die Fingerkuppen auf die Kopfhaut. Die Finger sind dabei leicht gekrümmt. Wenden Sie nun für zwei bis drei Minuten lang im Sekundenrhythmus den Shiatsu-Druck an der ganzen Kopfhaut an (Abb. 23).

Danach vibrieren Sie mit Ihren Fingerkuppen nach und nach die ganze Kopfhaut (Abb. 24), wobei jedes Vibrieren fünf Sekunden lang dauern sollte.

Therapeutische Wirkung

Die Behandlung ist eine gute, vorbeugende Maßnahme gegen Schlaflosigkeit, Kopfschmerzen, Migräne, Schweregefühl des Kopfs, schlechte Nährstoffversorgung des Haares, Gedächtnisschwäche, Neurosen, vorzeitiges Altern, kreisrunden Haarausfall (Alopecia areata) und Hinterkopfneuralgien.

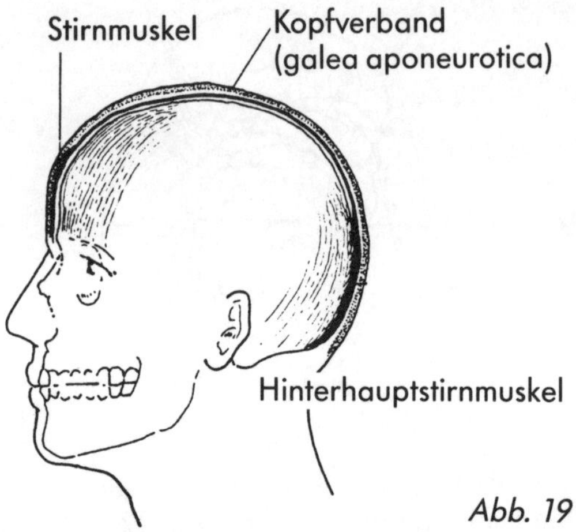

Abb. 19

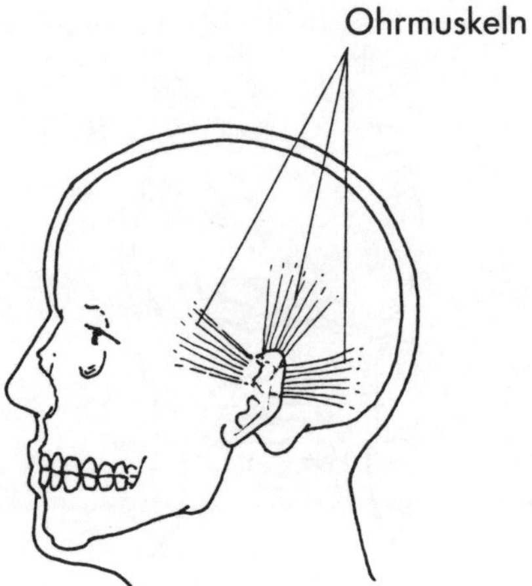

Abb. 20

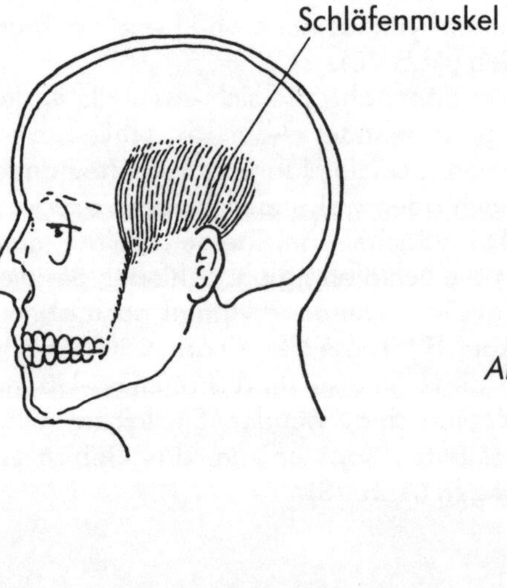

Abb. 21

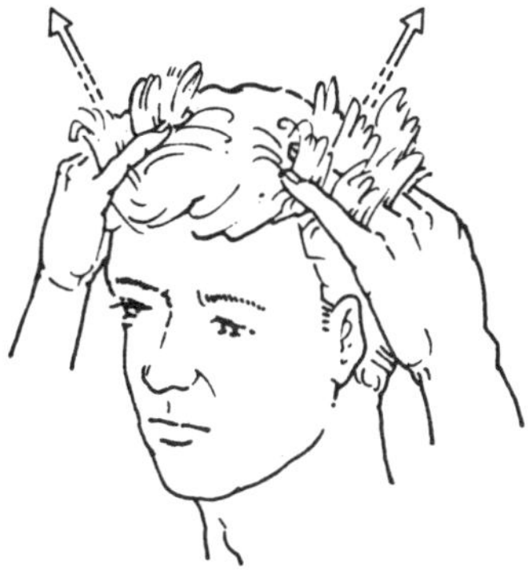

Abb. 22

7. Shiatsu und Stretching für das Gesicht

● *Shiatsu an der Stirn*

Zwischen der unbehaarten Stelle zwischen den Augenbrauen und der Haargrenze befinden sich auf der Mittellinie drei Shiatsu-Punkte (Abb. 1). Mit den überlappten Zeige-, Mittel- und Ringfingern beider Hände (die rechte Hand ist unten) drücken Sie jeden dieser Punkte (von unten nach oben fortschreitend) jeweils drei Sekunden (Abb. 2). Dies wird dreimal wiederholt. An jeder Seite des mittleren Punkts der oben bezeichneten Reihe liegen weitere drei Punkte. Drücken Sie mit den Zeige-, Mittel- und Ringfingern beider Hände an beiden Seiten jeden dieser Punkte von innen und außen. (*Abb. 3*). Shiatsu dreimal wiederholen.

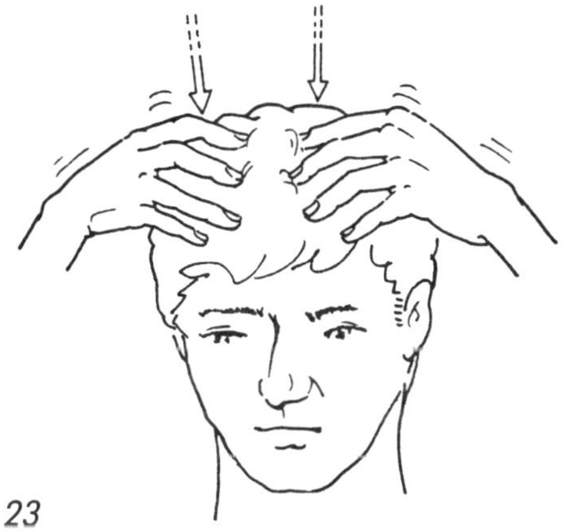

Abb. 23

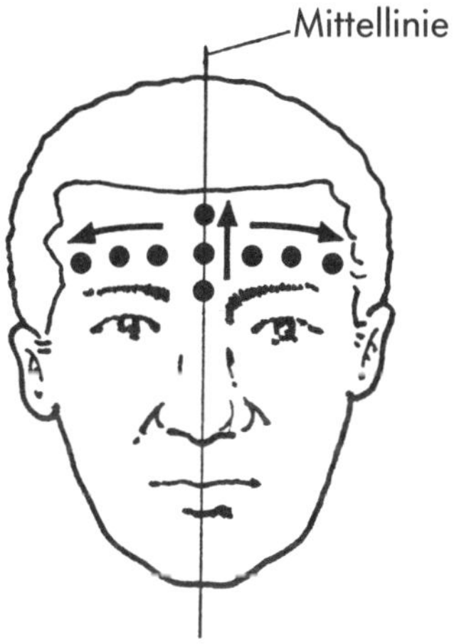

Abb. 1

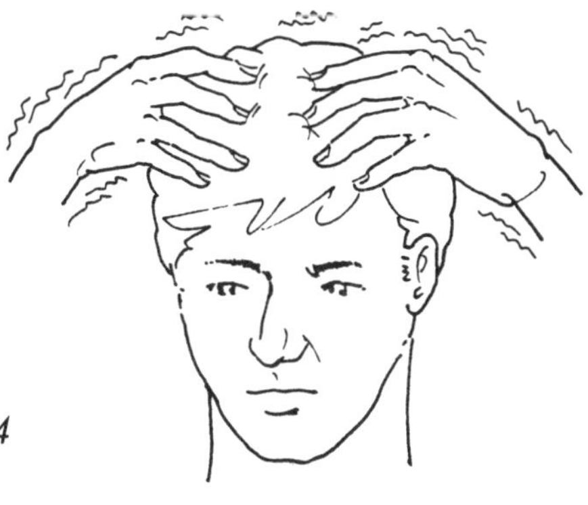

Abb. 24

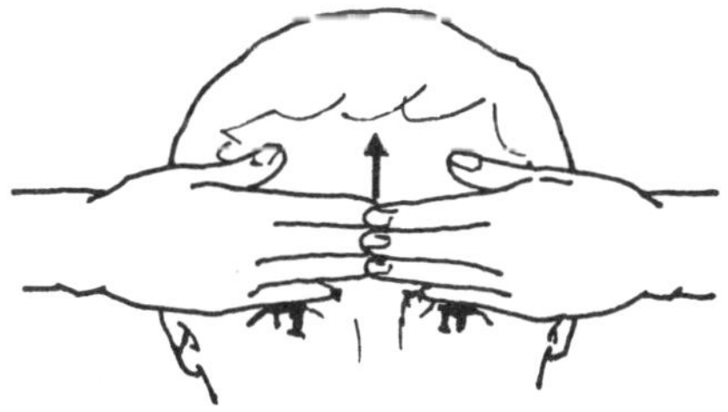

Abb. 2

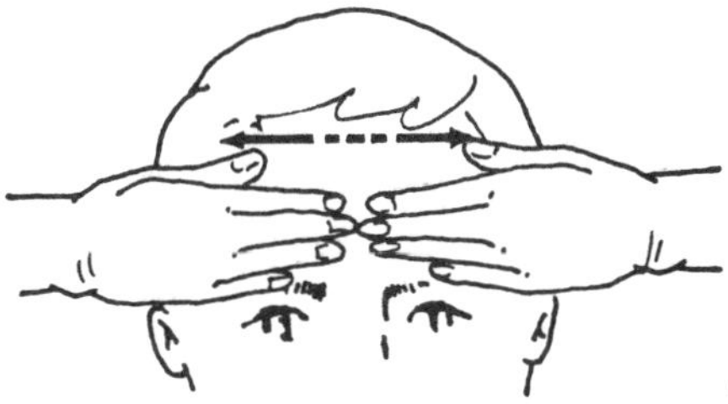

Abb. 3

● *Shiatsu an der Nase*

Auf jeder Seite der Nase, zwischen dem inneren Augenwinkel und dem Nasenflügel, befindet sich eine Reihe von drei Shiatsu-Punkten (Abb. 4). Legen Sie den Mittelfinger auf den Nagel des Zeigefingers und drücken so jeden Punkt drei Sekunden lang mit der Fingerkuppe des Zeigefingers (Abb. 5). Dreimal wiederholen.

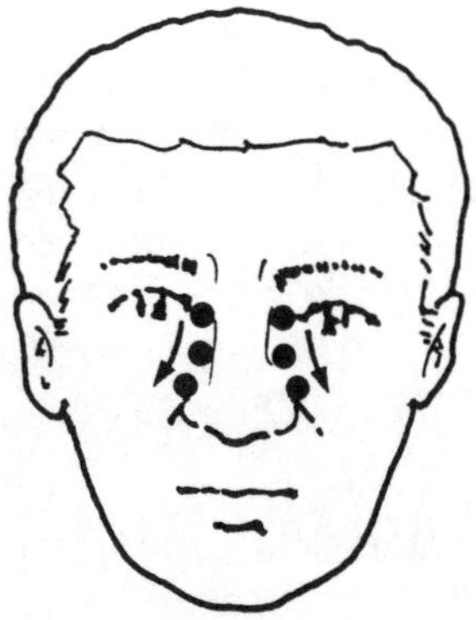

Abb. 4

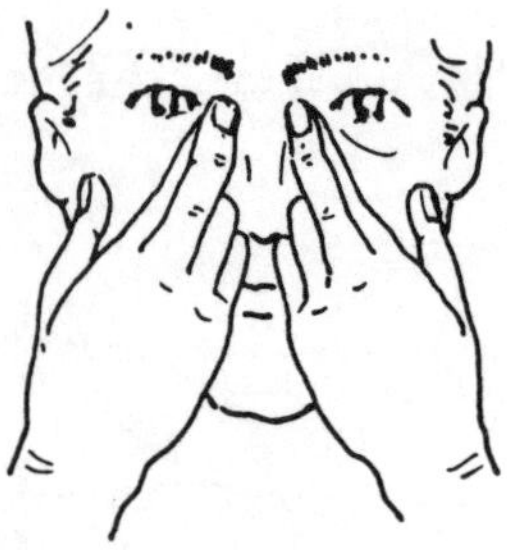

Abb. 5

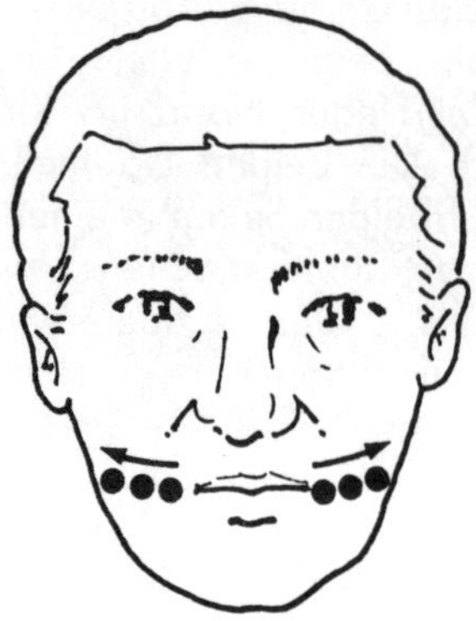

Abb. 8

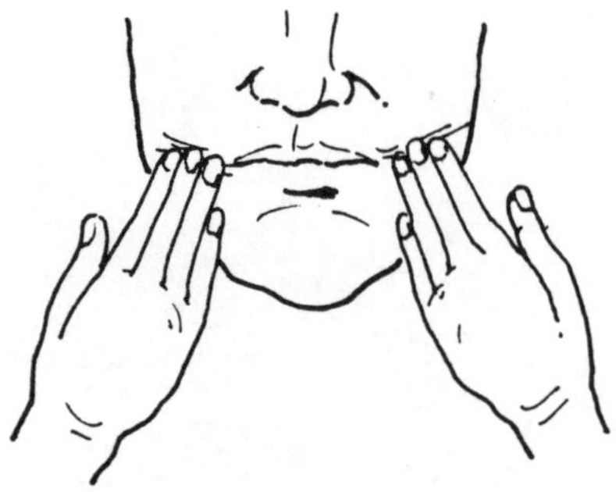

Abb. 9

● *Shiatsu an der Jochbeingegend*

Legen Sie die Zeige-, Mittel- und Ringfinger beider Hände an die Innenkante des Jochbeins (Abb. 6) in eine Reihe (Abb. 7). Beginnen Sie mit dem ersten Punkt neben der Nase, und behandeln Sie jeden dieser Punkte mit einem leicht zur Seite ziehenden Druck. Jede Anwendung sollte drei Sekunden dauern und dreimal wiederholt werden. Diese Shiatsu-Anwendung strafft die Haut an den Wangen (Abb. 10).

● *Shiatsu für die Mundpartie*

Drücken Sie mit Zeige-, Mittel- und Ringfinger jeden der drei Punkte, die sich auf beiden Seiten der Mundwinkel befinden(Abb. 8 u. 9). Jede Anwendung dauert drei Sekunden und wird dreimal wiederholt. Sie beseitigt eine Erschlaffung der Mundpartie (siehe Abb. 10).

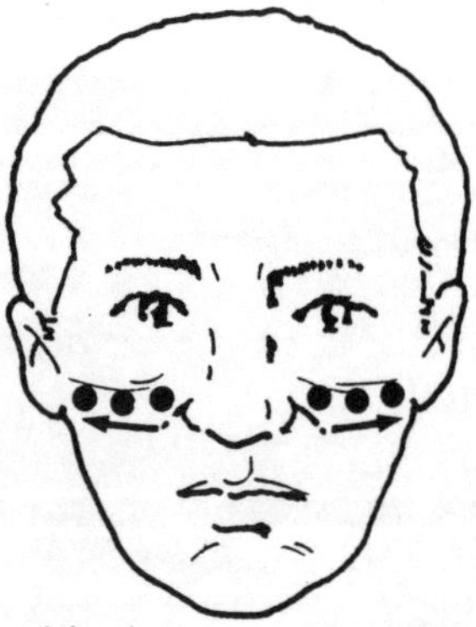

Abb. 6

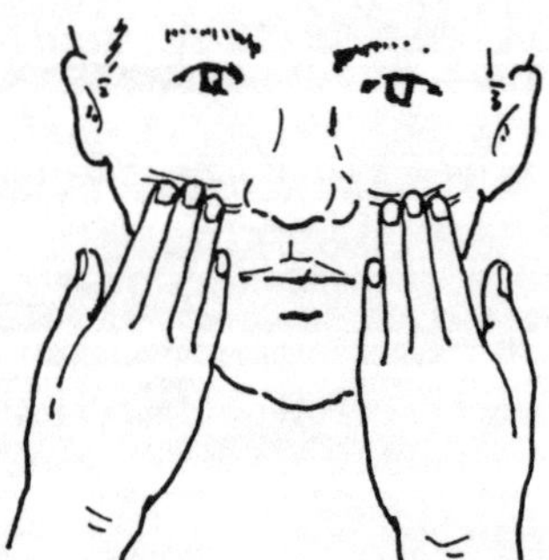

Abb. 7

Abb. 10

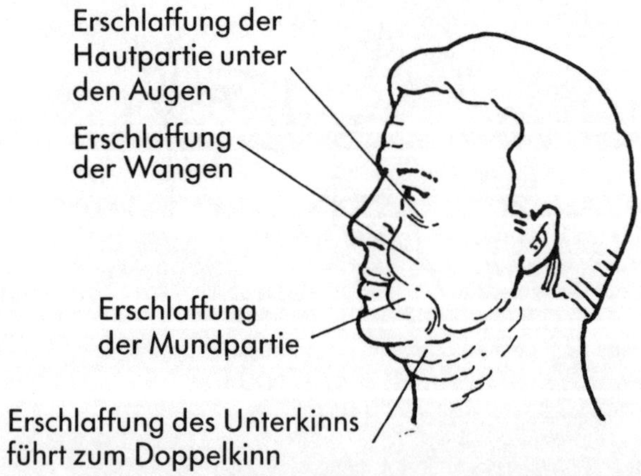

● *Shiatsu für den Unterkieferbereich*
Legen Sie die Zeige-, Mittel- und Ringfinger (nebeneinander) jeder Hand ins Kinnloch (Foramen mentale). Die beiden Daumen drücken die Punkte, die auf beiden Seiten in einer Reihe an der Unterkante des Kieferknochens zwischen dem Kinnloch und dem Kieferwinkel liegen (Abb. 11-13). Druckdauer drei Sekunden, dreimal wiederholen. Diese Shiatsu-Behandlung verhindert die Bildung eines Doppelkinns und regt die Speicheldrüsen an.

Abb. 11

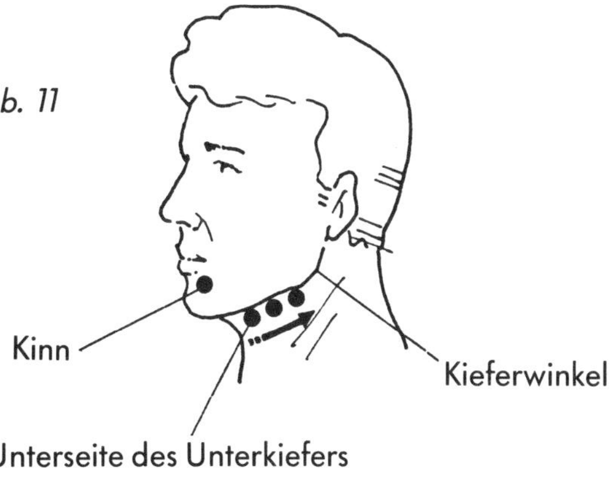

Abb. 12

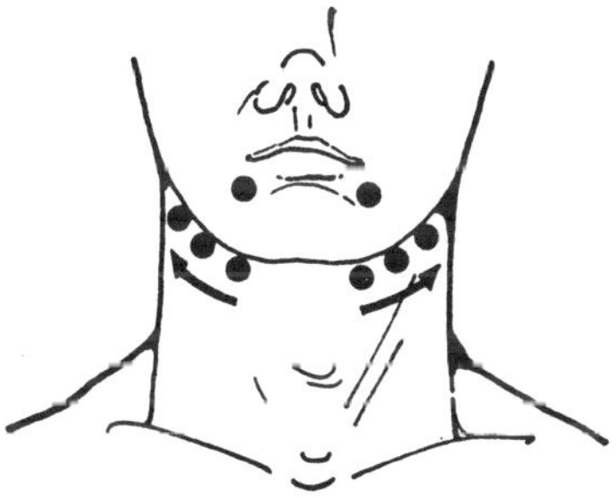

Abb. 13

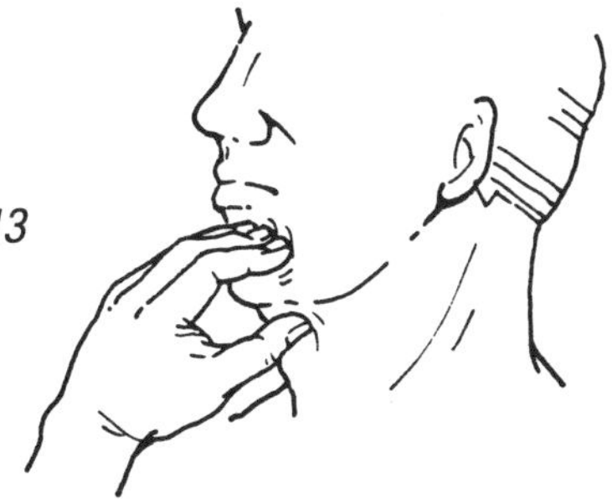

● *Shiatsu für die Partie um die Augen*
Am oberen und unteren Rand der Augenhöhle liegen jeweils vier Punkte (Abb 14). Bei ihrer Behandlung mit Shiatsu muß man achtgeben, keinen direkten Druck auf das Auge selbst auszuüben. Beginnen Sie mit den unteren, innen gelegenen Punkten und drücken die Punkt-Reihen auf beiden Seiten gleichzeitig mit den Zeige-, Ring- und Mittelfingern beider Hände. Bitte dreimal wiederholen, ehe Sie die oberen Reihen behandeln (Abb. 15).

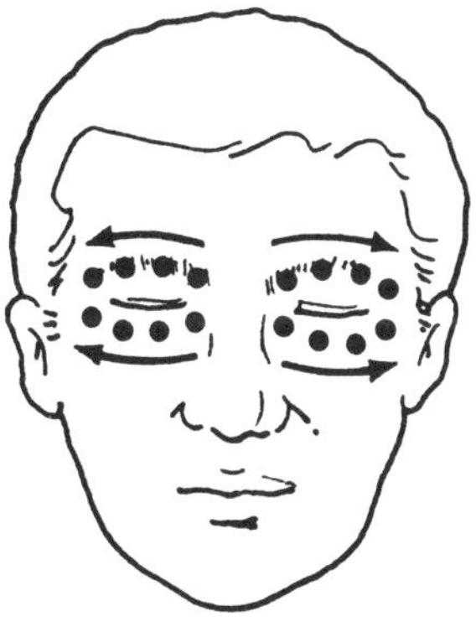

Abb. 14

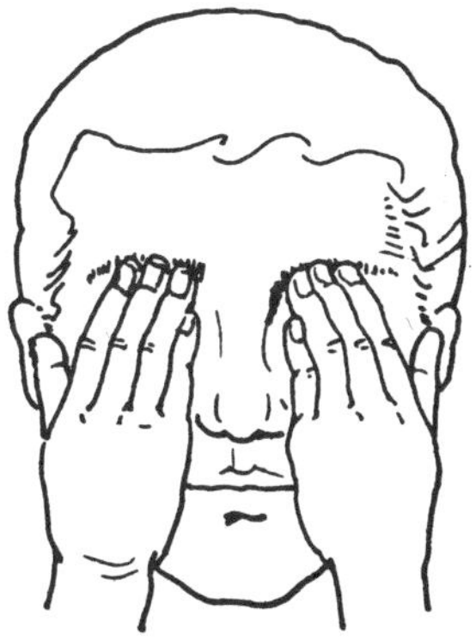

Abb. 15

Wenden Sie dann mit den gleichen Fingern Druck an jedem Punkt der drei Reihen an, die sich vom äußeren Augenwinkel aus über die Schläfengegend erstrecken (Abb. 16 und 17). Verbinden Sie mit dem Druck gleichzeitig eine Zugbewegung in Richtung Ohr. Drücken Sie jeden Punkt drei Sekunden und wiederholen die Übung dreimal.

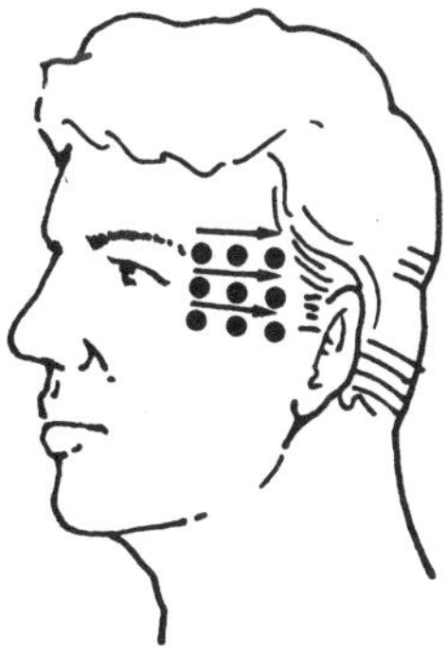

Abb. 16

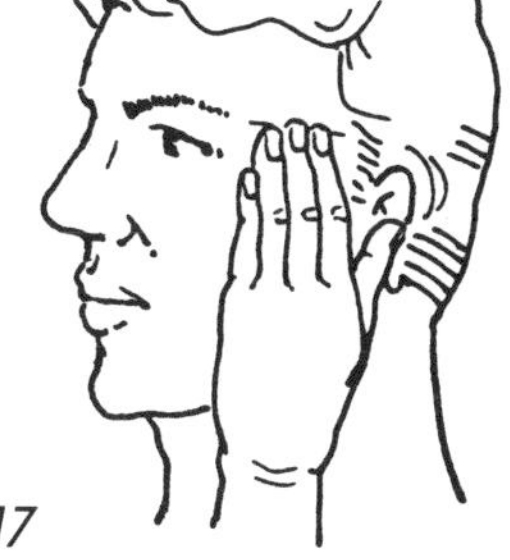

Abb. 17

• *Stretching für die Stirn*

Legen Sie, wie in Abbildung 18, die Zeige-, Mittel- und Ringfinger beider Hände auf die Mittellinie der Stirn etwas oberhalb der unbehaarten Stelle zwischen den Augenbrauen. Drücken Sie die Fingerkuppen fest auf und ziehen die Finger gleichzeitig auf beiden Seiten bis zum Haaransatz nach oben. Halten Sie die Dehnung zehn Sekunden, lassen dann los und entspannen sich. Dies wird dreimal gemacht.

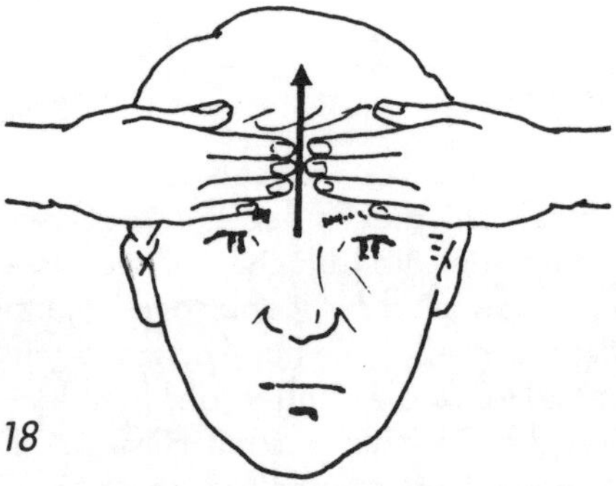

Abb. 18

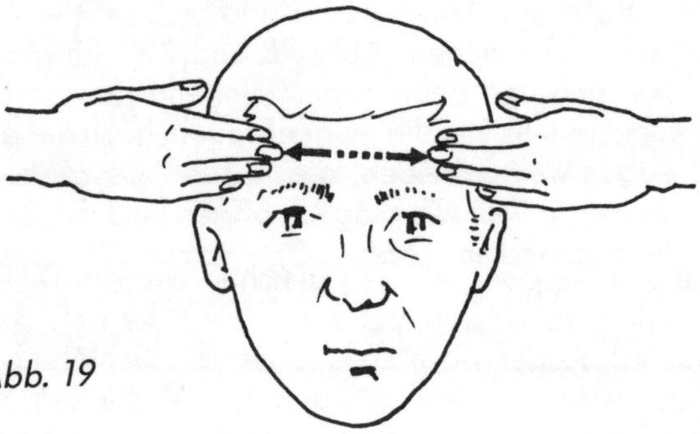

Abb. 19

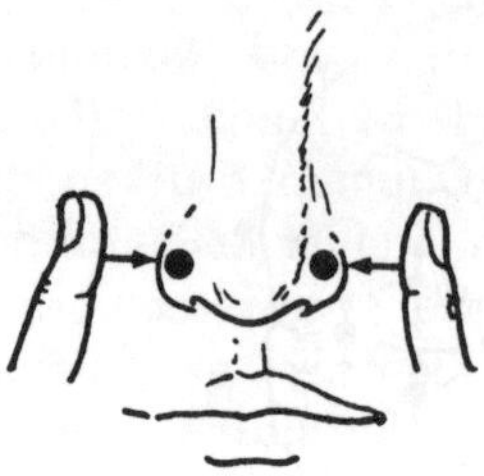

Abb. 20

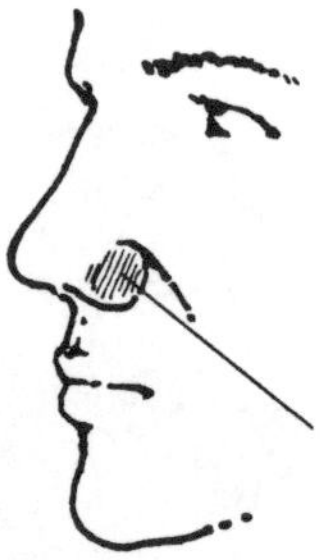

Abb. 21

Dehnung der Nasenflügel

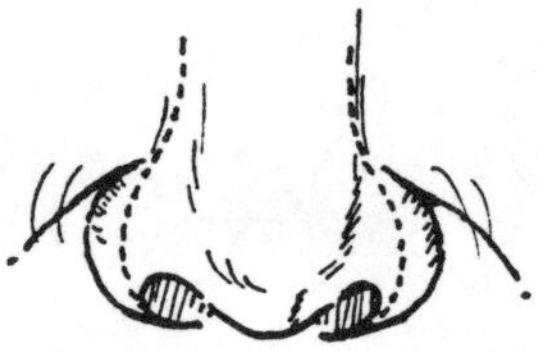

Abb. 22

• *Stretching für die Nasenflügel*

Lockern Sie zuerst die Muskeln in dieser Gegend durch Shiatsu an beiden Seiten der Nase (Abb. 5). Drücken Sie dann mit den Fingerkuppen des rechten und linken Zeigefingers gleichzeitig gegen den jeweiligen Nasenflügel (Abb. 20). Dadurch wird der Nasenmuskel gelockert, was die Wirkung der nachfolgenden Übung verbessert (Abb. 21). Jede Druckanwendung sollte drei Sekunden lang dauern. Man wiederholt die Behandlung dreimal.

Dehnen Sie die Nasenflügel, indem Sie die Nasenlöcher so weit wie möglich öffnen und in dieser Stellung zehn Sekunden lang einatmen (Abb. 22). Danach werden die Nasenlöcher entspannt, indem Sie fünf Sekunden ruhig und langsam ausatmen. Dreimal wiederholen. Durch diese Übung wird die Atmung gleichmäßiger und die Ausdauer erhöht.

• *Stretching für die Augen*

Die folgenden Stretching-Übungen werden immer mit der Fingerkuppe des Zeigefingers, auf die der Mittelfinger gedrückt wird, ausgeführt (Abb. 24). Die Punkte werden durch Auf- und Abwärtsbewegungen massiert. Beginnen Sie mit den Punkten zwischen Nasenrücken und den inneren Augenwinkeln (Abb. 23), gehen dann zu den Punkten über, die in der Mitte der Augenbraue oberhalb des Auges liegen und zu den beiden Punkten, die in der gleichen Linie unterhalb des Auges sind. Schließen Sie mit den Punkten ab, die in der Verlängerung der äußeren Augenwinkel liegen (Abb. 23). Die Auf- und Abwärtsbewegungen werden auf beiden Seiten gleichzeitig für die Dauer einer Sekunde für jeden Punkt ausgeführt. Diese Behandlung wird dreimal wiederholt (Abb. 24).

Als nächstes lassen Sie die Augen zehnmal langsam nach links und zehnmal nach rechts kreisen (Abb. 25 und 26). Danach wiederholen Sie diese Übung, dieses Mal jedoch in einem schnelleren Tempo. Wirkung: es kräftigt die Augen und lockert die Augenmuskeln.

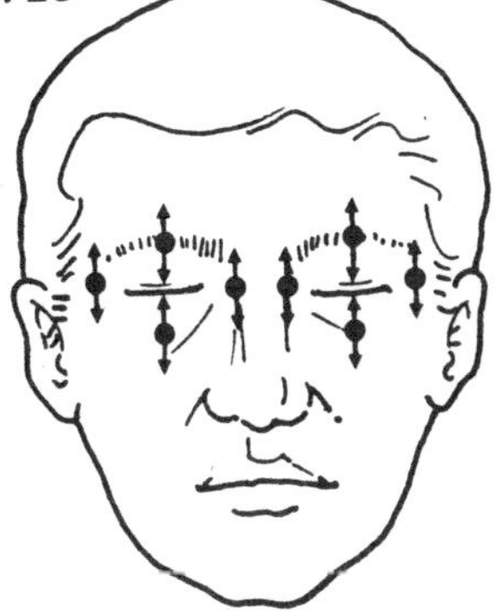

Abb. 23

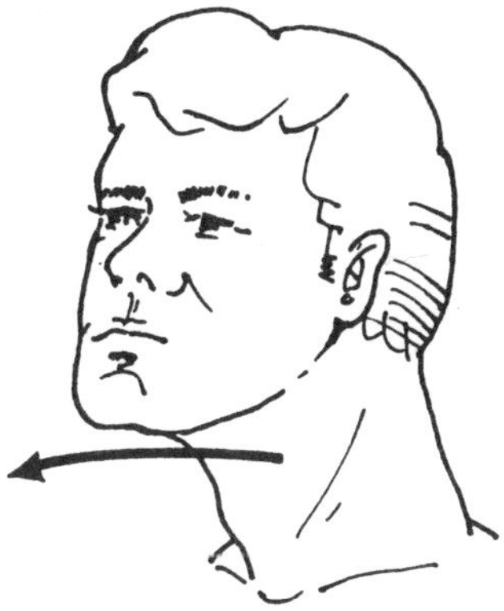

Abb. 27

● *Stretching des ganzen Gesichts*

Spreizen Sie leicht die Finger der rechten Hand, legen die Mitte der Handfläche auf die Nasenspitze und bedecken mit Ihrer Hand soviel wie möglich vom Gesicht. Schließen Sie nun vorsichtig mit einem saugartigen Druck die Finger der rechten Hand und ziehen die Gesichtshaut mit Hilfe der Fingerkuppen und der Fingerwurzeln nach oben. Gleichzeitig müssen Sie das ganze Gesicht – Augenbrauen, Augen, Nase und Mund – zehn Sekunden zusammenziehen (Abb. 28 und 29). Entspannen Sie sich und dehnen anschließend das ganze Gesicht, indem Sie die Augenbrauen hochziehen, die Augen weit aufreißen, die Nasenflügel blähen, den Mund so weit wie möglich öffnen und die Zunge herausstrecken (Abb. 30). Halten Sie diese Dehnung zehn Sekunden, ehe Sie anschließend das Gesicht entspannen. Zusammenziehen und Dehnen dreimal wiederholen.

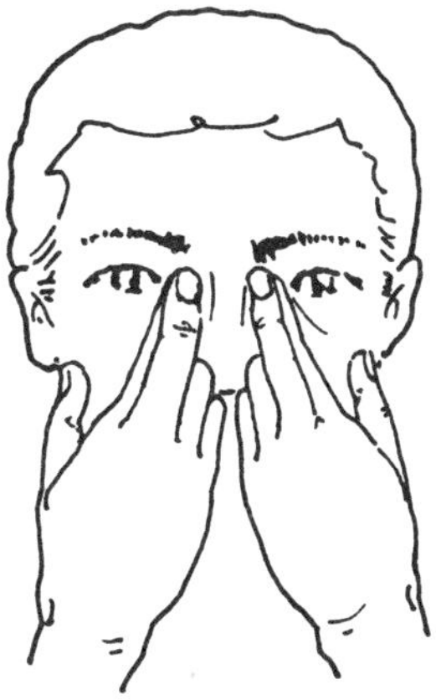

Abb. 24

Kreisen

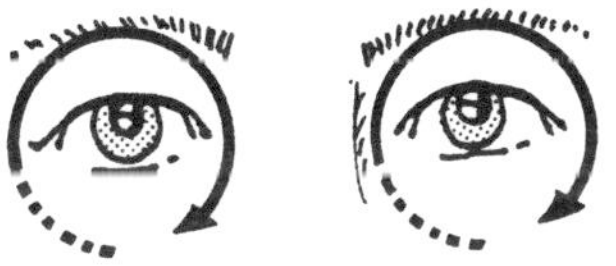

Abb. 25

Kreisen

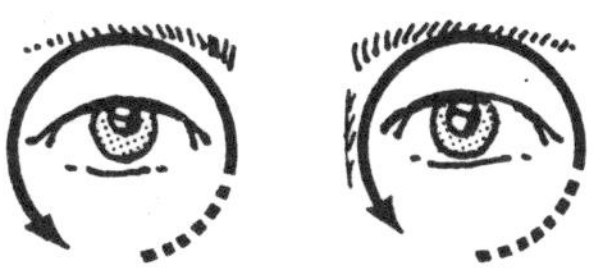

Abb. 26

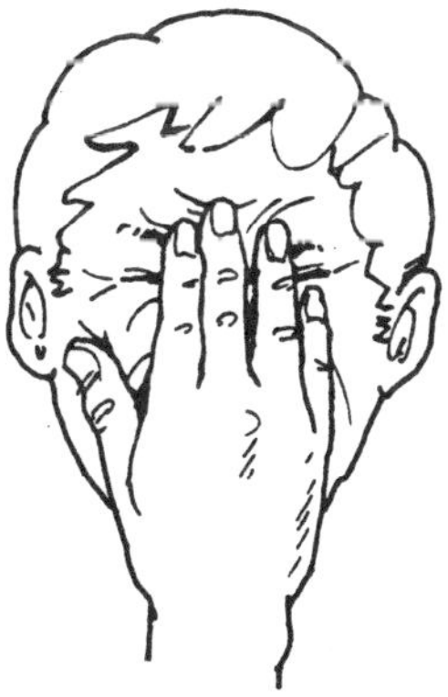

Abb. 28

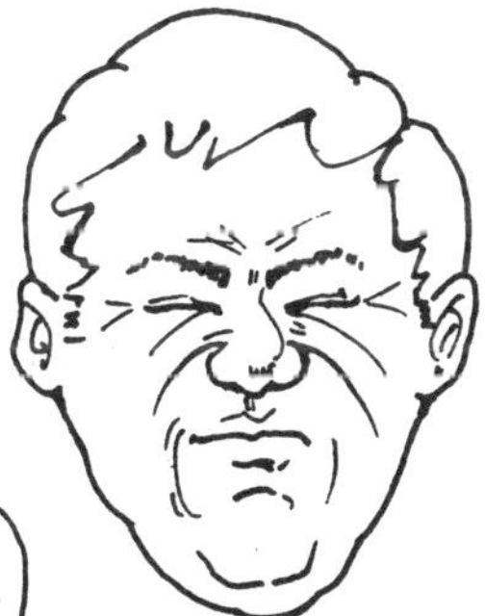

Abb. 29

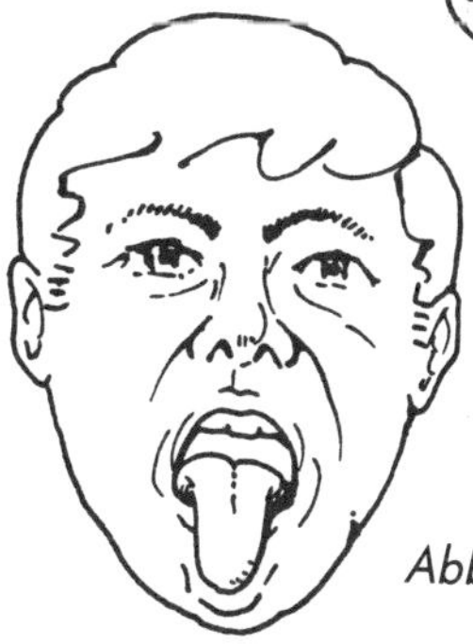

Abb. 30

● *Stretching des Kiefers*

Der ganze Kiefer wird gedehnt, indem Sie den Unterkiefer nach vorne schieben (siehe Abb. 27). In dieser Haltung bleiben Sie zehn Sekunden lang und entspannen sich danach fünf Sekunden. Die Übung wird dreimal wiederholt.

Wirkungen

Diese Übungen verbessern das Aussehen, regulieren die Sehkraft, beugen Verstopfung der Nase, Nebenhöhlenentzündungen, Gesichtslähmung und Zahnwurzeleiterungen vor, kräftigen die Zähne und lindern Zahnschmerzen und Ermüdung der Augen.

8. Shiatsu und Stretching für den Brustkorb

● *Shiatsu*

Zu den Muskeln im Brustbereich gehören die äußeren Zwischenrippenmuskeln, die nahe der Oberfläche liegen und die Rippen bei der Einatmung heben (Abb. 1 und 2), und die darunterliegenden inneren Zwischenrippenmuskeln, die die Rippen bei der Ausatmung senken (Abb. 3 und 4).

Abb. 1

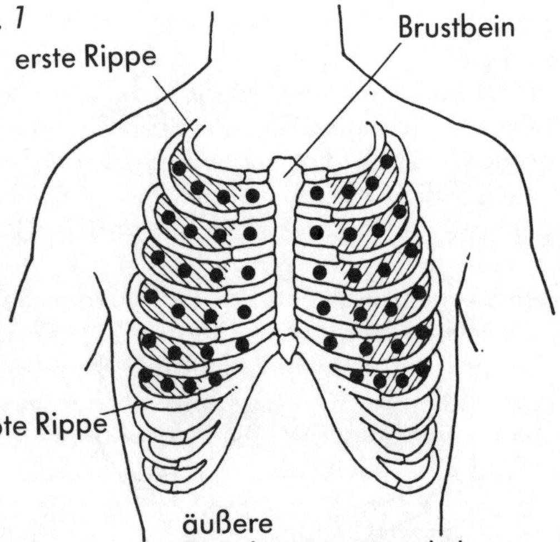

Abb. 2

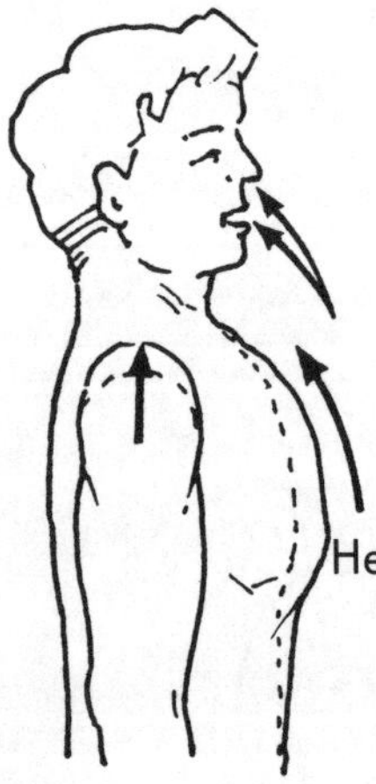

Abb. 3

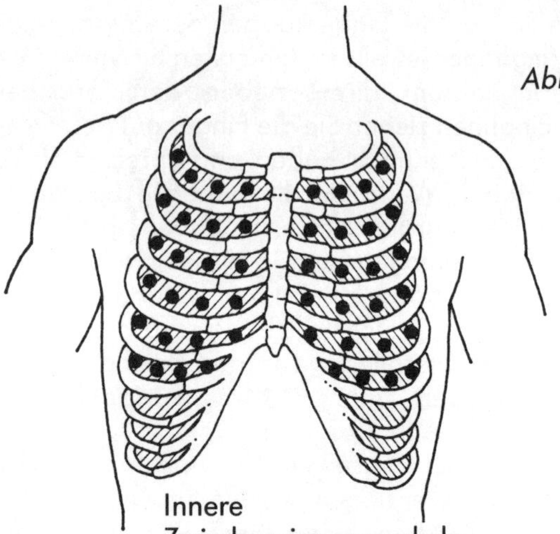

Abb. 4

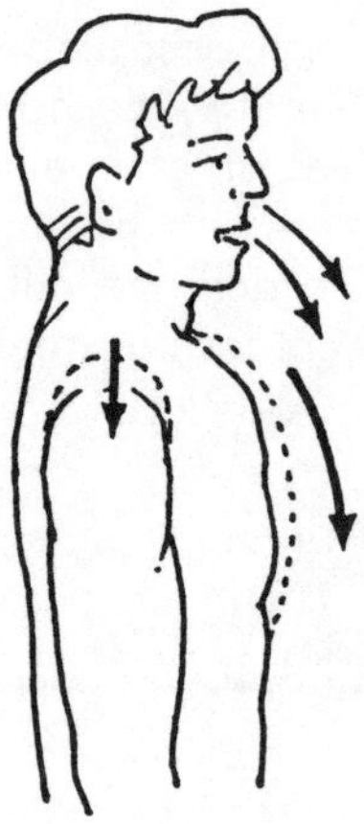

Die Anwendung von Shiatsu-Druck im Zwischenrippenraum lockert diese Muskeln. Es gibt sechs Reihen von vier Shiatsu-Punkten auf jeder Seite des Brustkorbs. Die Behandlung beginnt zwischen den oberen Zwischenrippen eins bis vier. Spreizen Sie Zeige-, Mittel- und Ringfinger und legen Sie die Fingerkuppen an den rechten und linken Rand des Brustbeins. Die Zeigefinger werden in den ersten Zwischenrippenraum, die Mittelfinger zwischen der zweiten und dritten Rippe und die Ringfinger zwischen der dritten und vierten Rippe gelegt. Drücken Sie nun gleichzeitig diese ersten Punkte neben dem Brustbein für drei Sekunden und behandeln in dieser Weise die danebenliegenden Punkte bis zur Seite. Führen Sie die gleiche Behandlung dann an den unteren Zwischenrippenräumen durch (Finger zwischen der vierten und fünften, fünften und sechsten, sechsten und siebten Rippe). Die Behandlung wird dreimal wiederholt.

Therapeutische Wirkung

Die Durchführung dieser Übungen beugt Interkostal-Neuralgien, Bronchialasthma und Sodbrennen vor, regt die Herztätigkeit an, reguliert die Atmung; bei Frauen verbessert sie das Aussehen der Brüste.

● *Stretching*
Legen Sie nun die Fingerkuppen der Zeige-, Mittel- und Ringfinger jeweils in den ersten bis vierten Zwischenrippenraum direkt neben dem Brustbein. Beim Einatmen ziehen Sie die Finger auf beiden Seiten gleichzeitig nach außen und spreizen sie ein wenig dabei. Wenn Sie die äußerste Grenze des Zwischenrippenraums erreicht haben, bleiben Sie noch zehn Sekunden lang in dieser Haltung (Abb. 5). Atmen Sie anschließend fünf Sekunden lang ruhig aus. Diese Stretching-Übung wird dreimal wiederholt und anschließend in der gleichen Art und Weise an den unteren Zwischenrippenräumen durchgeführt (Abb. 6).
Um den großen Brustmuskel (M. pectoralis major) und die Zwischenrippenmuskeln zu dehnen, strekken Sie die Arme hinter dem Rücken aus und verschränken die Finger; die Handflächen dem Körper zuwenden. Strecken Sie nun beide Arme nach unten und drücken den Brustkorb nach vorne (Abb. 7 und 8). Halten Sie diese Dehnung zehn Sekunden und entspannen sich anschließend. Diese Stretching-Übung wird dreimal wiederholt.
Nächste Übung: Stellen Sie sich etwa einen halben Schritt mit dem Rücken zum Türrahmen, die Füße eng zusammen. Halten Sie sich nun mit Ihren Armen hinten am Türrahmen fest. Lehnen Sie sich

Abb. 5

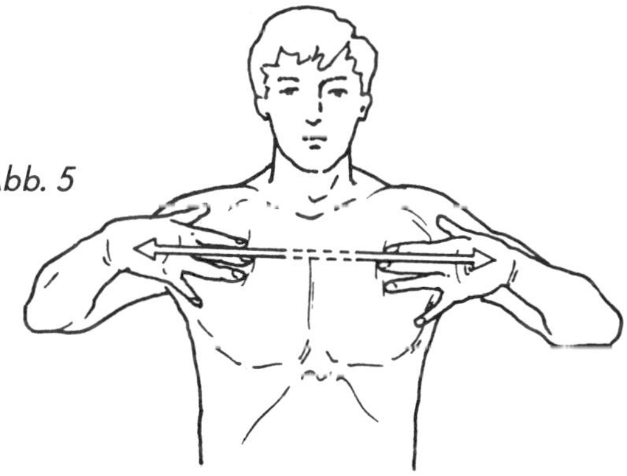

oberer Abschnitt
der Zwischenrippenmuskeln

Abb. 6

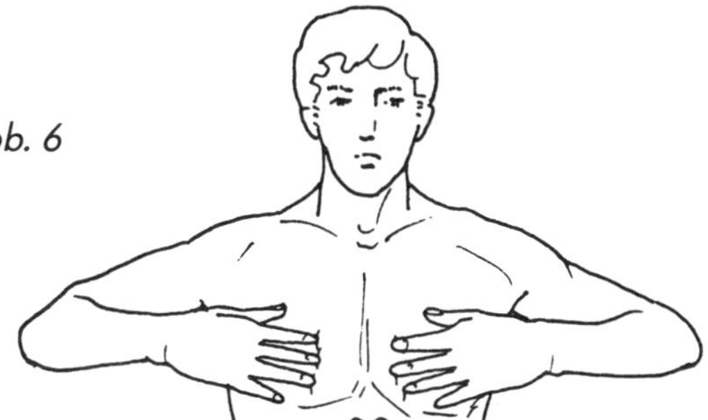

unterer Abschnitt
der Zwischenrippenmuskeln

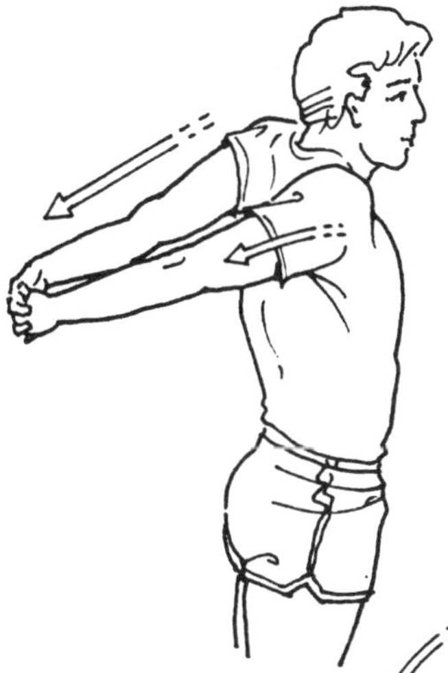

Abb. 7

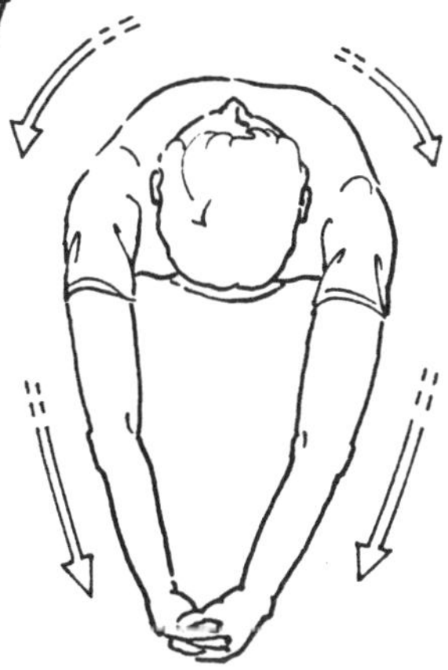

Abb. 8

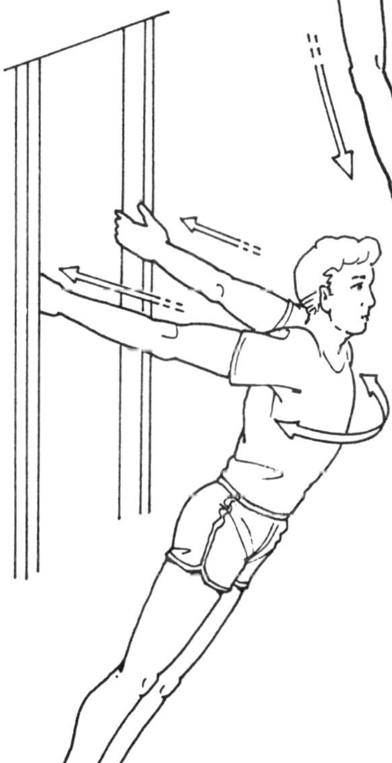

Abb. 9

dann so weit wie möglich nach vorne, ohne die Füße dabei zu bewegen (Abb. 9). Bleiben Sie fünfzehn Sekunden in dieser Haltung. Die Übung wird dreimal wiederholt.
Wirkung: Die Zwischenrippenmuskulatur und der große Brustmuskel werden geschmeidiger und die Atmung verbessert.

9. Shiatsu und Stretching für den Bereich des Abdomens

● *Shiatsu für das Abdomen (Verdauungsorgane und die Muskulatur des Abdomens)*

Die Verbesserung der Verdauung und Absorption ist von größter Bedeutung für die Nährstoffversorgung der Muskulatur, der Knochen und anderer Organe des Körpers. Durch Shiatsu und Stretching werden die Funktionen der inneren Organe reguliert; die Übungen für den Bereich des Abdomens sind dabei außerordentlich wirkungsvoll. Für beide gilt, daß sie weder bei leerem noch bei vollem Magen angewandt werden sollten. Alle nachfolgenden Behandlungen werden in Rückenlage durchgeführt.

Bei der ersten wird Druck auf den Abdomen angewendet, wobei die linke Hand auf der rechten liegt (Abb. 2). Der erste Punkt liegt direkt unterhalb des Zwerchfells. Der zweite befindet sich über dem Dünndarm, während der dritte über der Harnblase liegt. Der vierte Punkt befindet sich über dem aufsteigenden Dickdarm, der fünfte über der Leber, der sechste über dem Querdarm, der siebte über der Bauchspeicheldrüse, der achte über dem absteigenden Dickdarm, der neunte über dem Sigmabereich des Dickdarms und der zehnte schließlich in Höhe des Rektums. Die Reihenfolge der Punkte verläuft zunächst in einer geraden, absteigenden Linie und dann im Uhrzeigersinn (Abb. 1). Jeder Punkt wird dreimal für drei Sekunden gedrückt und die Behandlung dreimal wiederholt (Abb. 2). Bei allen Shiatsu-Anwendungen im Bereich des Abdomens muß der angewandte Druck mit der Atmung synchronisiert werden. Atmen Sie vor dem Druck ein und während der Druckanwendung aus.

Wiederholen Sie nach der Behandlung aller Punkte das Ganze, dieses Mal aber nur mit den Fingerkuppen der Zeige-, Mittel- und Ringfinger (Abb. 3). Drücken Sie jeden Punkt drei Sekunden und wiederholen die Behandlung dreimal.

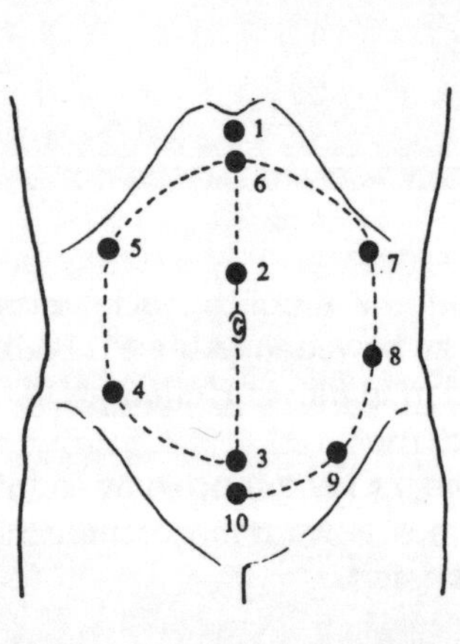

Abb. 1

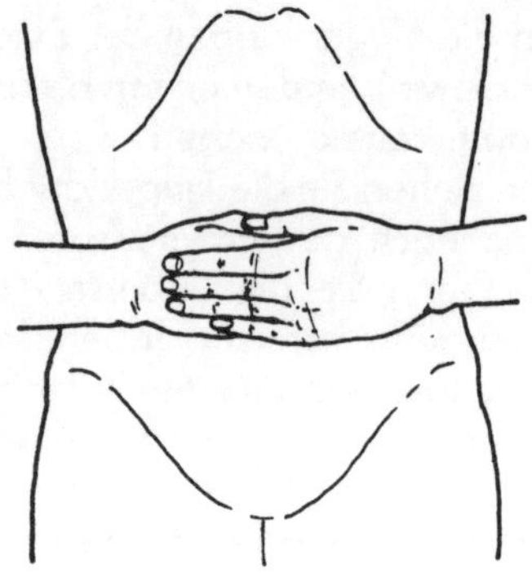

Abb. 2

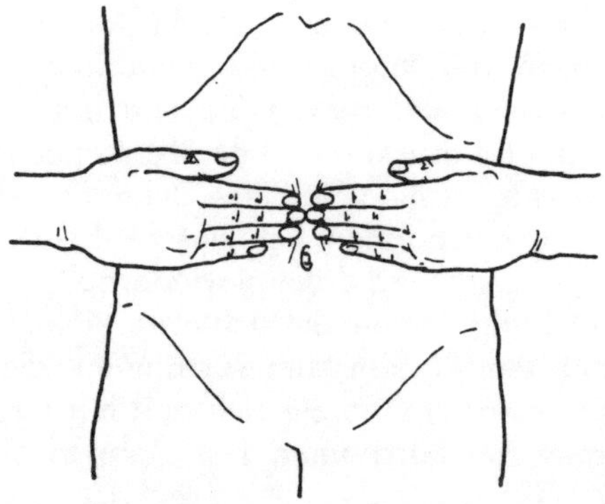

Abb. 3

● *Shiatsu im Bereich des Dünndarms*

Die acht Punkte in diesem Bereich sind kreisförmig um den Nabel herum verteilt, wobei der erste Punkt rechts unterhalb der Nabelhöhe liegt (Abb. 4). Drücken Sie die Punkte mit den angelegten Fingerkuppen der Zeige-, Mittel- und Ringfinger beider Hände (wie in Abb. 3). Jede Druckanwendung dauert drei Sekunden. Die Behandlung wird dreimal wiederholt.

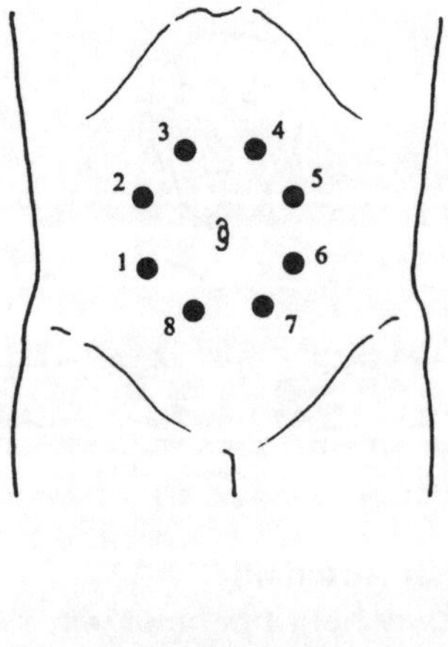

Abb. 4

● *Shiatsu für den Sigmabereich des Dickdarms*
Die vier Punkte für den Sigmabereich des Dickdarms liegen in einer diagonalen Linie parallel zur Leistenfalte, links unterhalb des Nabels (Abb. 5). Drücken Sie mit den angelegten Fingerkuppen der Zeige-, Mittel- und Ringfinger beider Hände drei Sekunden auf jeden Punkt und wiederholen die Behandlung dreimal.

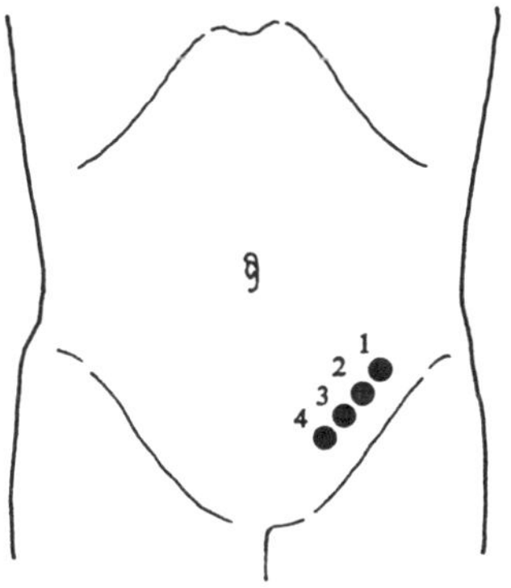

Abb. 5

● *Shiatsu für die Bauchmuskeln*
Der gerade Bauchmuskel (M. abdominis rectus) und der Schrägmuskel des Bauchs (M. abdominis obliquus), die die inneren Organe schützen, ziehen bei der Einatmung den Bauch zusammen. Die Shiatsu-Lockerung dieser Muskeln verbessert die Funktion der inneren Organe und macht sie widerstandsfähiger gegen Belastungen.
Die geraden Bauchmuskeln durchziehen senkrecht die Mitte des Abdomens von oben nach unten (Abb. 6). Behandeln Sie die Punktepaare mit den Zeige-, Mittel- und Ringfingern beider Hände auf der rechten und linken Seite jeweils drei Sekunden. Die Behandlung wird dreimal wiederholt.

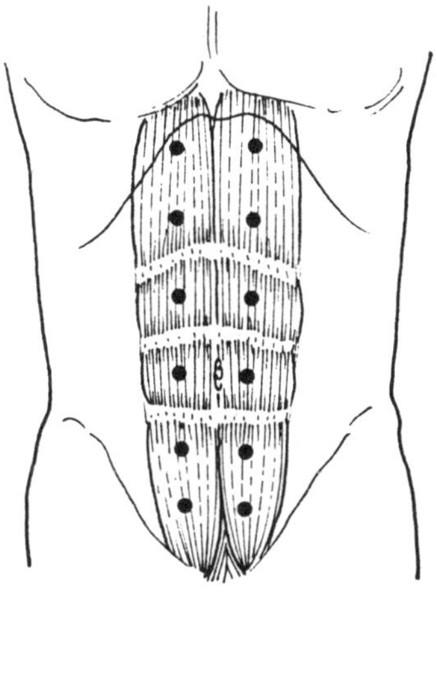
Abb. 6

● *Shiatsu für die äußeren und inneren Schrägmuskeln des Bauchs (M. obliquus externus und internus abdominis)*
Unter den äußeren Schrägmuskeln der Bauchoberfläche liegen die inneren Schrägmuskeln. Beide Muskelgruppen verlaufen diagonal über dem Abdomen (Abb. 7). Auf beiden Seiten befinden

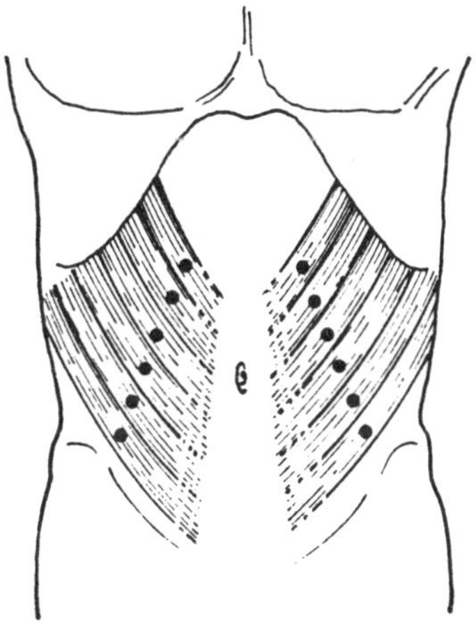
Abb. 7

sich je sechs Shiatsu-Punkte, die schräg nach unten verlaufen. Der Druck wird mit dem Zeige-, Mittel- und Ringfinger gleichzeitig auf jeden Punkt der zwei Seiten ausgeübt. Die Druckdauer beträgt drei Sekunden und die Behandlung wird dreimal wiederholt.

● *Stretching für die inneren Organe im Bereich des Abdomens*
Stretching wird für jedes Organ in dieser Region (Abb. 1-4) durchgeführt. Zunächst müssen Sie einen wellenartigen Druck mit der Handfläche im Bereich des ab- und aufsteigenden Dickdarms durch abwechselnd ziehende und schiebende Bewegungen gungen erzeugen. Legen Sie die rechte Hand auf den absteigenden Dickdarm und die linke Hand obendrauf. Dann üben Sie Druck aus, um den Dickdarm nach rechts zu ziehen (Abb. 8). Druck und Zug nach fünf Sekunden lösen und entspannen. Der Bereich des aufsteigenden Dickdarms wird genauso behandelt (Abb. 9). Auch hier sollte die gedehnte Haltung fünf Sekunden lang dauern und dann entspannt werden. Wechseln Sie insgesamt dreimal zwischen ab- und aufsteigendem Dickdarm.

Abb. 8

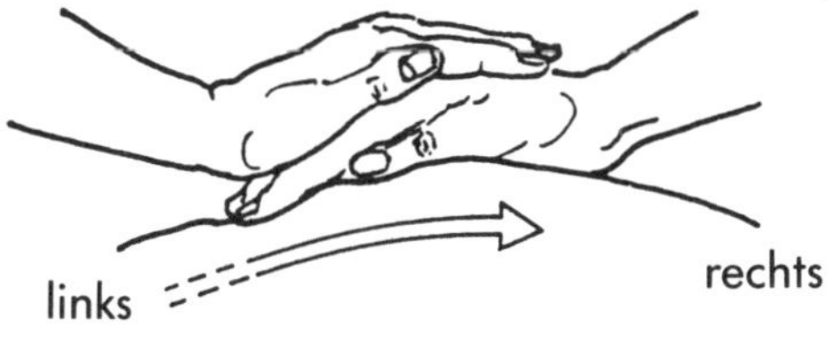

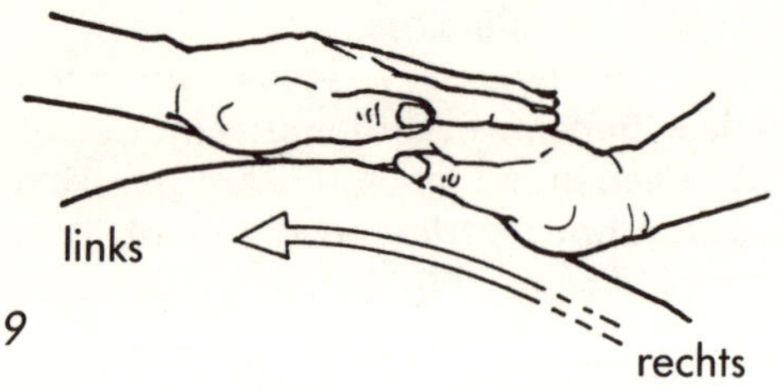

Abb. 9

In der Gegend des Dünndarms wird ein kreisendes Stretching durchgeführt. Wiederum liegt die linke Hand auf der rechten und beide auf dem Nabel. Machen Sie im Sekundenrhythmus zehn kreisende Druckbewegungen (Abb. 10). Sie sollten darauf achten, daß die Handfläche stets engen Kontakt zur Hautoberfläche hat.

Stretching für den Magen beginnt mit einem Vibrieren, das mit beiden Händen erzeugt wird und zehn Sekunden lang dauert (linke Hand auf rechter Hand, Abb. 11). Danach legen Sie die Spitzen der Zeige-, Mittel- und Ringfinger über die Mitte des Magens in der Höhe des Zwerchfells und ziehen die Finger nach beiden Seiten über das Abdomen bis zu den untersten Rippen (Abb. 12 und 13). Diese Dehnung zehn Sekunden beibehalten.

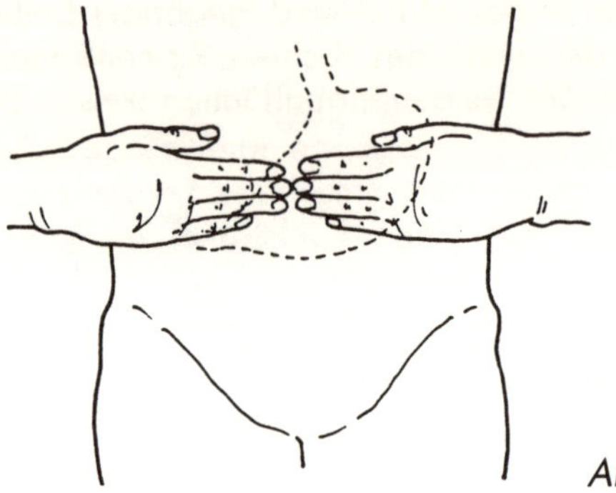

Abb. 12

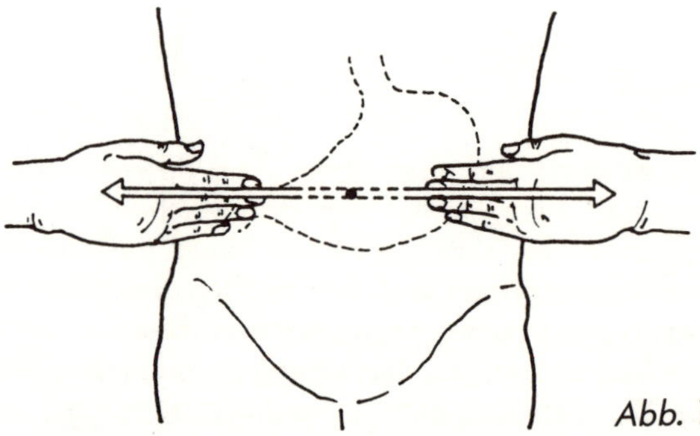

Abb. 13

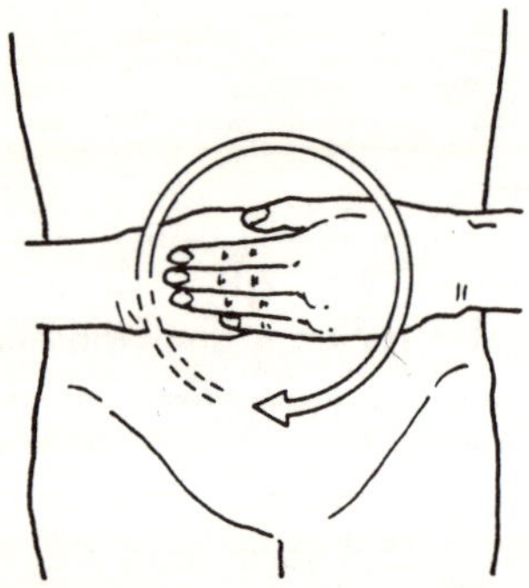

Abb. 10

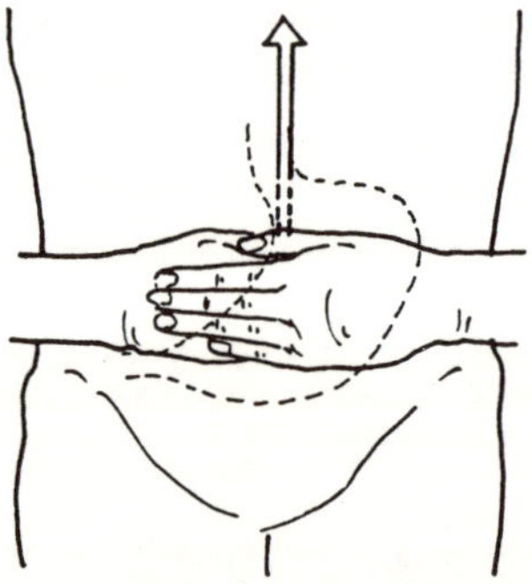

Abb. 14

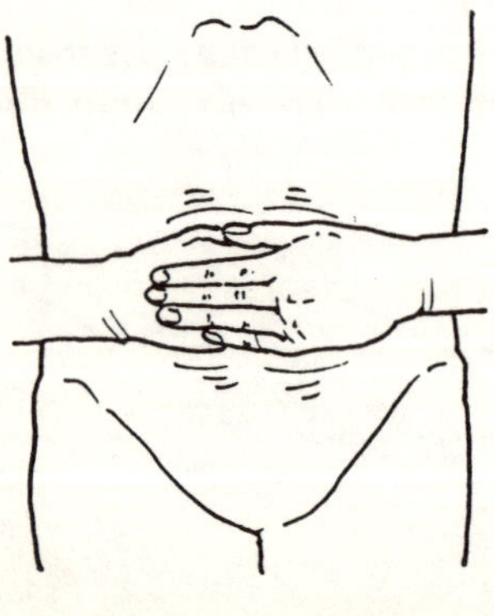

Abb. 11

Bei Menschen, die an Magensenkung leiden, befindet sich der Magen nicht unterhalb des Zwerchfells, sondern unterhalb des Nabels. In diesem Fall legen Sie die Hände nicht auf die Magengegend, sondern fest unter den Nabel (linke Hand auf rechter Hand). Heben Sie dann mit beiden Händen den Magen auf die Höhe des Zwerchfells an (Abb. 14). Diese Dehnhaltung sollte zehn Sekunden lang beibehalten und dreimal wiederholt werden.

Zur Behandlung der Leber legen Sie die Fingerspitzen der Zeige-, Mittel- und Ringfinger beider Hände in der Mitte des rechten Rippenbogens aneinander. Die beiden Handflächen weisen dabei etwas einwärts und nach oben (Abb. 15). Aus dieser Haltung fahren Sie mit den Handflächen über das Abdomen, bis sich die rechte Hand außen unter dem Rippenbogen auf der rechten Seite und die linke Hand in einer etwas höheren Position am Innenrand des linken Rippenbogens befindet (Abb. 16). Die Dehnung zehn Sekunden halten und dreimal wiederholen.

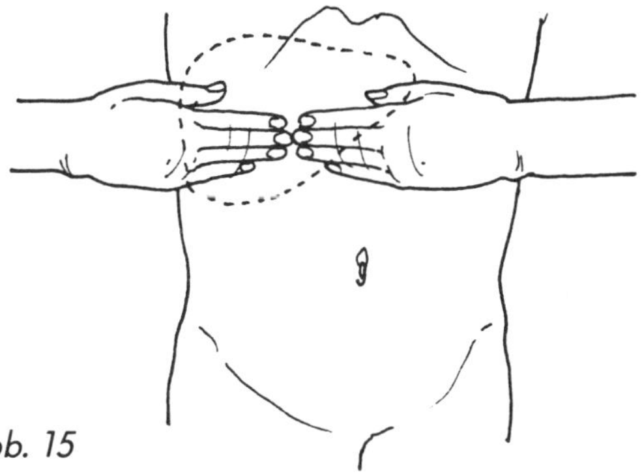

Abb. 15

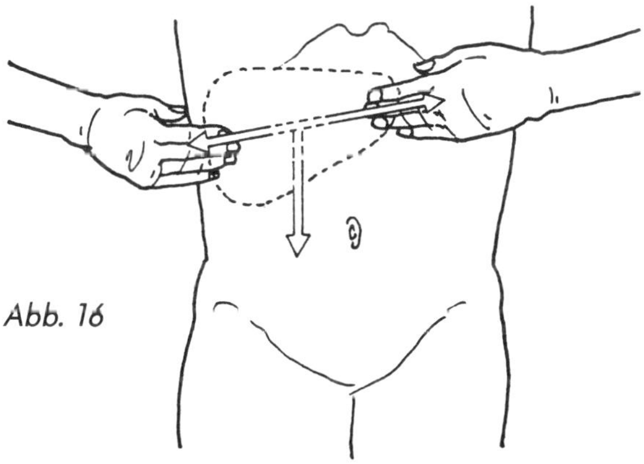

Abb. 16

Abb. 17

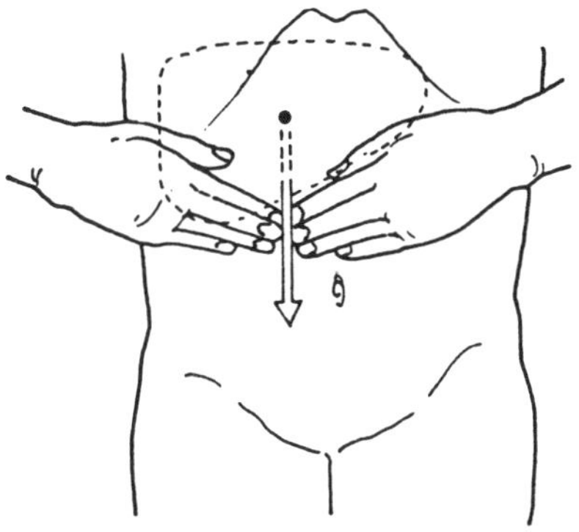

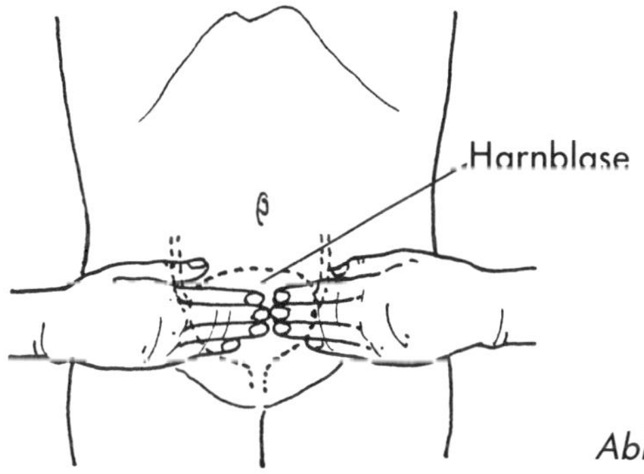

Abb. 18

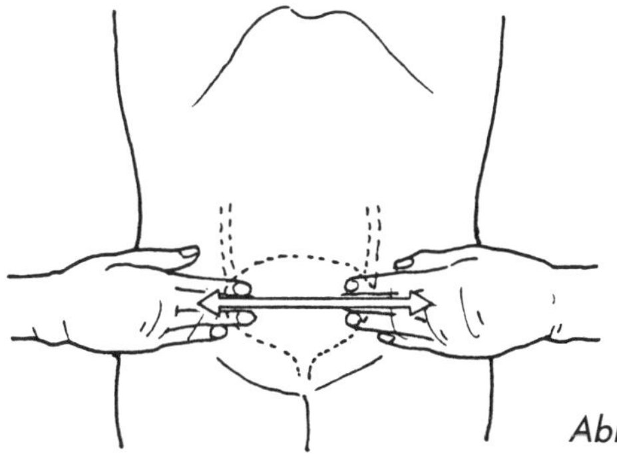

Abb. 19

Bei der nächsten Anwendung zeigen die Spitzen der Zeige-, Mittel- und Ringfinger beider Hände schräg zueinander (Abb. 17). Ziehen Sie die Hände nach unten bis in die Nähe des Nabels (Abb. 17). Die Dehnung der Bauchmuskulatur zehn Sekunden beibehalten und dreimal wiederholen.

Zur Behandlung der Harnblase zeigen die Spitzen der Zeige-, Mittel- und Ringfinger auf der Bauchmitte etwas oberhalb der Leiste zueinander (Abb. 18). Die Handflächen sollten festen Kontakt mit der Haut haben. Ziehen Sie nun die Finger waagrecht zur Seite (Abb. 19). Die Dehnung zehn Sekunden beibehalten.

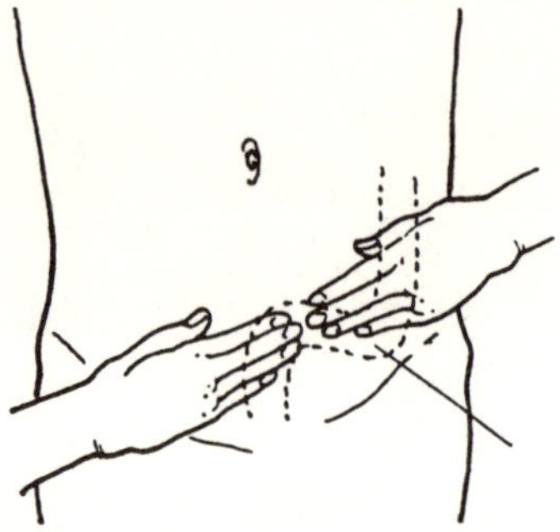

Abb. 20

Sigmabereich des Dickdarms

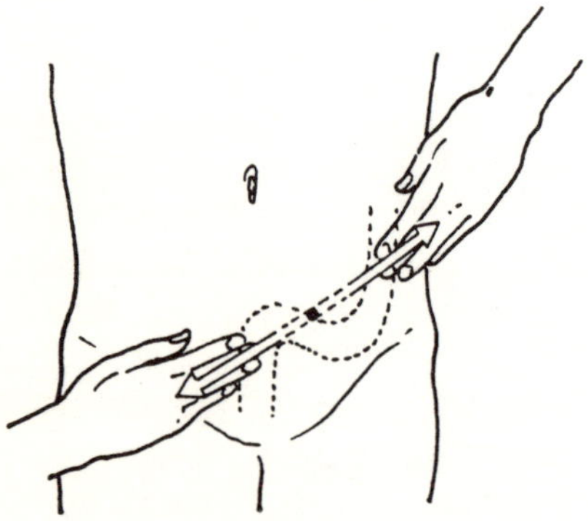

Abb. 21

Legen Sie zur Behandlung des Sigmabereichs des Dickdarms die Hände auf den linken, unteren Quadranten (schräg unterhalb des Bauchnabels). Die Fingerspitzen weisen zueinander (siehe Abb. 20). Mit den fest aufliegenden Handflächen ziehen Sie die Finger der linken Hand schräg nach oben und die Finger der rechten Hand schräg nach unten zur Körpermitte hin (Abb. 21). Die Dehnung zehn Sekunden beibehalten, dann die Spannung lösen, mit den Händen in die Ausgangslage zurückkehren und fünf Sekunden entspannen. Diese Anwendung wird dreimal wiederholt.

● *Stretching der Muskulatur des Abdomens*

Knien Sie auf den Boden, Wirbelsäule gerade. Lehnen Sie sich nach hinten und legen die linke Hand auf die linke Fußsohle, die rechte Hand auf die rechte Fußsohle (Abb. 22). Lehnen Sie sich dann noch weiter zurück und halten die Dehnung zehn Sekunden; fünf Sekunden entspannen, dreimal wiederholen.

Anschließend legen Sie sich auf den Bauch, greifen Ihre Knöchel und heben gleichzeitig den Oberkörper und die Beine (Abb. 23). Dehnen Sie Ihren Körper so weit wie möglich und verbleiben zehn Sekunden in dieser Haltung. Dann Hände loslassen, langsam in die Ausgangslage zurückkehren und fünf Sekunden entspannen. Dreimal wiederholen.

Schließlich stellen Sie sich etwa einen halben Meter mit dem Rücken zur Wand, die Füße leicht gespreizt. Nun beugen Sie den Oberkörper nach hinten, berühren mit den Handflächen die Wand und beugen sich so weit zurück, bis Sie mit dem Gesicht der Wand zugeneigt sind (Abb. 24). Dehnen Sie sich noch etwas weiter (wenn möglich) nach unten und halten die Dehnung zehn Sekunden. Dann kehren Sie in die aufrechte Haltung zurück. Entspannen Sie sich fünf Sekunden und wiederholen diese Übung dreimal.

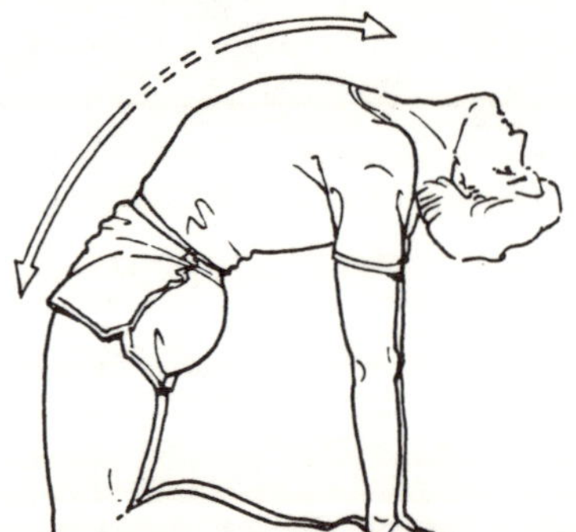

Abb. 22

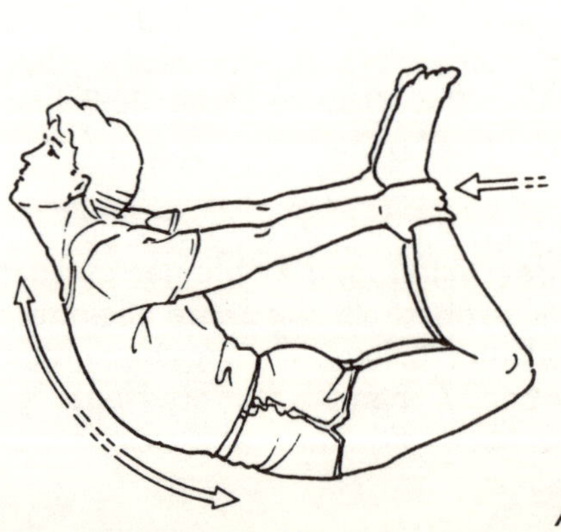

Abb. 23

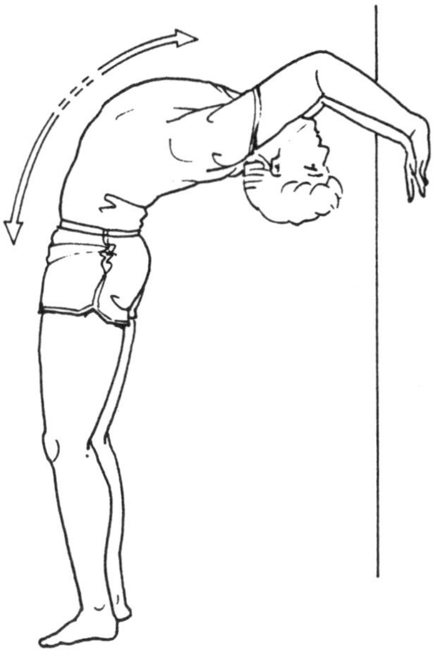

Abb. 24

Wirkungen
Diese Therapie reguliert die Verdauung und die Harnausscheidung; beugt Verstopfung, Unterkühlung und Magensenkung vor; hilft überschüssiges Fettgewebe zu beseitigen, lindert nervöse Magenbeschwerden, regt die Funktion von Magen, Darm und Leber an und verbessert den Appetit.

Therapeutische Anwendungen

Kopfschmerzen

Kopfschmerzen haben die unterschiedlichsten Ursachen. Eine Erweiterung der Blutgefäße im Schädel verursacht einen klopfenden Schmerz, z.B. bei hohem Blutdruck, Fieber, übermäßigem Alkoholgenuß. Eine Zusammenziehung oder Erschlaffung der Gefäße im Kopfbereich verursacht Spannungskopfschmerzen, die auf beiden Seiten des Vorder- und Hinterkopfs gespürt werden. Der am meisten gefürchtete Kopfschmerz ist die Migräne, die meistens nur auf einer Seite des Schädels zu spüren ist. Der Schmerz ist klopfend, stechend oder durchdringend. Häufig treten dabei auch Sehstörungen, Übelkeit und Erbrechen auf.

■ *Therapie*

Shiatsu. Ungeachtet der Natur der Kopfschmerzen beginnen Sie die Behandlung an der schmerzhaften Stelle. Mit Zeige-, Mittel- und Ringfinger drücken Sie etwa fünf bis sechs Sekunden. Danach drücken Sie die gleiche Stelle mit der Handfläche für die Dauer von zehn Sekunden. Dreimal wiederholen.
Wenn die Schmerzen etwas nachgelassen haben, drücken Sie mit den Handflächen gleichzeitig gegen die linke und rechte Schläfengegend (Abb. 1), wobei jede Druckanwendung zehn Sekunden dauern sollte. Dreimal wiederholen. Dann drükken Sie zehn Sekunden mit übereinandergelegten Händen auf die Scheitelgegend (Abb. 2). Ebenfalls dreimal wiederholen.

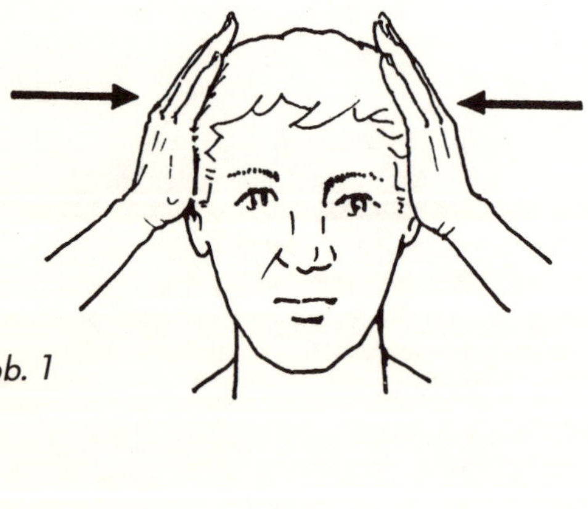

Abb. 1

Abb. 2

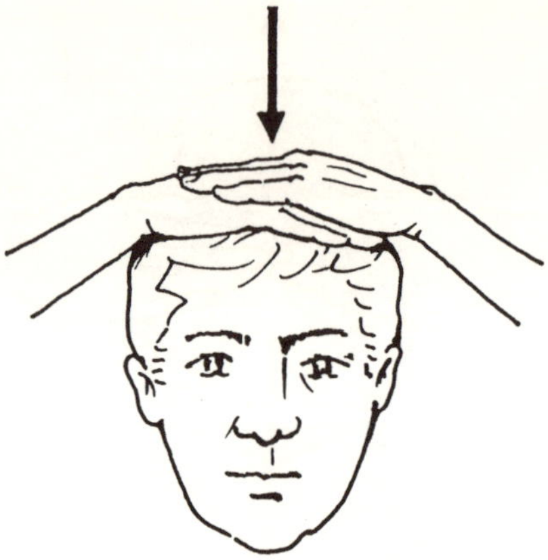

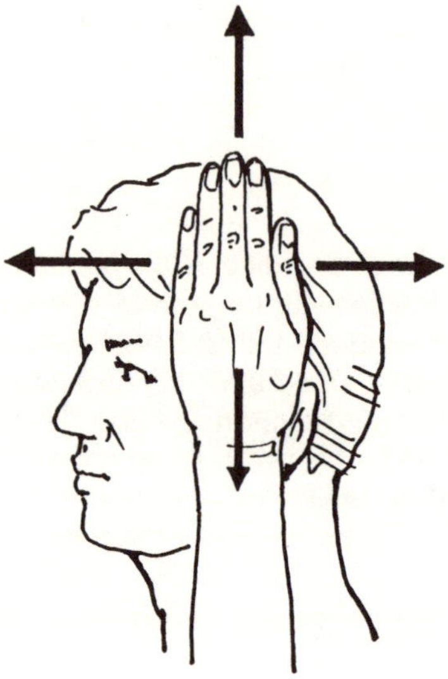

Abb. 3

Stretching. Zum Dehnen legen Sie die Handflächen auf die rechte und linke Schläfengegend. Ziehen Sie die Hände für fünf Sekunden nach oben und fünf Sekunden lang nach unten (Abb. 3). Zehnmal wiederholen. Die gleichen Bewegungen machen Sie fünf Sekunden lang auch nach vorne und nach hinten. Zehnmal wiederholen.
Zum Schluß wird die Scheitelgegend behandelt. Legen Sie die Hände kurz hinter die Scheitelmitte (siehe Abb. 4) und bewegen sie mit einem festen Druck nach vorne (fünf Sekunden) und anschließend nach hinten (auch fünf Sekunden). Abwechselnd zehnmal wiederholen.
Bei der Durchführung dieser Shiatsu- und Stretching-Anwendungen sollten Sie den Kopf zuvor stets mit einem sauberen Handtuch oder Taschentuch abdecken.

Abb. 4

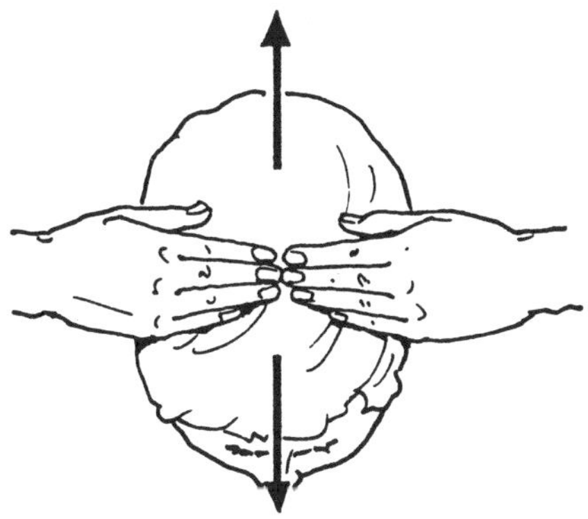

Okzipitalneuralgie

In der Okzipital- oder Hinterhauptregion, zwischen der Nackenbeuge und der Scheitelgegend, befinden sich die folgenden Nerven: der große Hinterhauptnerv, der kleine Hinterhauptnerv und der große Ohrnerv (Abb. 5). Im Verlauf dieser Nerven befinden sich Punkte, die auf Druck schmerzhaft sind. Bei einer Okzipitalneuralgie ist eine Seite der Hinterhauptgegend schmerzhaft, in manchen Fällen auch beide Seiten. Als Ursachen kommen unter anderem Verspannungen der Muskulatur oder der Bänder der Hinterkopfregion, Arteriosklerose, Verfestigung des Fettgewebes, Schleudertrauma, usw. in Frage.

Abb. 5: Verteilung der Nervenäste am Hinterkopf und Druckpunkte bei Okzipitalneuralgien

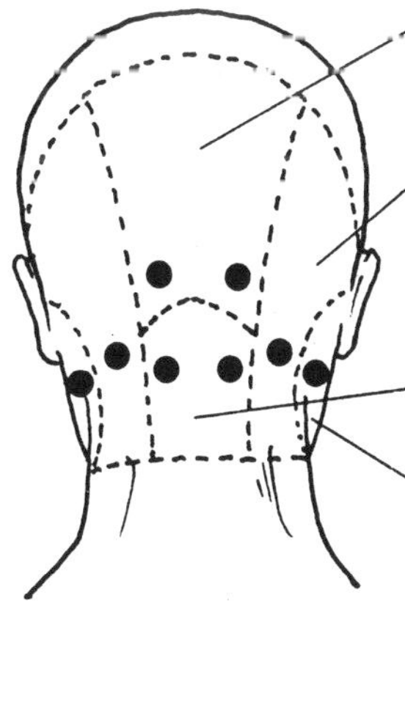

■ *Therapie*

Shiatsu. Shiatsu-Druck wird sorgfältig und gründlich in der Nähe des druckschmerzhaften Punkts solange angewandt, bis der Schmerz nachläßt (Abb. 6). Drücken Sie mit den Zeige-, Mittel- und Ringfingern. Jede Anwendung dauert fünf bis sechs Sekunden.

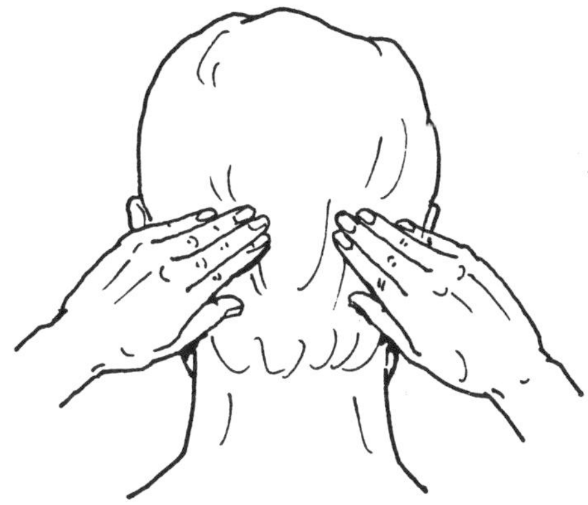

Abb. 6

Stretching. Wenn die Schmerzen auf der linken Seite sind, wenden Sie das Gesicht etwas nach rechts. Nun legen Sie die Handfläche der linken Hand auf den Nacken (mehr zur linken Seite) und die Handfläche der rechten Hand mehr auf die rechte Seite der Stirn (Abb. 7). Bei Schmerzen auf der rechten Seite ist die Stellung der Hände genau umgekehrt. Nun ziehen Sie den Kopf nach oben und halten die gedehnte Position zehn Sekunden lang. Dies kann so oft wiederholt werden, wie es nötig ist, um die Beschwerden zu lindern. Es ist wichtig, daß nicht die aufwärtsgerichtete Bewegung der Hände zehn Sekunden dauert, sondern daß die Hände die nach oben gerichtete Bewegung mit genügendem Druck ausüben und die Dehnung zehn Sekunden lang halten.

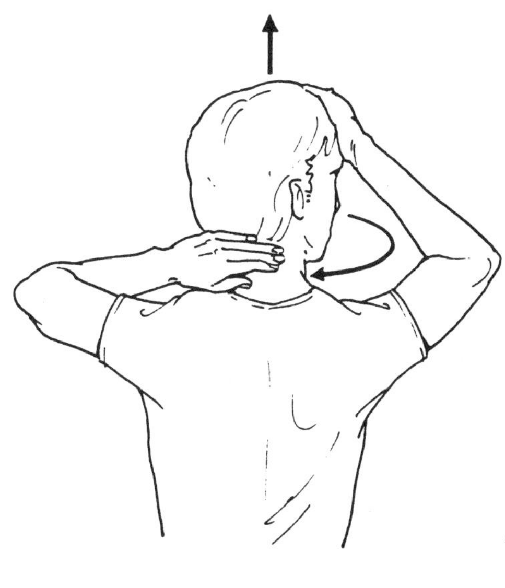

Abb. 7

Trigeminusneuralgie

Wie der Name bereits sagt, hat der Trigeminusnerv, der umfangreichste sensorische Gehirnnerv, drei Äste (Abb. 8). Der erste Ast ist der Augennerv (Nervus ophthalmicus), der zweite ist der Oberkiefernerv (Nervus maxillaris) und der dritte ist der Unterkiefernerv (Nervus mandibularis). Zusammen versorgen alle drei den Gesichtsbereich, daher spricht man bei Nervenschmerzen dieser Region von einer Trigeminusneuralgie. Die jeweiligen Druckschmerzpunkte sind die Foramen, die Kanäle im Knochen, aus denen der Nerv austritt. Beim Augennerv ist dies das Foramen supraorbitale, beim Oberkiefernerv das Foramen infraorbitale und beim Unterkiefernerv das Foramen mentale. Mögliche Ursachen von Trigeminusneuralgien sind Gefäßverschlüsse, Erkrankungen der Nase, Grippe und Entzündungen im Kieferbereich.

■ *Therapie*

Shiatsu. Der jeweils druckschmerzhafte Punkt wird mit Zeige-, Mittel- und Ringfinger behandelt. Wenden Sie solange Druck an und vibrieren dabei mit den Fingern, bis eine Besserung eintritt. Die Druckanwendungen sollten jeweils fünf bis sechs Sekunden dauern (Abb. 9 und 10).

Stretching. Dehnen Sie mit Zeige-, Mittel- und Ringfinger die Druckschmerzpunkte jeweils in die Richtung, die in der Abbildung 9 gezeigt wird. Jede Anwendung sollte fünf bis sechs Sekunden lang dauern (Abb. 11). Wiederholen Sie diese Anwendungen so oft wie erforderlich. Wichtig ist, daß die Finger fest aufliegen, die Haut schieben, heben und mit einem bestimmten Druck die gedehnte Position für die vorgeschriebene Dauer halten.

Abb. 9: Druckschmerzpunkte

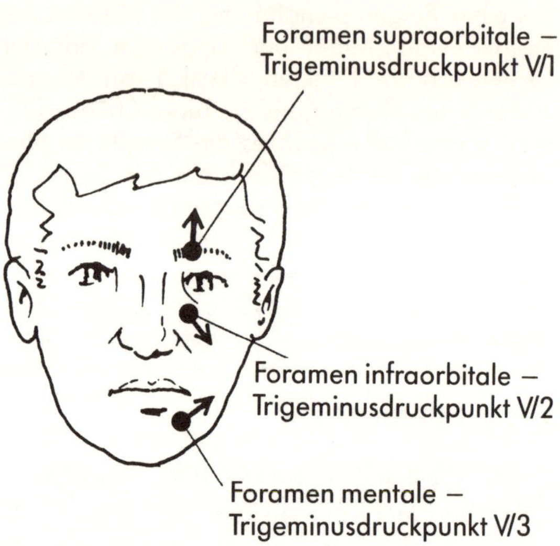

Abb. 10: Vibration

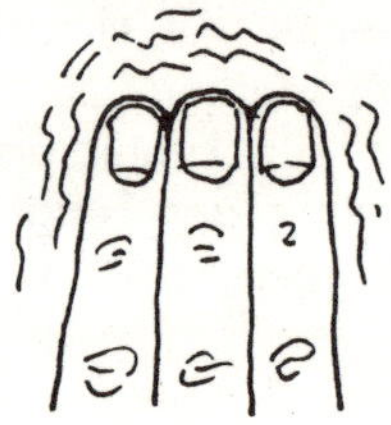

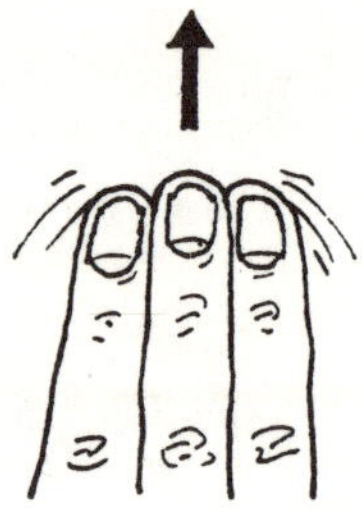

Abb. 11: Stretching

Abb. 8: Verteilung der Trigeminusnerven

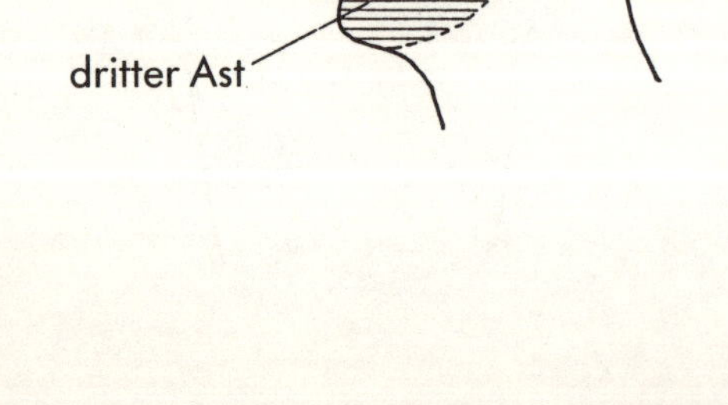

Gesichtslähmung

Der Gesichtsnerv ist ein motorischer Nerv, dem die Bewegungen der mimischen Muskulatur unterstehen. Bei einer Lähmung treten einseitige Symptome auf. Bei diesem schmerzlosen Leiden kommt es zu einer Verzerrung des Gesichts. Wenn zum Beispiel der Ringmuskel des Mundes (M. orbicularis oris)betroffen ist, steht eine Seite des Mundes offen, die gesunde Seite wird hinübergezogen und die Nasolabialfalte (zwischen Nase und Lippen) hängt herunter (Abb. 12). Ist der Ringmuskel des Auges (M. orbicularis orbis) betroffen, wird sich das Auge nicht ganz schließen lassen (Abb. 15). Ursachen für Lähmungen dieser Art können äußere Verletzungen sein, Grippeerkrankungen, Gefäßleiden sowie Verkühlung und Unterkühlung verschiedener Art.

■ *Therapie*

Bei einer Ringmuskellähmung des Mundes drücken Sie mit Zeige-, Mittel- und Ringfinger jede der drei Reihen von drei Punkten, die sich vom Mundwinkel entlang des Jochbogens erstrecken (Abb. 13). Dies wird wiederholt, so oft es die Symptome eben erfordern. Als nächstes üben Sie mit Zeige-, Mittel- und Ringfinger eine Art saugenden Druck aus, und zwar von der gesunden Seite des Mundes zur erkrankten hin. Diese Position zehn Sekunden beibehalten (Abb. 14). Diese Schritte je nach Notwendigkeit wiederholen.
Bei einer Lähmung des Augenringmuskels behandeln Sie mit Shiatsu-Druck die zwei Reihen von drei Punkten, die am oberen und unteren Rand der Augenhöhle gelegen sind, und die zwei Punkte am äußeren Augenwinkel (Abb. 15). Setzen Sie wieder die Zeige-, Mittel- und Ringfinger ein und wiederholen nach den individuellen Erfordernissen.
Danach legen Sie den Daumen auf das untere Lid und den Zeigefinger auf das obere und schließen das betroffene, halboffene Auge (Abb. 16). Halten Sie es zehn Sekunden lang geschlossen. Diese Anwendung wird ebenfalls je nach individuellen Gegebenheiten öfter wiederholt.

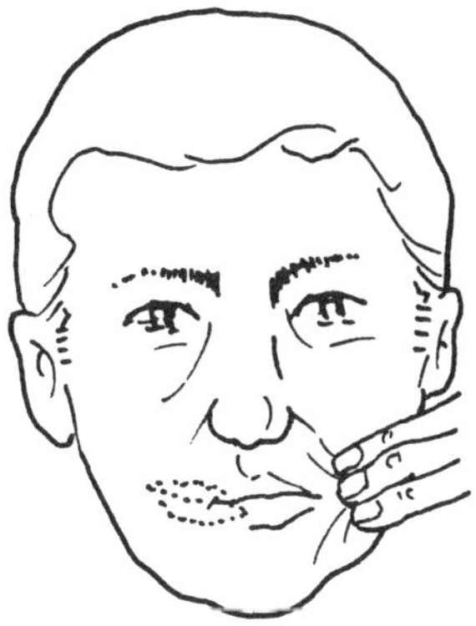
Abb. 14

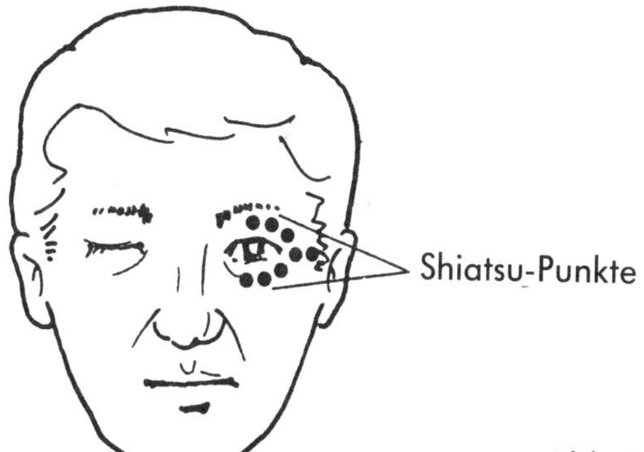

Abb. 15

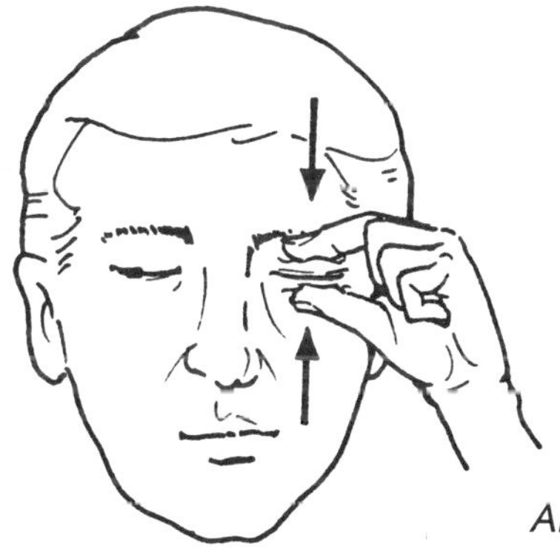
Abb. 16

Abb. 12
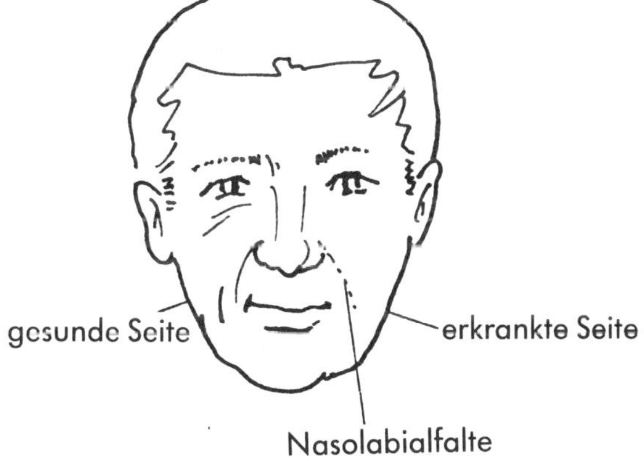

Abb. 13
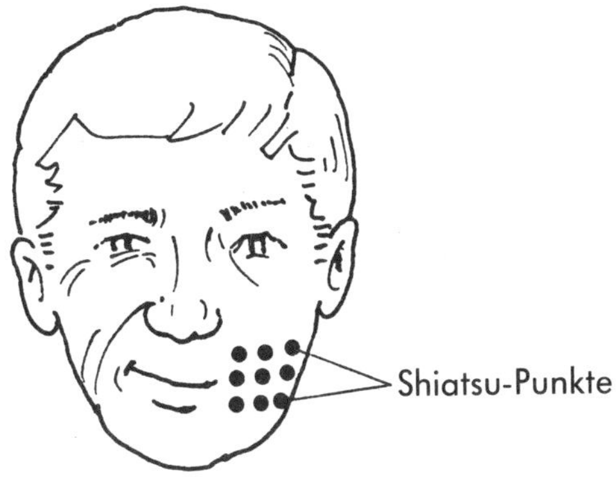

Ohrensausen (Tinnitus) und Schwerhörigkeit

Ohrensausen kann sowohl ein- wie auch beidseitig auftreten. Es kommen zahlreiche Ursachen in Frage, aber oft sind sie unklar. Zu den Hauptfaktoren gehören die Verstopfung des äußeren Gehörgangs mit Ohrenschmalz, hoher sowie niedriger Blutdruck, Arteriosklerose, die Ménière-Krankheit und nervlich bedingte Ursachen. Die nachfolgend beschriebene Shiatsu- und Stretching-Behandlung ist eine wirksame Maßnahme gegen das Ohrensausen und verbessert das Gehör.

■ *Therapie*

Um Ohrensausen sofort zu unterbinden, schieben Sie die Spitze des Zeigefingers in den äußeren Gehörgang und bewegen den Finger rasch hin und her, um Schwingungen zu erzeugen, die bis in die Tiefe des Gehörgangs eindringen (Abb. 17). Nach zehn Sekunden schnellen Vibrierens entfernen Sie den Finger. Diese Anwendung wird dreimal wiederholt.

Danach behandeln Sie mit Shiatsu-Druck die drei Punkte, die sich in der Schläfengegend hinter dem Ohr und an der Basis des Ohrs befinden (Abb. 18). Diese Punkte fallen jeweils mit dem vorderen, oberen und hinteren Ohrmuskel (M. auricularis anterior, superior und posterior) zusammen.

Danach umfassen Sie mit Ihren Fingern die Ohrmuscheln und pressen den Handwurzelbereich fest gegen das Ohr. Auf diese Weise wird das Ohr von Ihrer Hand völlig umschlossen (Abb. 19). Mit einer leichten und schnellen Bewegung drehen Sie das Ohr zehnmal einwärts und zehnmal auswärts. Zum Schluß vibrieren Sie das Ohr für zehn Sekunden. Die Handhaltung ist die gleiche, jedoch pressen Sie dabei die Handwurzel noch fester gegen das Ohr. Danach lassen Sie schnell los und wiederholen die Übung dreimal.

Abb. 17

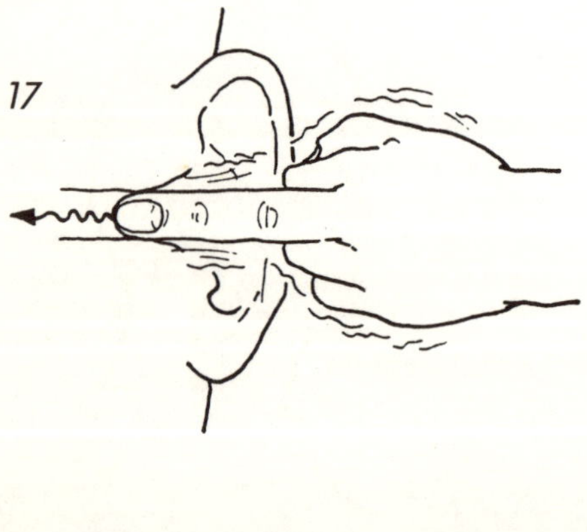

Abb. 18

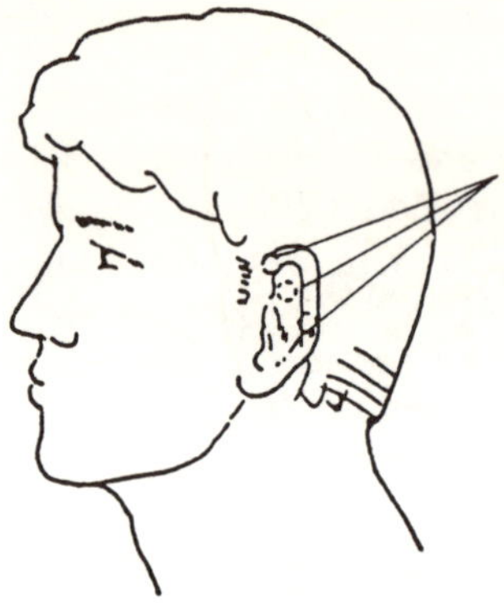

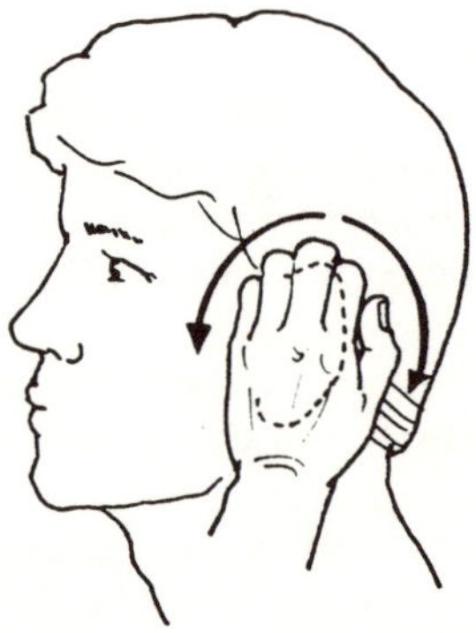

Abb. 19

Verstopfung der Nase

Diesen Zustand finden wir bei einem Sekretstau bei akutem Schnupfen, Allergien oder Nebenhöhlenentzündungen.

■ *Therapie*

Shiatsu. Die Shiatsu-Punkte bei Verstopfung der Nase liegen auf der Mittellinie der Stirn – zwischen den Augenbrauen und dem Haaransatz – und zu beiden Seiten der Nase (Abb. 20). Drücken Sie die Punkte an der Stirn mit beiden Händen (Zeige-, Mittel- und Ringfinger liegen aufeinander, linke Hand auf rechter Hand). Dreimal wiederholen. Die Punkte neben der Nase werden mit dem Zeigefinger gedrückt (die Fingerkuppe des Mittelfingers liegt auf dem Nagel des Zeigefingers). Drücken Sie an der rechten und linken Nasenseite gleichzeitig. Beginnen Sie mit den Punkten am inneren Augenwinkel und schreiten zu den Punkten neben den Nasenlöchern fort. Die Druckanwendung darf weder zu lang noch zu stark sein, sonst kann sich die Entzündung der Schleimhäute verschlimmern. Drücken Sie langsam und vorsichtig drei Sekunden pro Anwendung. Fünf bis zehnmal wiederholen.

Abb. 20

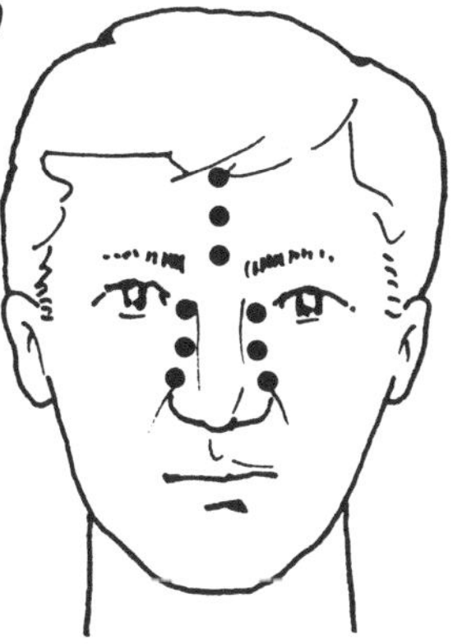

Abb. 21

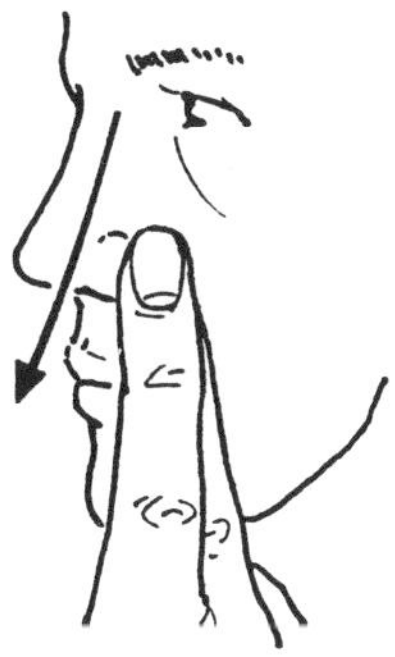

Abb. 22

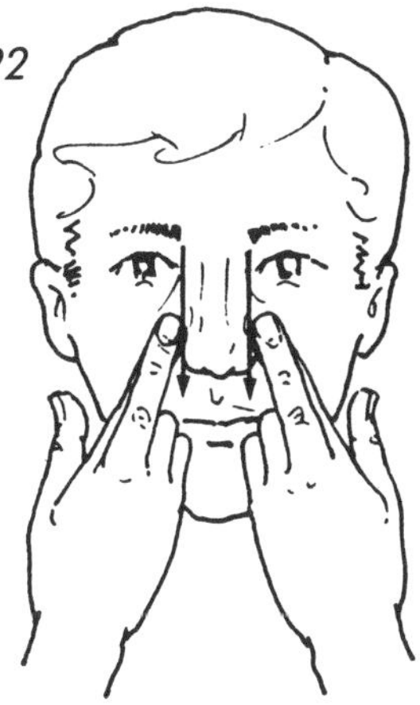

Stretching. Legen Sie wieder den Mittel- auf den Zeigefinger beiderseits der Nasenflügel und ziehen die Haut vom Augenwinkel aus abwärts. Druck und Dehnung fünf Sekunden beibehalten, dreimal wiederholen.

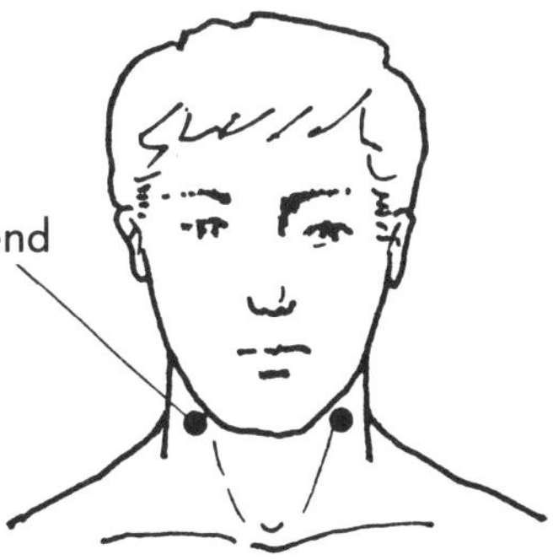

Abb. 23

Schlaflosigkeit

Schlaflosigkeit hat meistens psychische Ursachen, wobei die Angst vor der Schlaflosigkeit das Problem noch weiter verschärft. Von Schlafmitteln ist abzuraten, da diese keine Ursachen beheben und bei häufiger Einnahme süchtig machen.

■ *Therapie*

Die meisten Menschen, die an Schlaflosigkeit leiden, klagen über Verspannungen im Halsbereich (besonders im vorderen), in der Region oberhalb und zwischen den Schulterblättern, am Rücken allgemein und im Bereich des Abdomens (besonders in der Region des Zwerchfells). Die Shiatsu-Behandlung beginnt mit dem ersten Punkt in der linken vorderen Halsregion (Abb. 23). Diesen höchst wichtigen Punkt dürfen Sie unter keinen Umständen weder zu lang noch zu fest drücken. Während der Behandlung sollten Sie Ihren Hals so entspannt und natürlich wie möglich halten. Führen Sie die Druckanwendungen mit dem Daumen langsam und vorsichtig durch, jeweils drei Sekunden lang. Der erste Punkt in der vorderen, rechten Halsgegend wird in der gleichen Art und Weise behandelt. Danach sollten die Gefühle von Unruhe, Unsicherheit und Reizbarkeit abgeklungen sein. Bei der Behandlung psychisch bedingter Störungen, wie zum Beispiel Schlaflosigkeit, ist Autosuggestion ebenfalls angebracht. In diesem Fall sollten Sie sich während der Shiatsu-Anwendung innerlich suggerieren, daß Sie gut einschlafen können, wenn Sie schlafen gehen (es gibt einige Literatur für derartige Übungen).

Drücken Sie dann mit Zeige- Mittel- und Ringfinger gleichzeitig die vier seitlichen Punkte auf beiden Seiten des Halses (Abb. 24) drei Sekunden. Die Behandlung dreimal wiederholen.

Abb. 24

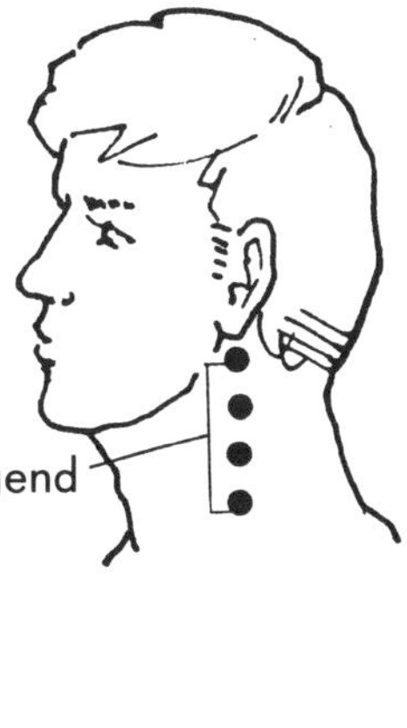

Nun drücken Sie den Punkt über der Medulla oblongata (Abb. 25) mit überlappten Mittelfingern (rechter Finger unten). Jede Anwendung dauert fünf Sekunden; man wiederholt dreimal.

Die letzten Punkte im Halsbereich sind die zwei Reihen von je vier Punkten am Nacken (Abb. 25). Die Punkte werden auf beiden Seiten gleichzeitig mit den Zeige, Mittel- und Ringfingern gedrückt. Jede Druckanwendung dauert drei Sekunden. Die Behandlung wird dreimal wiederholt.

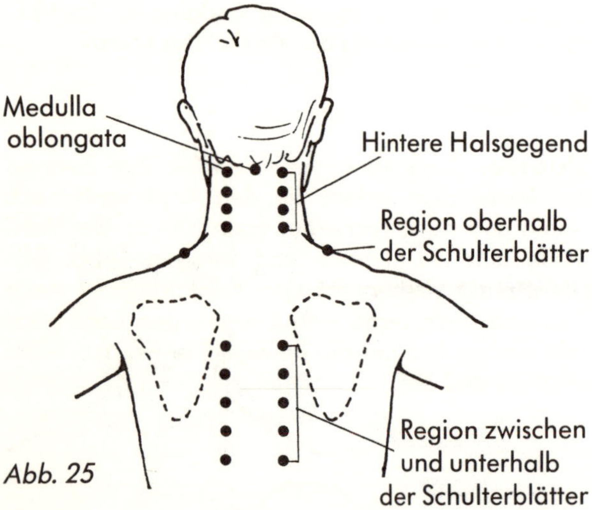

Abb. 25

Nun drücken Sie die sechs Punkte auf der Scheitellinie (Abb. 26). Legen Sie wie bei früheren Behandlungen die Zeige-, Mittel- und Ringfinger beider Hände aufeinander und drücken jeden der sechs Punkte, beginnend am vorderen Haaransatz.

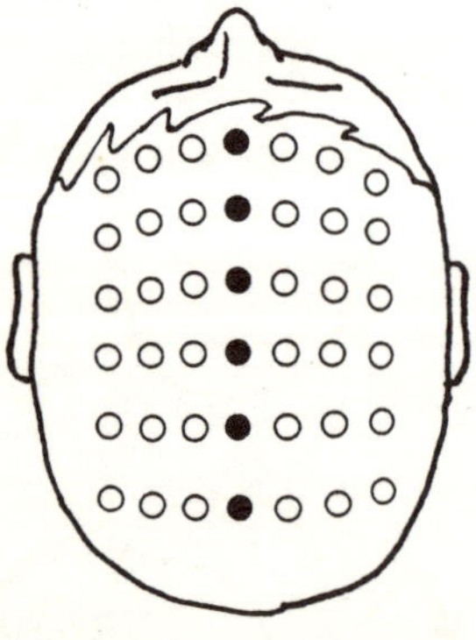

Abb. 26

Drei Sekunden drücken, dreimal wiederholen. Danach drücken Sie die Punkte zur rechten und linken Seite des sechsten (hinteren) Punkts der Mittellinie, anschließend rechts und links vom fünften Punkt, und so fort bis alle seitlichen Reihen von drei Punkten behandelt sind. Die Druckanwendung geschieht mit Zeige-, Mittel- und Ringfingern beider Hände auf beiden Seiten gleichzeitig und dauert drei Sekunden. Zum Schluß drücken Sie langsam den sechsten Punkt auf der Mittellinie mit überlappten Zeige-, Mittel- und Ringfingern beider Hände. Diese Anwendung dauert acht Sekunden und wird dreimal wiederholt.

Jetzt drücken Sie zuerst die zwei Punkte oberhalb der Schulterblätter (Suprascapular-Punkte) und und danach die Punkte unterhalb der Schulterblätter (Abb. 25). Beginnen Sie mit dem linken Punkt oberhalb des Schulterblatts, der mit Zeige-, Mittel- und Ringfinger der rechten Hand fünf Sekunden gedrückt wird. Dreimal wiederholen. Nun drükken Sie den rechten Punkt oberhalb des Schulterblatts mit Zeige-, Mittel- und Ringfinger der linken Hand. Die Punkte der zwei Reihen zwischen und unterhalb der Schulterblätter werden beidseitig mit den Daumen gedrückt. Drücken Sie jedes Punktepaar drei Sekunden; dreimal wiederholen.

Für die Shiatsu-Behandlung des Abdomens müssen Sie sich auf den Rücken legen. Sie beginnen am Zwerchfell und drücken die zehn Punkte um das Bauchgebiet (Abb. 27) mit der Handfläche. Jede Druckanwendung dauert drei Sekunden. Dreimal wiederholen. Danach drücken Sie die acht Punkte um den Nabel herum (Abb. 28) mit der Handfläche für drei Sekunden; ebenfalls dreimal wiederholen. Dann vibrieren Sie die Nabelgegend zehn Sekunden lang mit überlappten Händen. Auch das Vibrieren wird dreimal wiederholt.

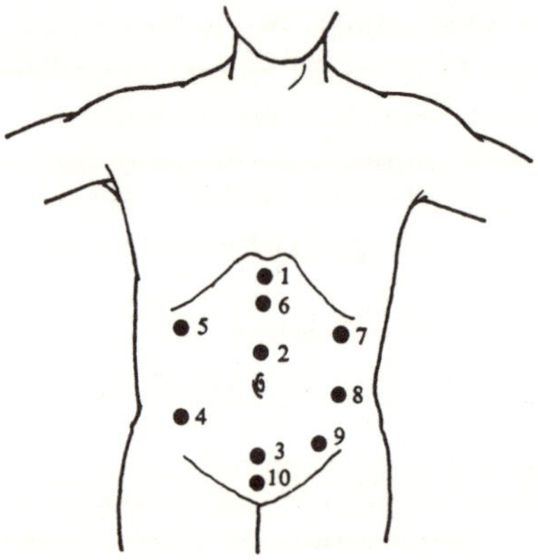

Abb. 27

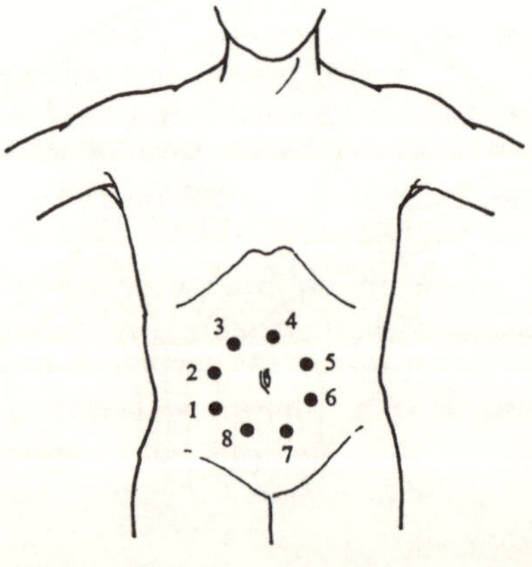

Abb. 28

Abb. 29

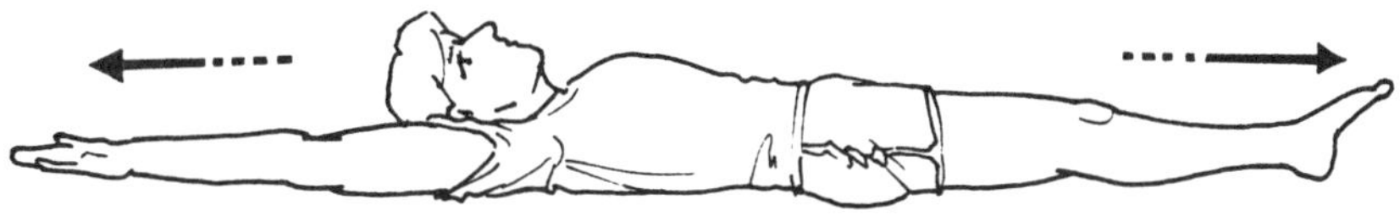

Stretching. Strecken Sie die Arme über den Kopf (Abb. 29). Versuchen Sie, den oberen Teil des Körpers und die Beine soweit wie möglich zu strecken. Halten Sie die Dehnung zehn Sekunden. Diese Übung wird dreimal wiederholt.
Diese Shiatsu und Stretching-Kombination ist von guter Wirkung, wenn sie einmal vor dem Schlafengehen durchgeführt wird.

Schleudertrauma

Dieser komplexe Zustand wird heute meist durch Verkehrsunfälle verursacht. Bei einem Zusammenstoß wird der Oberkörper plötzlich nach vorne geschleudert; durch sein Eigengewicht wird der Kopf jedoch nach hinten geschleudert. Die Halswirbelsäule wird also zuerst überdehnt (Hyperextension) und danach extrem gebeugt (Hyperflexion, siehe Abb. 30). Bei einem starken Aufprall kann es sein, daß der Kopf mit einer peitschenartigen Bewegung mehrmals vor und zurückgeschleudert wird. Durch die massive Überdehnung nach beiden Richtungen kommt es zu Schäden der Halswirbel, Bänder, Bandscheiben, Muskeln, Nerven und Blutgefäße im Bereich der Halswirbelsäule. Häufig ist keine äußere Verletzung zu sehen, und das Röntgenbild ergibt keinen außergewöhnlichen Befund. Trotzdem haben Kapillare, die Bänder der Wirbelkörper und die Muskulatur Schaden genommen, so daß einige Stunden danach oder am nächsten Tag Symptome wie Schwellungen und Entzündungen auftreten.

Abb. 30

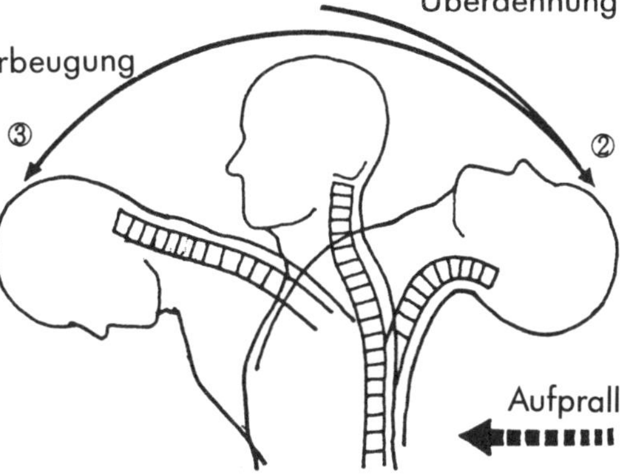

Obwohl es wichtig ist, solange zu warten, bis Entzündungen und Schwellungen abgeklungen sind, sollten Shiatsu und Stretching sobald wie möglich eingesetzt werden, ehe es zu Zuckungen, Kontraktionen und Versteifung der Muskulatur kommt.

■ *Therapie*

Shiatsu. Zunächst untersuchen Sie den Zustand der Muskulatur, indem Sie den Kopf sanft nach hinten und nach vorne bewegen, um so die Halswirbelsäule zu dehnen und beugen (Abb. 31). Gleichzeitig drehen Sie den Kopf langsam nach links und nach rechts und beugen den Kopf nach links und rechts, um die Beweglichkeit festzustellen (Abb. 32 und 33).

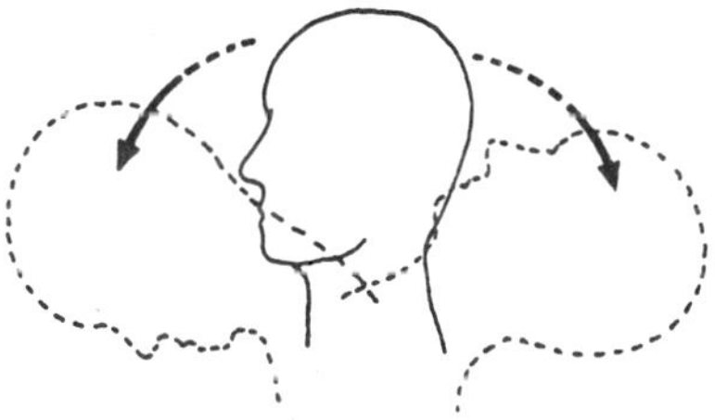

Abb. 31

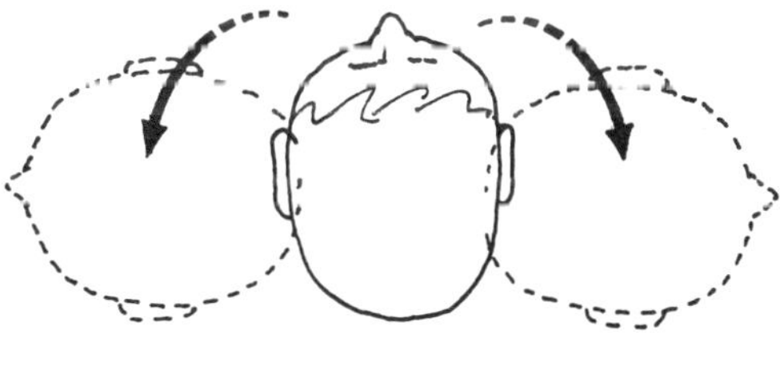

Abb. 32

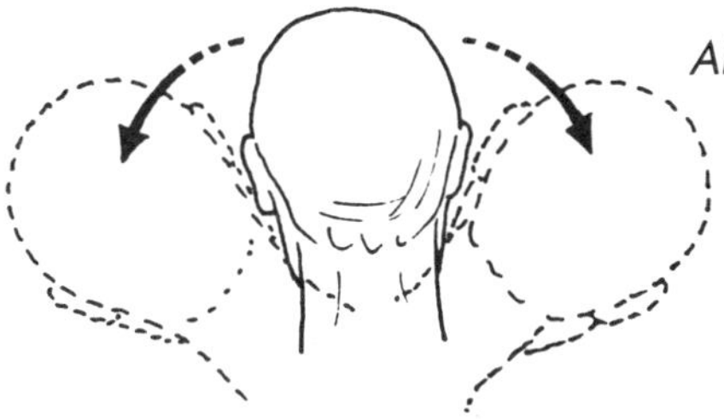

Abb. 33

Tasten Sie dann die vordere und die seitliche Halsregion, die Gegend um die Medulla oblongata und die hintere Halsregion sowie die Gegend über den Schulterblättern, die Region zwischen und unterhalb der Schulterblätter und auch die Lendengegend vorsichtig ab. Überall dort, wo es der Zustand der Muskulatur erfordert, werden die Shiatsu-Punkte behandelt (Abb. 34). Für die Rükkenpunkte sollten Sie jemanden um Hilfe bitten, um sich nicht unnötig zu verspannen.

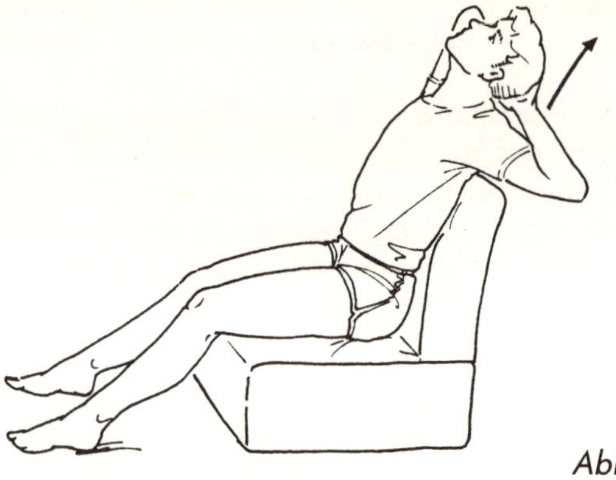

Abb. 35

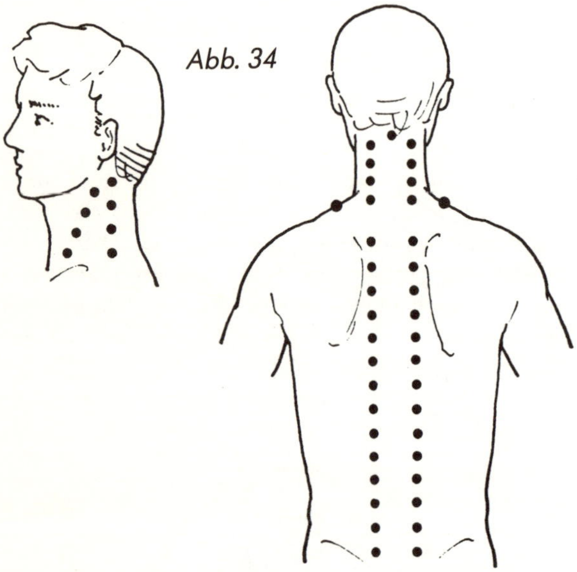

Abb. 34

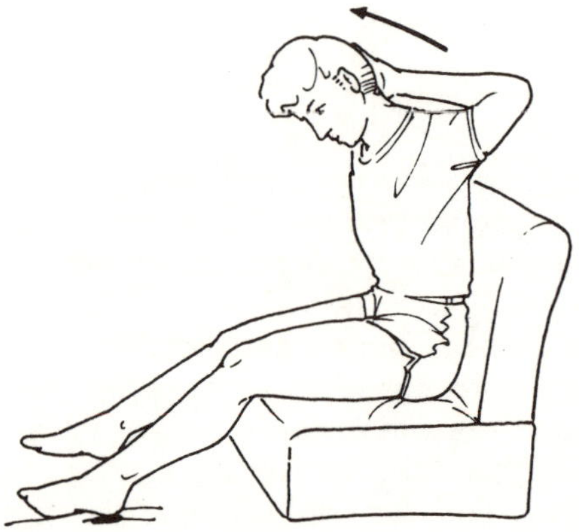

Abb. 36

Stretching. Setzen Sie sich für die folgende Stretching-Übung auf einen Stuhl oder ein Sofa mit niedriger Rückenlehne und entspannen sich. Legen Sie die verschränkten Hände auf den Nacken. Dehnen Sie die Halswirbelsäule durch eine Beugung des Kopfes um etwa dreißig Grad nach hinten (Abb. 35). Halten Sie diese Position zehn Sekunden und kehren dann in die Ausgangslage zurück; dreimal wiederholen. Senken Sie nun den Kopf im gleichen Winkel nach vorne, um die Halswirbelsäule zu beugen (Abb. 36). Diese Haltung ebenfalls zehn Sekunden beibehalten, ehe Sie zur Ausgangslage zurückkehren. Ebenfalls dreimal wiederholen.
Wenn das Stretching Schmerzen verursacht, hören Sie damit auf und führen eine vorsichtige und gründliche Shiatsu-Behandlung an jenen schmerzhaften Partien durch. Wenn Sie diese Shiatsu- und Stretching-Kombination gewissenhaft durchführen, können Sie die Restsymptome beseitigen, die oft nach einem Schleudertrauma zurückbleiben, und die damit verbundenen Gefühle von Unsicherheit.

Asthma

Beim Asthmaanfall ziehen sich die Bronchiolen zusammen, so daß es zu Atemnot kommt, wobei die Ausatmung besonders schwierig ist (expiratorische Dyspnoe). Die Anfälle stellen sich häufig nachts oder am frühen Morgen ein und sind mit erschwerter, pfeifender Atmung und dauerndem Husten verbunden. Zu den zahlreichen ursächlichen Faktoren gehören Allergien, klimatische Temperaturschwankungen, Luftdruck und Luftfeuchtigkeit, seelische Anspannung und Ermüdungszustände.

■ *Therapie*

Shiatsu. Die Behandlung beginnt in der linken vorderen Halsgegend (Abb. 37). Drücken Sie jeden der vier Punkte mit dem Daumen drei Sekunden und wiederholen dreimal. Anschließend behandeln Sie die rechte Seite auf gleiche Weise.
Zwei weitere Reihen von drei Shiatsu-Punkten beginnen in Höhe des siebten Halswirbels, den Sie gut tasten können, wenn Sie den Kopf nach vorne beugen (Abb. 38). Die untersten Punkte der Reihe sind auf gleicher Höhe mit den inneren, oberen Schulterblattwinkeln. Greifen Sie über die Schulter nach hinten und drücken die beiden Punktreihen

gleichzeitig mit Zeige-, Mittel- und Ringfinger (Abb. 39) für drei Sekunden. Dreimal wiederholen.
Auf dem Brustkorb gibt es zwei Reihen von Shiatsu -Punkten auf den Zwischenrippenmuskeln zu beiden Seiten des Brustbeins (siehe Abb. 37). Beginnen Sie oben und drücken jeweils drei Punkte auf jeder Seite mit Zeige-, Mittel- und Ringfinger für drei Sekunden. Dreimal wiederholen.

Abb. 37

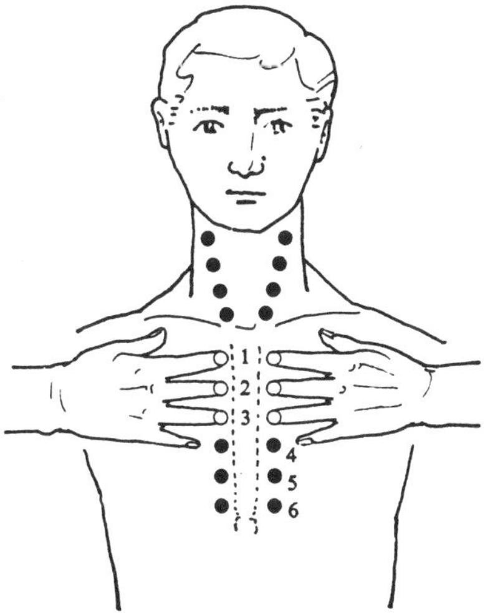

Abb. 38

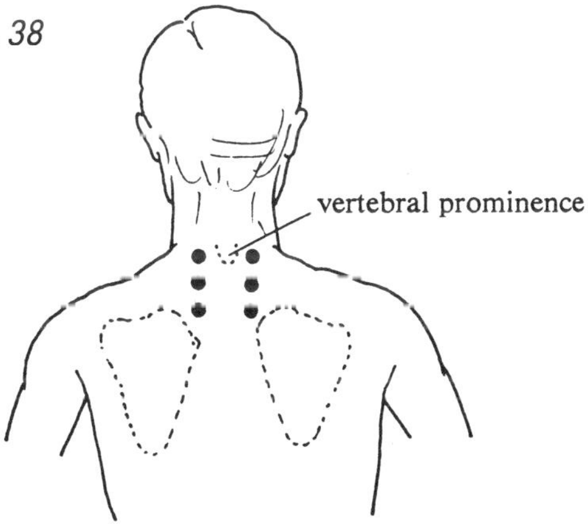

Abb. 39

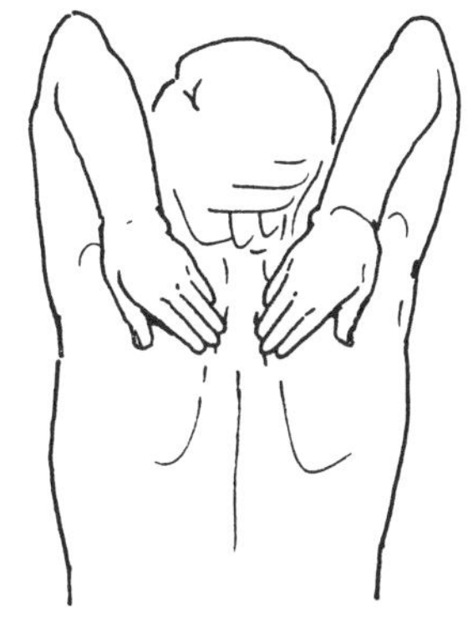

Stretching. Legen Sie Ihre Handflächen so am Brustkorb auf, daß die Fingerspitzen der Zeige-, Mittel- und Ringfinger beider Hände das Brustbein berühren (Abb. 40). Führen Sie dann zehnmal eine nach außen gerichtete Drehbewegung mit festem Druck aus (Abb. 40).
Abschließend legen Sie die Handflächen mit nach unten gerichteten Fingern auf den Brustkorb und streichen das Zwerchfell mit schneller und kräftiger Bewegung bei gleichzeitiger Ausatmung nach unten (Abb. 41).

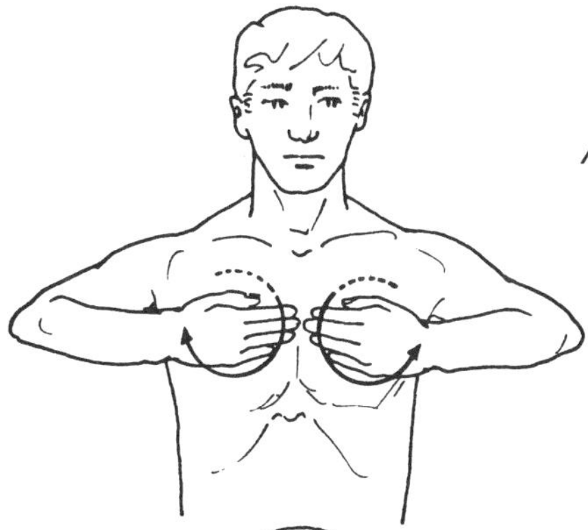

Abb. 40

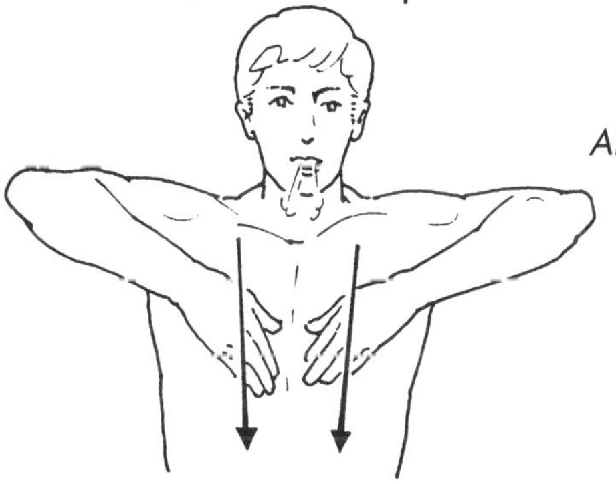

Abb. 41

Schmerzhafte Schultersteife (Periarthropathia humero-scapularis)

Diese Alterskrankheit tritt häufig ab dem fünfzigsten Lebensjahr auf. Aufgrund von Bewegungsmangel ist der normale Bewegungsradius der Schultergelenke nicht mehr vorhanden. Häufig sind Menschen betroffen, die tagaus, tagein am Schreibtisch sitzen, also bei ihrer täglich Arbeit zwar ihre Hände, nicht jedoch die Schultern gebrauchen. Durch einseitige Haltung bei der Arbeit wird die Durchblutung abgeschnürt und das wenig beanspruchte Schultergelenk erhält zuwenig Synovialflüssigkeit, die das Gelenk schmiert. Meist löst ein plötzliches Heben der Arme oder der Versuch, die Hände hinter den Rücken zu bringen, einen scharfen Schmerz im Schulterbereich aus.

Shiatsu. Beginnen Sie mit der Lockerung der Halspartie durch eine gründliche Shiatsu-Behandlung der vier Punkte an der seitlichen Halsregion (Abb. 42). Konzentrieren Sie sich dann auf die Zone um das Schultergelenk (Abb. 42). Zunächst drücken Sie vorsichtig die vorderen, mittleren und hinteren Reihen von drei Punkten auf beiden Deltamuskeln, dann die vier Punkte, die sich oberhalb des Schulterblatts zwischen Nacken und Schulter erstrecken. Anschließend behandeln Sie die drei diagonal absteigenden Reihen von je drei Punkten auf der Außenseite des Schulterblatts. Der Shiatsu -Druck wird mit Zeige-, Mittel- und Ringfingern angewandt.

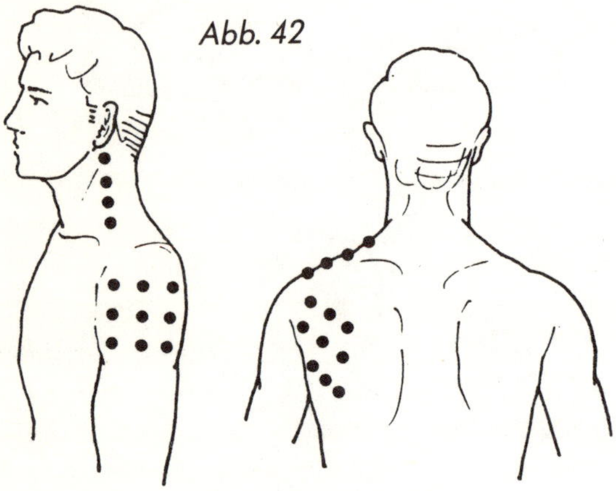

Abb. 42

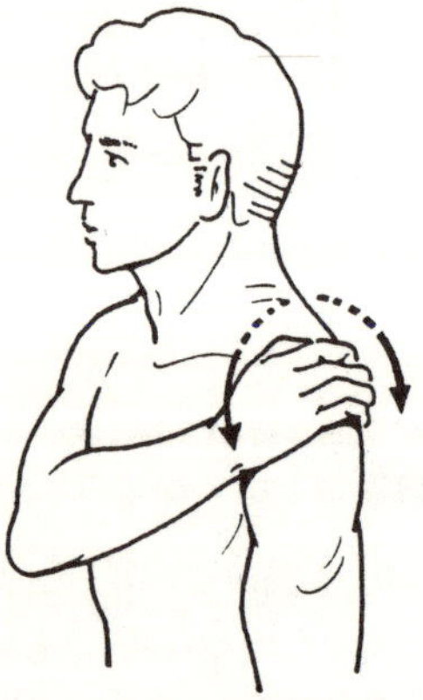

Abb. 43

Stretching Umfassen Sie mit der rechten Hand das Schultergelenk und drehen es Gelenk fünfmal nach vorne und dann fünfmal nach hinten (Abb. 43). Diese Stretching-Übung dreimal, abwechselnd nach vorne und nach hinten, durchführen.
Anschließend heben Sie den linken Arm hoch, beugen das Ellenbogengelenk und führen die Hand zum Rücken (Abb. 44). Legen Sie dann die rechte Hand auf das linke Ellenbogengelenk und drücken es nach unten. In dieser Haltung zehn Sekunden bleiben. Dann strecken Sie die Arme diagonal nach oben und umfassen mit der rechten Hand das Handgelenk des linken Arms (Abb 45). Heben Sie nun in drei Stufen den Arm, bis er gerade nach oben zeigt. Diese Haltung zehn Sekunden beibehalten; der linke Ellenbogen sollte ganz durchgestreckt sein. Die Übung auf der anderen Seite wiederholen.

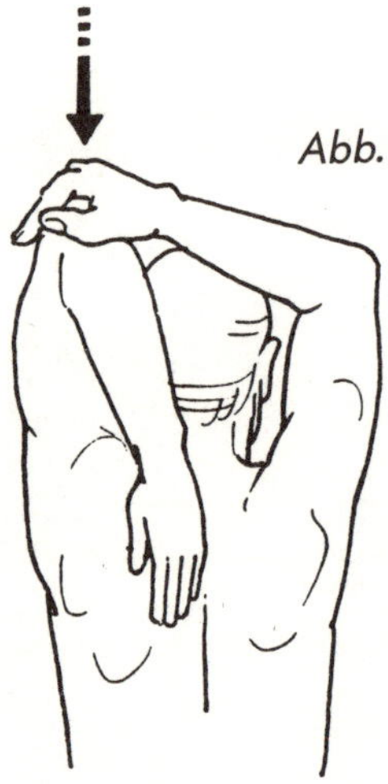

Abb. 44

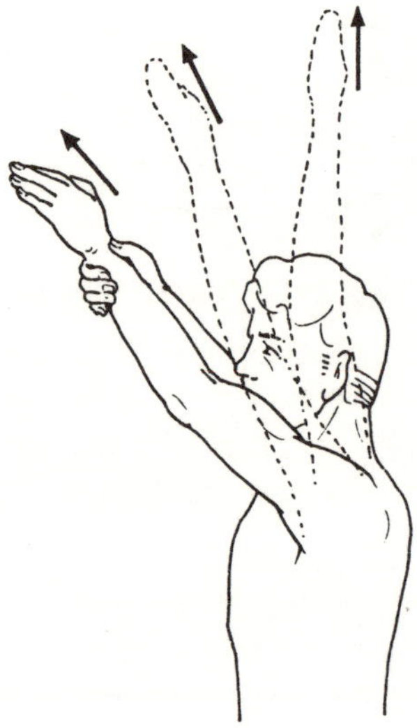

Abb. 45

Steife Schultern

Die nachfolgend beschriebenen Shiatsu- und Stretching-Behandlungen helfen in den meisten Fällen bei verspannten und steifen Schultern, ein Zustand, der meist auf Übermüdung beruht. Manche Fälle beruhen jedoch auf pathogenen Reflexen, die durch Störungen innerer Organe hervorgerufen werden. Durch Unregelmäßigkeiten des Herzens, bei Magenproblemen, wenn die Bauchspeicheldrüse oder die linke Niere nicht richtig funktionieren, kann es Verspannung und Steifigkeit der linken Region oberhalb des Schulterblatts kommen. Störungen der Leber, der Gallenblase und der rechten Niere hingegen verursachen Verspannungen auf der rechten Seite (Abb. 46 und 47). Mit Shiatsu kann man auf reflektorischem Wege einen positiven Einfluß auf die inneren Störungen nehmen und so auch die Verspannungen der Schultern beheben.

Abb. 46: Viszero-kutaner Reflex

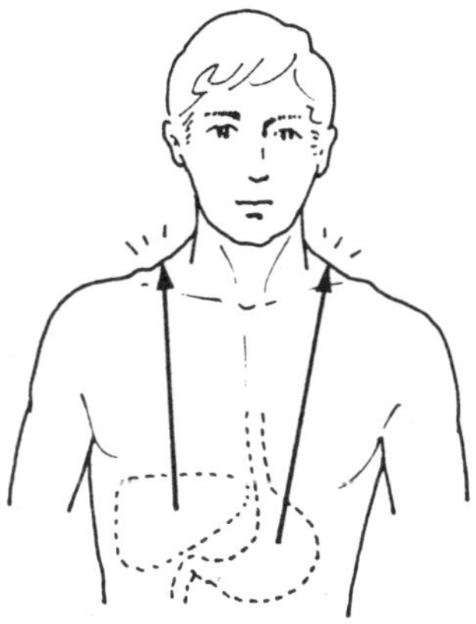

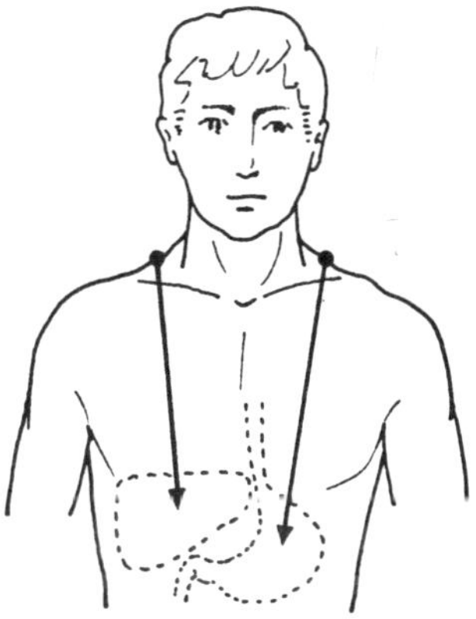

Abb. 47: Kutaneo-viszeraler Reflex

■ *Therapie*

Shiatsu. Drücken Sie zunächst die linke Region oberhalb des Schulterblatts fünf Sekunden mit Zeige-, Mittel- und Ringfinger der rechten Hand und die rechte Region oberhalb des Schulterblatts mit der linken Hand. Dann lockern Sie den Schulterblattheber (M. levator scapulae), den Obergrätenmuskel (M. supraspinatus) und den Kappenmuskel (M. trapezius) durch Shiatsu-Druck an der seitlichen und hinteren Halsregion und der Region oberhalb des Schulterblatts bis zur Schulter.

Stretching. Stellen Sie sich aufrecht hin und lassen Ihre Arme locker zur Seite hängen. Dann heben Sie beide Schultern so weit wie möglich und bleiben zehn Sekunden in dieser Haltung (Abb. 48). Lassen Sie dann die Schultern plötzlich fallen und kehren zur Ausgangslage zurück (Abb. 49). Diese Übung dreimal wiederholen. Nun legen Sie beide Hände hinter den Rücken und umgreifen das linke Handgelenk mit der rechten Hand. Während Sie den Kopf nach oben und nach rechts beugen, ziehen Sie den linken Arm mit der rechten Hand nach unten (Abb. 50). In dieser Haltung zehn Sekunden bleiben, ehe Sie die Dehnung lösen. Die Übung wird dreimal wiederholt und dann auf der rechten Seite durchgeführt.
Die Wirkung kann noch erheblich gesteigert werden, wenn Sie Shiatsu an beiden Seiten der Wirbelsäule und am Abdomen durchführen (siehe Kap. 2.5 und 2.9).

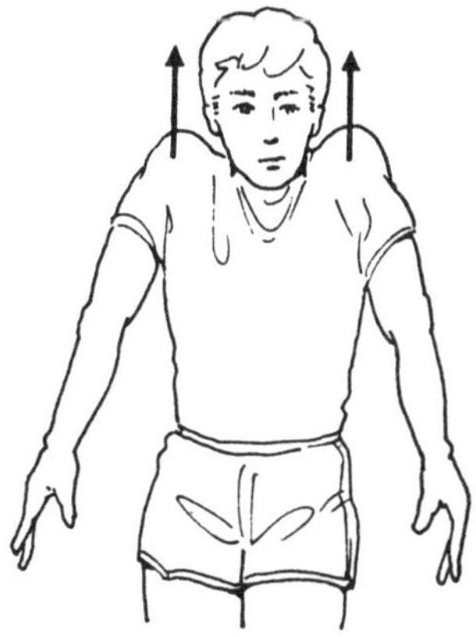

Abb. 48

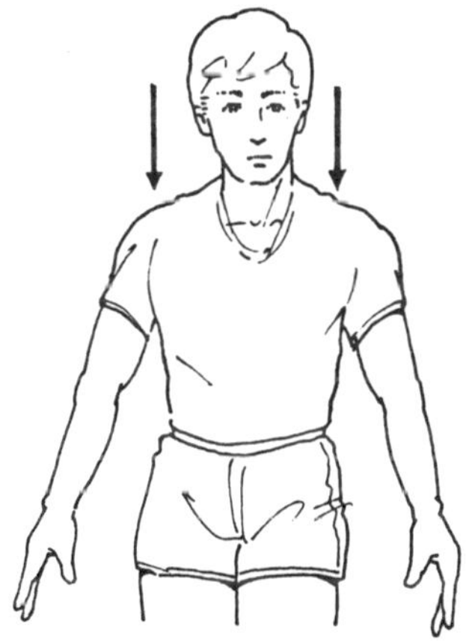

Abb. 49

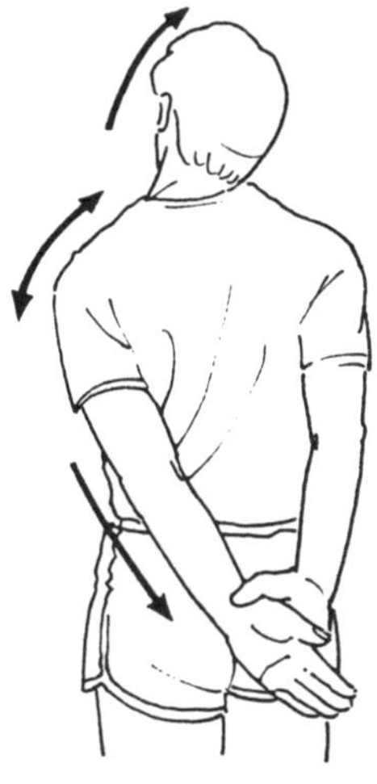

Abb. 50

Pathologische Wirbelsäulenverkrümmungen

Von vorne betrachtet, scheint die Wirbelsäule gerade zu sein. In der Seitenansicht erkennt man vier physiologische Krümmungen. Die sieben Halswirbel bilden eine leicht nach vorne gekrümmte Linie. Die zwölf Brustwirbel beschreiben eine Kurve nach hinten, während die Linie der Lendenwirbel wieder nach vorne weist. Schließlich zeigen die Kreuzbeinwirbel und das Steißbein eine leichte Krümmung nach hinten (Abb. 51). So bildet die gesamte Wirbelsäule ein doppeltes "S". Wenn eine dieser physiologischen Verkrümmungen größer oder kleiner als die Norm ist, haben wir es mit folgenden pathologischen Zuständen zu tun:

Abb. 51: Normal

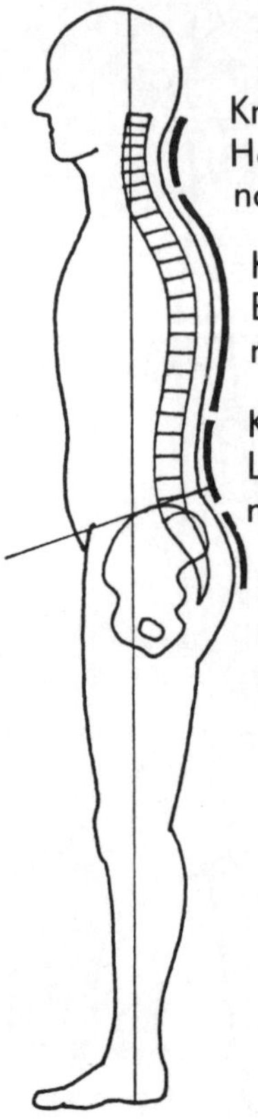

Abb. 52: Lordose

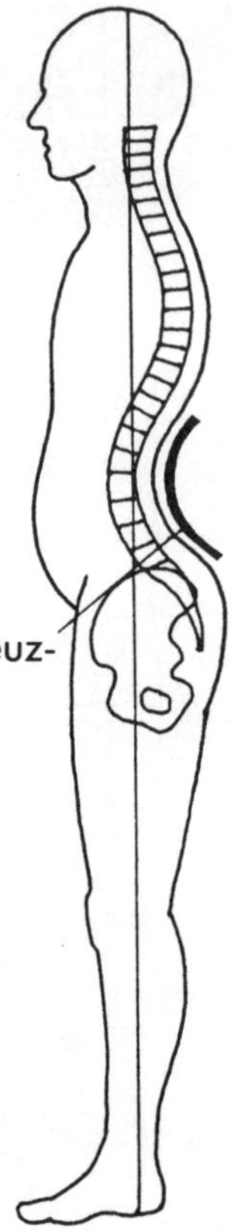

Lordose. Bei der Lordose ist die Krümmung der Lendenwirbel nach vorne abnorm groß, so daß das Becken sich nach vorne schiebt (Abb. 52). Von der Seite betrachtet neigt sich das Becken etwa im Dreißig-Grad-Winkel nach vorne. Bei zunehmender Krümmung der Lendenwirbelsäule nach vorne wird der Winkel größer, bei fortschreitender Abflachung nimmt der Winkel ab. In schweren Fällen belastet das vorgeschobene Becken die Lendenwirbelsäule so stark, daß es zu entsprechenden Rückenschmerzen kommt. Durch Druck auf die Nierenvene kann es zur Eiweißausscheidung im Urin kommen. Diese Fehlstellung schwächt die Muskulatur des Abdomens, verursacht Organsenkungen und disponiert zu Rückenschmerzen im Bereich der Lendenwirbelsäule.

Kyphose (Buckel, Rundrücken). Dieser Zustand, der auch als Rundrücken bezeichnet wird, ist durch eine abnorme Krümmung der Brustwirbelsäule nach hinten gekennzeichnet (Abb. 53). Durch langanhaltendes Arbeiten mit gebeugtem Rücken wird die Rückenmuskulatur ständig gedehnt, wodurch sie an Geschmeidigkeit und Kontraktionskraft verliert. Gleichzeitig verliert die Brustmuskulatur ebenfalls an Geschmeidigkeit und verspannt sich. Wenn solche Zustände über längere Zeit gegeben sind, kommt es zur Kyphose.

Flachrücken. Bei diesem Zustand finden wir eine abnorm schwache physiologische Krümmung im Bereich der Hals-, Brust- und Lendenwirbelsäule (Abb. 54). Die Beugungsbewegungen des Oberkörpers sind eingeschränkt, es kommt zur Verspannung der Bänder und der Muskulatur, was die Abflachung noch weiter verschlimmert und das Gleichgewicht des Schwerpunkts des Körpers empfindlich stört und Schmerzen im Bereich der Brust- und Lendenwirbelsäule verursacht.

Schlechte Haltung. Hier finden wir eine Kombination von einer Rückwärtskrümmung der Brustwirbelsäule und einer Vorwärtskrümmung der Lendenwirbelsäule (Abb. 55).

Skoliose. Eine Verkrümmung der Wirbelsäule zur rechten oder linken Seite wird als Skoliose bezeichnet. Tritt eine solche Verkrümmung während der Periode starken Wachstums im Alter von fünfzehn oder sechzehn Jahren auf, spricht man von einer idiopathischen Skoliose (Abb. 56). Dieser Zustand wird durch eine Verdrehung einzelner Wirbelkörper verursacht. Verdrehen sich die Wirbelkörper nach links, wird sich die Wirbelsäule nach rechts verkrümmen (Abb. 57 und 58). Mit fortschreitender Deformierung kommt es zu einer Verziehung der Rippen, die man in normal verlaufenden Fällen nicht antrifft. Anhaltende Verspannung der Muskulatur auf einer Seite der Wirbelsäule kann ebenfalls zur Skoliose führen. Einseitige Belastungen können auch die Neigung zur Skoliose erhöhen.

Abb. 53: Kyphose

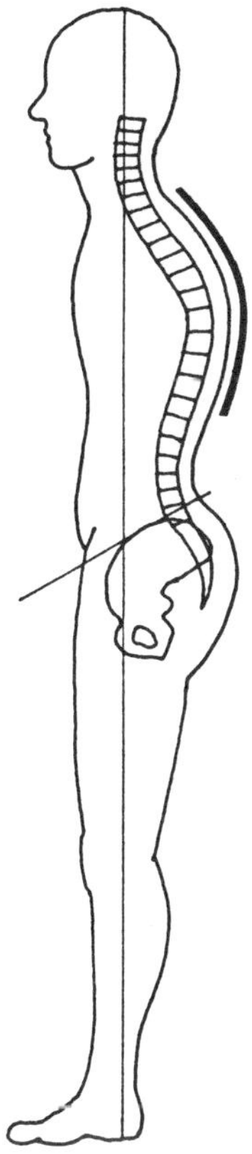

Abb. 54: Flachrücken

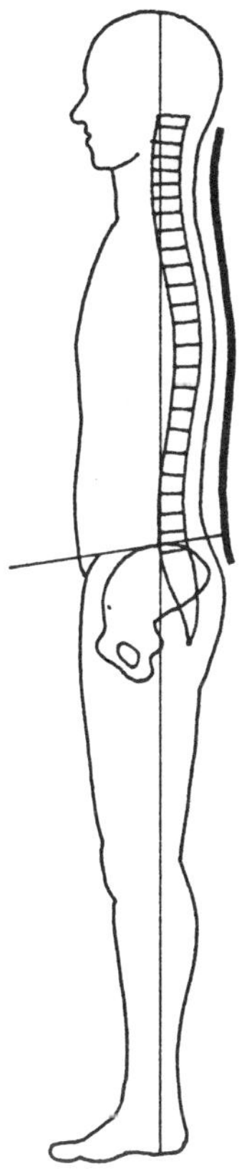

Abb. 55: Schlechte Haltung

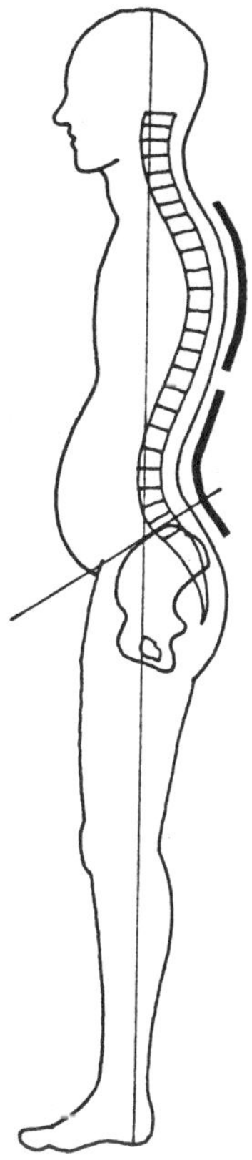

Abb. 56: Skoliose

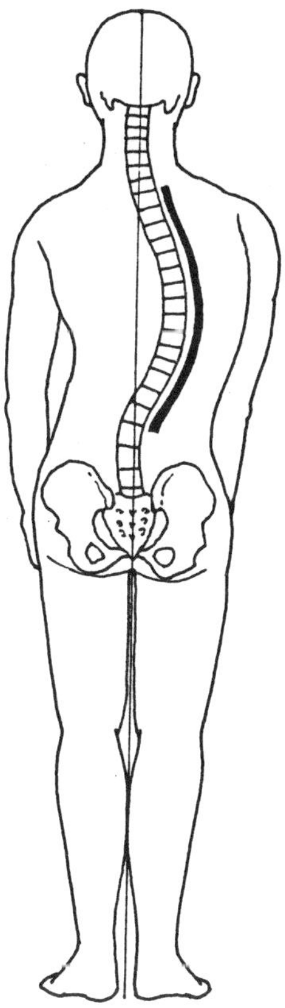

Abb. 57

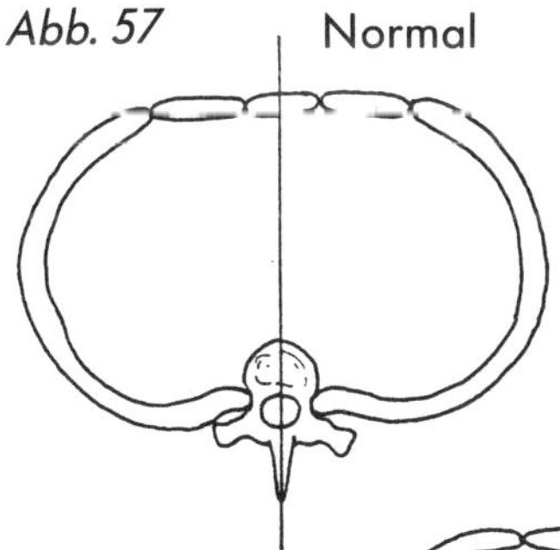

Abb. 58

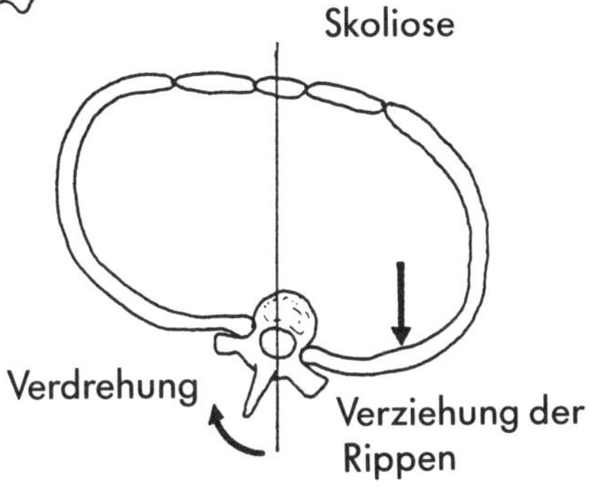

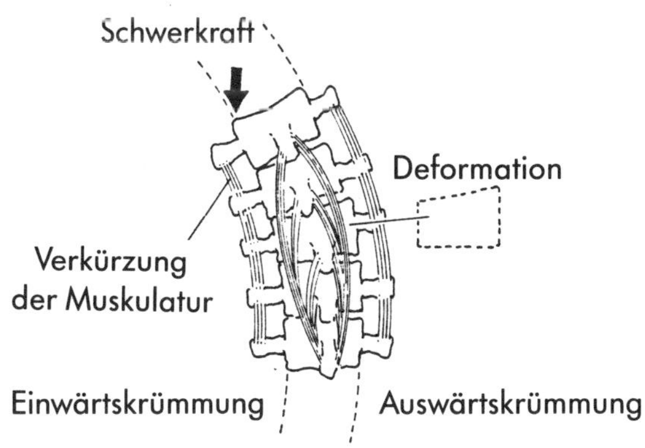

Abb. 59

Lordose. Führen Sie zunächst eine gründliche, jedoch vorsichtige Shiatsu-Behandlung der Namikoshi-Punkte, der Punkte im Bereich des unteren Abdomens, der Lendenwirbelsäule und im Gesäßbereich durch (Abb. 60 und 61).

Um Stretching durchzuführen, nehmen Sie eine bequeme, stehende Haltung ein. Ziehen Sie das untere Abdomen ein und schieben gleichzeitig die Gesäßpartie nach vorne (Abb. 62). In dieser Haltung zehn Sekunden bleiben. Die Stretching-Übung dreimal wiederholen.

Nun führen Sie eine diagonal nach oben gerichtete Dehnung des Oberkörpers durch. Setzen Sie sich auf einen Stuhl. Legen Sie die verschränkten Finger beider Hände auf den unteren Abdomen. Dann lehnen Sie den Oberkörper diagonal nach vorne (Abb. 63). Diese Dehnung zehn Sekunden lang beibehalten, danach wieder bequem hinsetzen; dreimal wiederholen. Diese Übung vermindert die Krümmung der Lendenwirbelsäule nach vorne, indem die Muskulatur des Rückens gedehnt wird.

Bei der letzten Stretching-Übung legen Sie zwei oder drei Kissen auf die Vorderkante eines Schreibtischs oder eines anderen Tischs. Legen Sie sich mit dem Abdomen (an der höchsten Stelle) auf die Kissen. Die Beine sollten über dem Boden baumeln. Nun entspannen Sie sich mit gerade hinunterhängenden Beinen (Abb. 64). Auf diese Weise wird die Lendengegend zwanzig Sekunden lang gedehnt. Dann bringen Sie die Füße wieder auf den Boden. Die Übung wird dreimal wiederholt.

Abb. 61

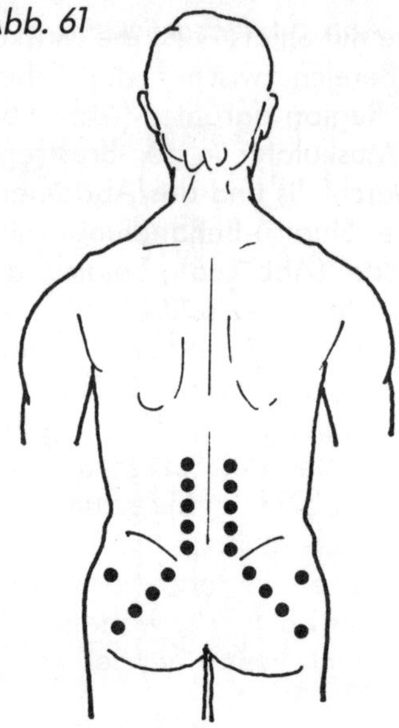

Abb. 62

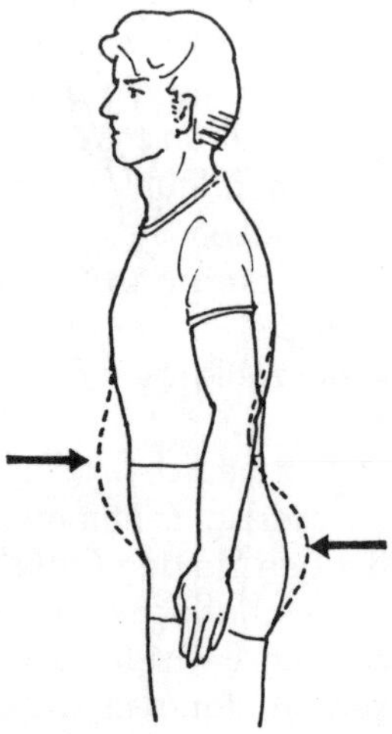

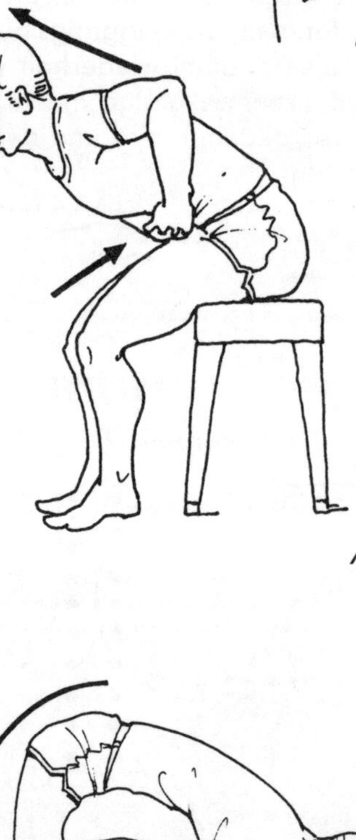

Abb. 63

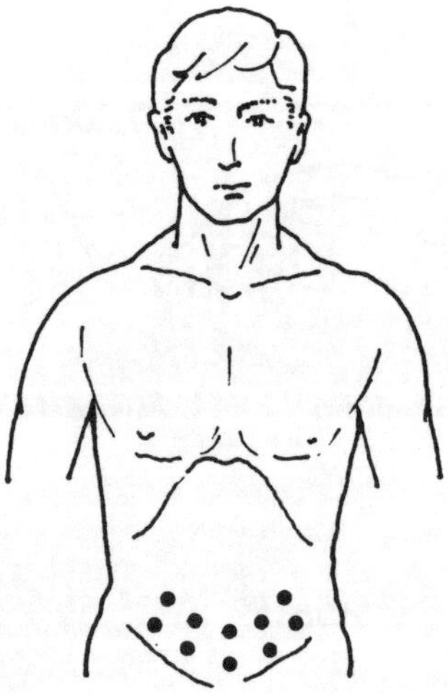

Abb. 60

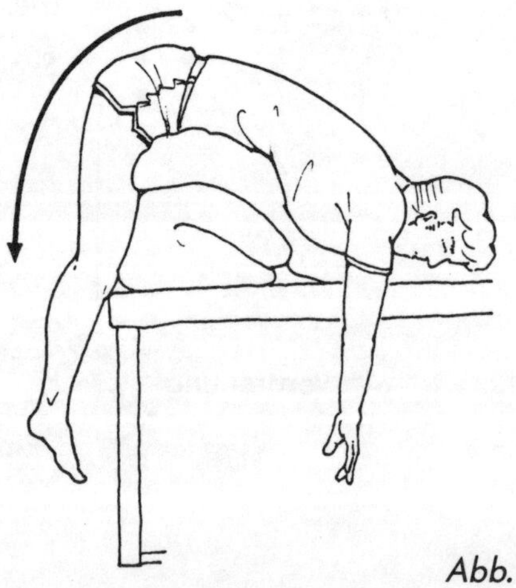

Abb. 64

Kyphose. Lockern Sie mit Shiatsu erst die Muskulatur des Rückens im Bereich zwischen den Schulterblättern und in der Region darunter (Abb. 65). Dann lockern Sie die Muskulatur in der Brustregion, im Bereich des Zwerchfells und des Abdomens durch eine gründliche Shiatsu-Behandlung aller dort befindlichen Punkte (Abb. 66). Shiatsu am Rücken ist besonders wichtig und sollte täglich, in stehender, kniender oder sitzender Haltung durchgeführt werden (siehe auch Kapitel 2.5).
Die Wirkung dieser Behandlung kann durch die folgende Übung gesteigert werden. Setzen Sie sich auf einen Stuhl und führen beide Hände zum Rükken; setzen Sie die Daumen so hoch wie möglich am Rücken an. Nun drücken Sie mit beiden Daumen die Punkte des Rückens abwärts, während Sie gleichzeitig den Rumpf nach hinten beugen (Abb. 67).
Stellen Sie sich für die folgende Stretching-Übung etwa vierzig Zentimeter mit dem Rücken zur Wand. Beugen Sie den Oberkörper nach hinten und legen die Handflächen flach auf die Wand (Abb. 68). Bleiben Sie zehn Sekunden in dieser Haltung und kehren dann in die Ausgangslage zurück. Diese Übung sollte dreimal wiederholt werden. Sie kräftigt die Rückenmuskulatur, indem der vordere Teil des Rumpfs gedehnt wird und der Rücken sich zusammenzieht.

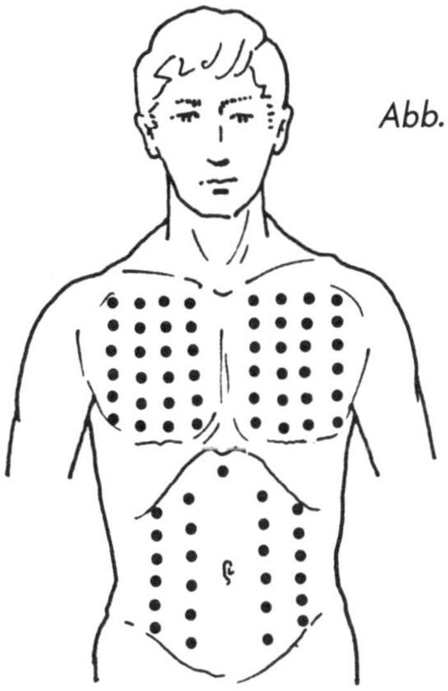

Abb. 66

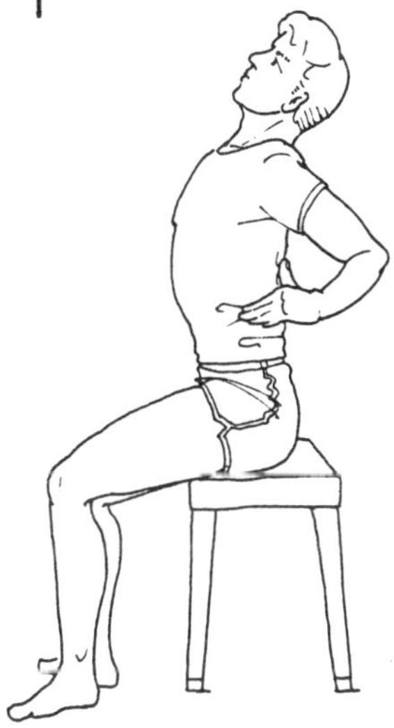

Abb. 67

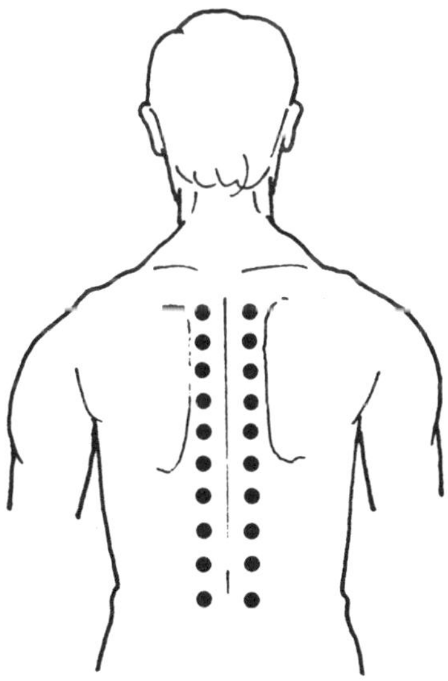

Abb. 65

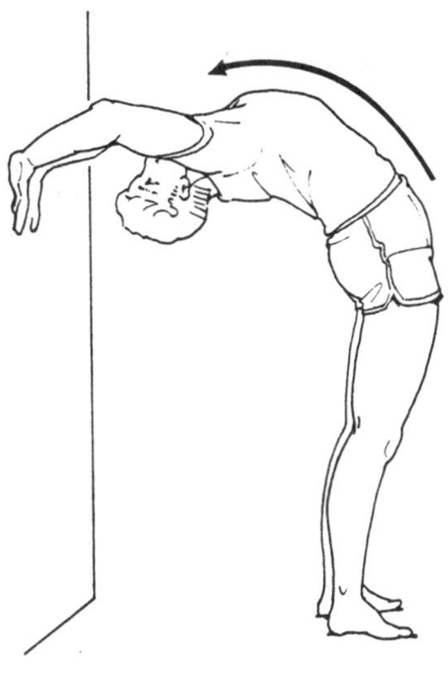

Abb. 68

Flachrücken. Die Shiatsu-Punkte befinden sich rechts und links der Wirbelsäule und beginnen oben zwischen den oberen, inneren Schulterblattwinkeln und erstrecken sich hinunter bis knapp oberhalb des Kreuzbeinkamms (Abb. 69). Leiten Sie den Druck nach vorne und beugen Sie gleichzeitig den Rücken nach vorne (Abb. 70). Führen Sie diese Behandlung täglich in stehender, kniender oder sitzender Haltung durch.
Bei der nächsten Stretching-Übung stellen Sie sich zunächst aufrecht, verschränken die Finger beider Hände und legen sie auf den Nacken. Dann beugen Sie die Knie, gehen in eine halbhockende Stellung, neigen den Oberkörper nach vorne und schieben die Gesäßpartie nach hinten (Abb. 71). Zehn Sekunden in dieser Haltung bleiben. Diese Übung wird zehnmal wiederholt; dazwischen immer in die aufrechte Haltung zurückgehen und entspannen.
Als nächstes legen Sie sich auf den Rücken und schieben ein Kissen unter die Lendenregion. Die Finger beider Hände werden verschränkt und dann auf den Nacken gelegt. Aus dieser Haltung richten Sie sich mit dem Oberkörper auf (Abb. 72). Zehnmal wiederholen.

Abb. 70

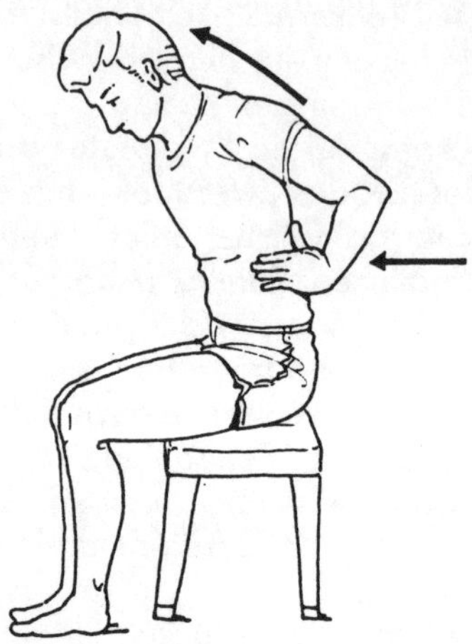

Abb. 71

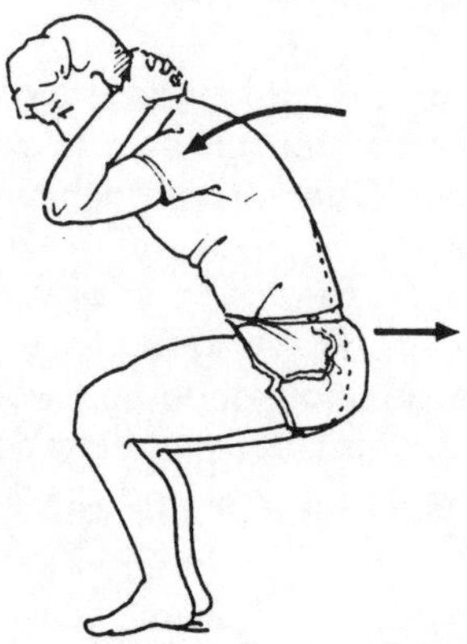

Abb. 69

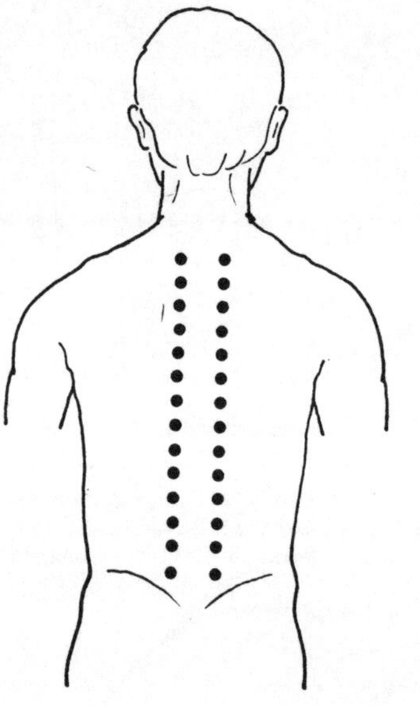

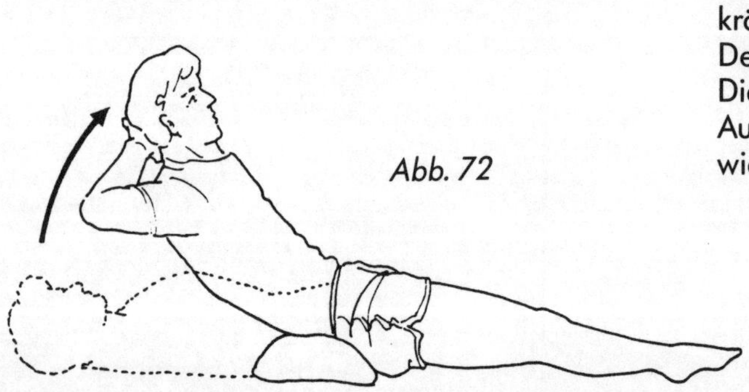

Abb. 72

Schlechte Haltung. Führen Sie zuerst die Übungen durch, die bei Lordose und Kyphose vorgeschlagen wurden. Sie verbessern die therapeutische Wirkung, wenn Sie ein kräftiges Stretching der Muskulatur des Rückens und des Abdomens durchführen.
Kräftigen Sie den Rücken mit folgender Übung: Legen Sie sich mit dem Bauch auf den Boden, die verschränkten Finger beider Hände auf den Nacken und heben den Oberkörper vom Boden ab (Abb. 73). Diese Position zehn Sekunden beibehalten, ehe Sie in die Ausgangsposition zurückkehren und sich entspannen. Dreimal wiederholen. Dann kräftigen Sie die Bauchmuskulatur mit der gleichen Dehnung aus einer Rückenlage heraus (Abb. 74). Diese Position zehn Sekunden halten und in die Ausgangslage zurückkehren. Ebenfalls dreimal wiederholen.

Abb. 73: Kräftigung der Rückenmuskulatur

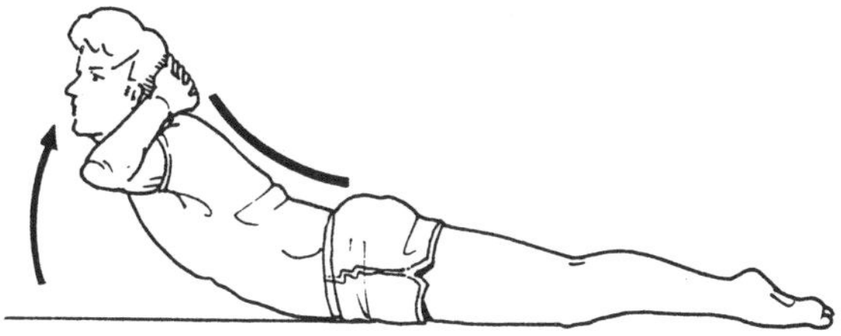

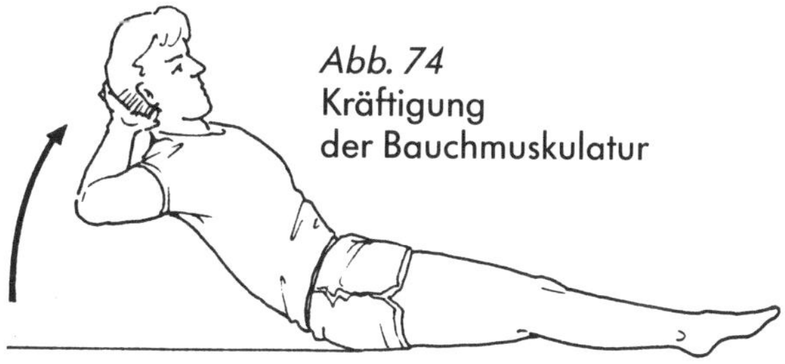

Abb. 74
Kräftigung
der Bauchmuskulatur

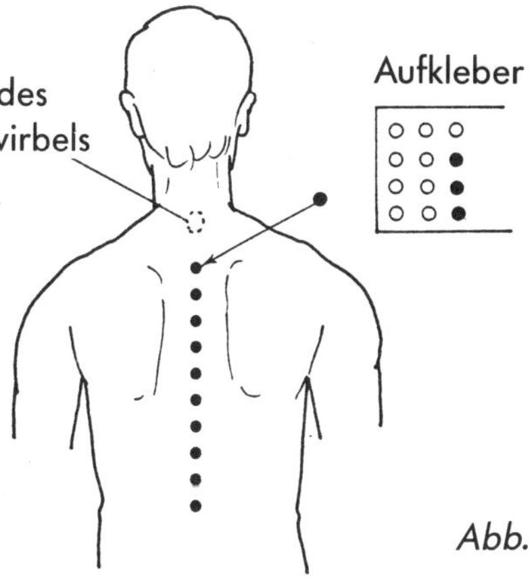

Abb. 76

Skoliose Shiatsu wird auf beiden Seiten der Wirbelsäule angewandt, wobei Sie besondere Aufmerksamkeit auf die vier Punkte in der hinteren Halsregion und die zehn Punkte zwischen und unterhalb der Schulterblätter richten müssen (Abb. 75). Das Ausmaß der Kurvatur können Sie ermitteln, wenn Sie die Position der Dornfortsätze jedes Brustwirbels unterhalb des Dornfortsatzes des siebten Halswirbels sorgfältig feststellen und diese markieren, etwa mit einem Aufkleber (Abb. 76).

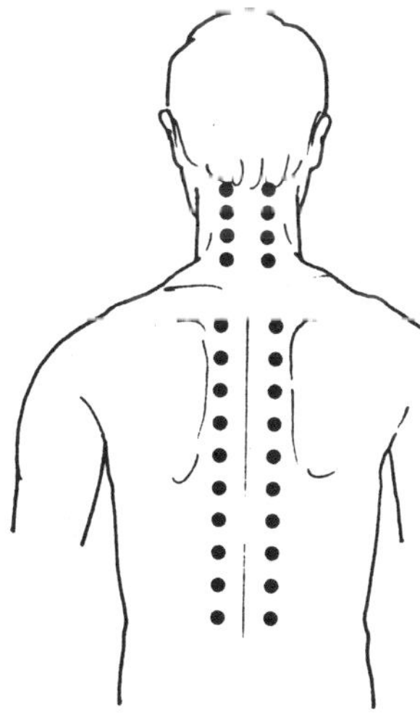

Abb. 75

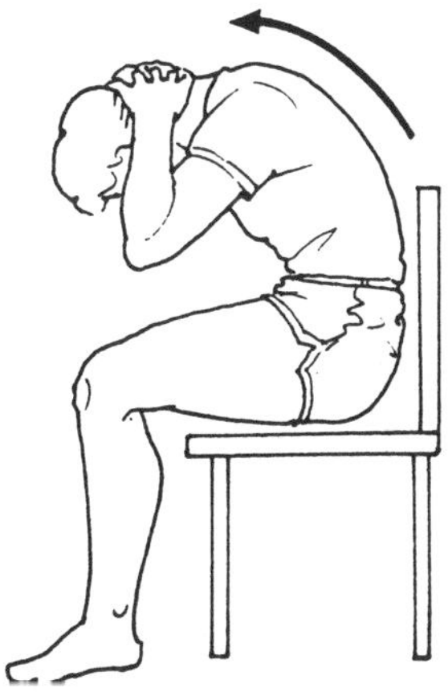

Abb. 77: Beugung

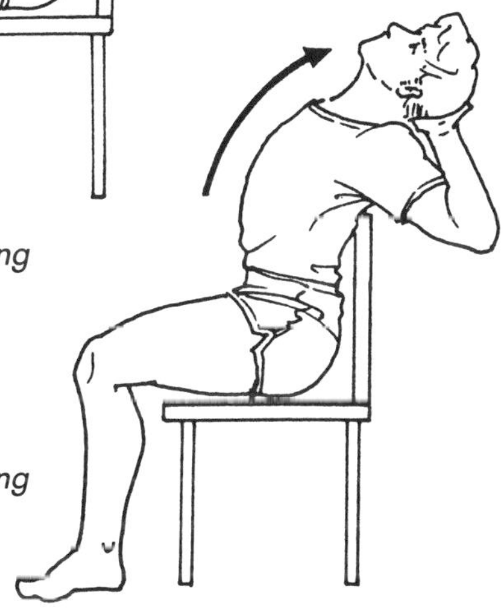

Abb. 78: Dehnung

Nun führen Sie die folgende Stretching-Übung durch. Setzen Sie sich auf einen Stuhl und legen Ihre verschränkten Finger beider Hände auf den Nacken. Beugen Sie sich nach vorne, nach hinten, zur rechten und zur linken Seite (Abb. 77-79).

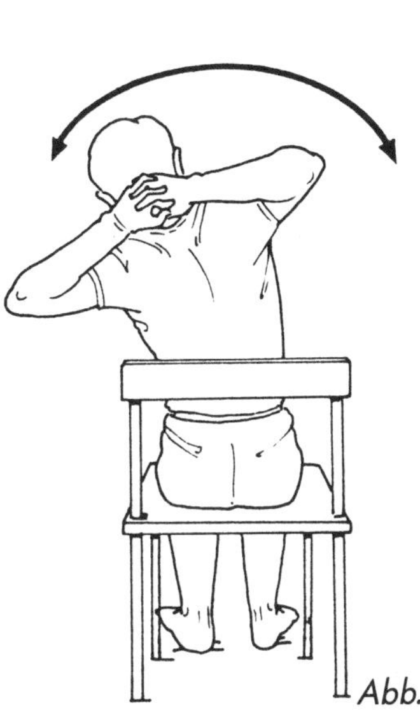

Abb. 79: Beugung zur Seite

Dann greifen Sie die Stuhllehne mit beiden Händen und drehen den Oberkörper einmal nach links und dann zurück und ebenso nach rechts und zurück (Abb. 80). Bleiben Sie zehn Sekunden in der Dehnhaltung und wiederholen dreimal.

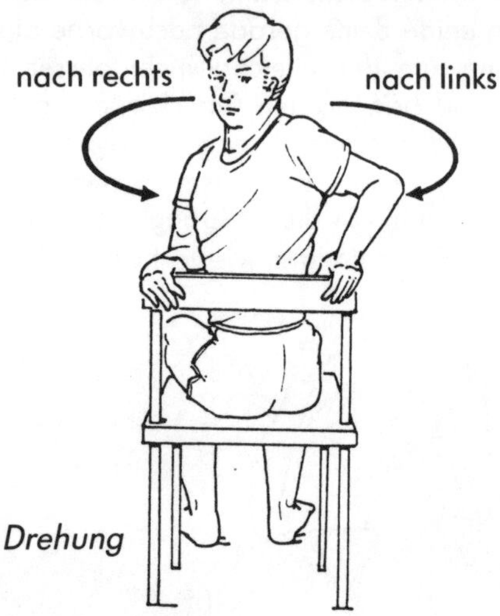

Abb. 80: Drehung

Idiopathische Skoliose. Diesen Zustand muß man spätestens im Alter von zwölf oder dreizehn Jahren in den Griff bekommen. Wenn die Krankheit sich weiterentwickelt bis in ein Alter von fünfzehn, sechzehn Jahren ist sie möglicherweise nicht mehr der Therapie zugänglich. Vorbeugende Maßnahmen und eine möglichst früh einsetzende Behandlung sind daher von größter Bedeutung. Eltern mit Kindern im Alter von zwölf, dreizehn Jahren sollten den Zustand der Wirbelsäule ihrer Kinder besonders gut beobachten und gegebenenfalls die Muskulatur auf beiden Seiten der Wirbelsäule mit Shiatsu behandeln, um jegliches Ungleichgewicht zu vermeiden. Behandeln Sie in diesem Fall die Nackengegend und die Region zwischen den Schulterblättern täglich fünf oder zehn Minuten lang mit Shiatsu und lassen die Kinder dreimal Stretching-Übungen zur Dehnung der Rückenmuskulatur durchführen. Die tägliche Durchführung dieser Maßnahmen stellt die wirkungsvollste Vorbeugung gegen idiopathische Skoliose dar. Achten Sie darauf, daß die Kinder die Übung täglich durchführen.

Schmerzen der Lendenwirbelsäule

Da der Mensch aufrecht auf zwei Beinen geht, belastet das Gewicht seines schweren Schädels und Oberkörpers die Schulterblattregion und die Lendengegend besonders, so daß wir häufig das Schicksal von verspannten Schultern und Schmerzen der Lendenwirbelsäule erleiden müssen. Aufgrund der zahlreichen verschiedenen Ursachen sind Schmerzen der Lendenwirbelsäule oft schwer zu behandeln. Einige der typischen Ursachen sind Anomalien der Wirbelsäule, Klumpfuß (talipes varus), X-Fuß (talipes valgus), Kontrakturen des Zwillingswadenmuskels (M. gastrocnemius) oder der Achillessehne und Anomalien des Sakroiliakalgelenks (Gelenk zwischen Kreuzbein und Darmbein).

■ *Therapie*

Shiatsu. Zunächst legen Sie sich auf den Rücken und behandeln die Shiatsu-Punkte auf den geraden Bauchmuskeln (M. rectus abdominis). Die Punkte liegen in zwei Reihen zu beiden Seiten des Nabels, wobei jeweils sieben Punkte in den inneren Reihen und sechs Punkte in den äußeren Reihen liegen (Abb. 81).
Mit den verschränkten Fingern beider Hände drücken Sie jeden Punkt (links und rechts gleichzeitig) mit der Handwurzelgegend beider Hände. Schreiten Sie von den oberen zu den unteren Punkten fort. Zuerst werden die inneren Reihen behandelt, dann die äußeren Reihen. Wiederholen Sie diese Shiatsu-Behandlung so oft, wie es der individuelle Fall erfordert.
Behandeln Sie dann die gleichen Punkte mit den Zeige-, Mittel- und Ringfingern beider Hände, wobei hier ebenfalls die linke und die rechte Seite gleichzeitig behandelt wird.
Auf dem unteren Abdomen befinden sich zwei Shiatsu-Punkte in der Mittellinie des Körpers, direkt unterhalb des Nabels, sowie zwei weitere Punktpaare jeweils zur rechten und linken (Abb. 82). Von der Körpermitte ausgehend drücken Sie diese Punkte auf der rechten und linken Körperseite gleichzeitig mit den Zeige-, Ring, und Mittelfingern beider Hände. Zunächst drücken Sie den oberen Punkt und dann den unteren eines jeden Paares.
Zur Behandlung der Lenden- und Gesäßgegend drücken Sie die am Rücken gelegenen Punkte mit der Daumenkuppe. Die vier übrigen Finger umgreifen den Körper, damit Sie einen besseren Halt haben. Es gibt zwei Reihen von je fünf Punkten in der Lendengegend, drei jeweils auf dem rechten und linken Darmbeinkamm, die Namikoshi-Punkte, jeweils vier Punkte auf dem Gesäß und drei Punkte auf der Mittellinie des Kreuzbeins (Abb. 83). Die Behandlung dieser Punkte wird mit dem Daumen auf beiden Seiten gleichzeitig durchgeführt, um den gesamten Lenden- und Gesäßbereich zu lockern.

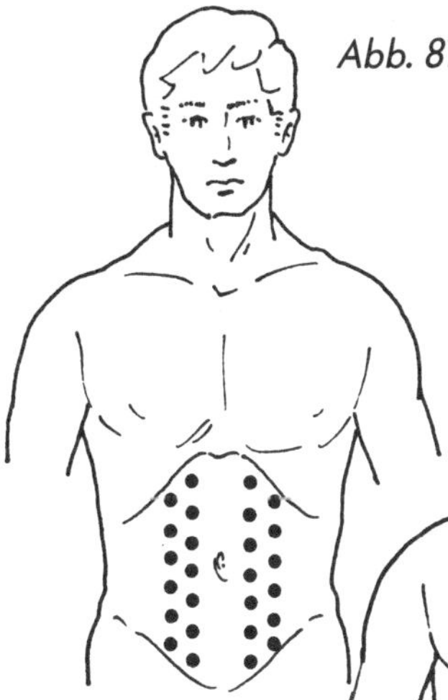

Abb. 81

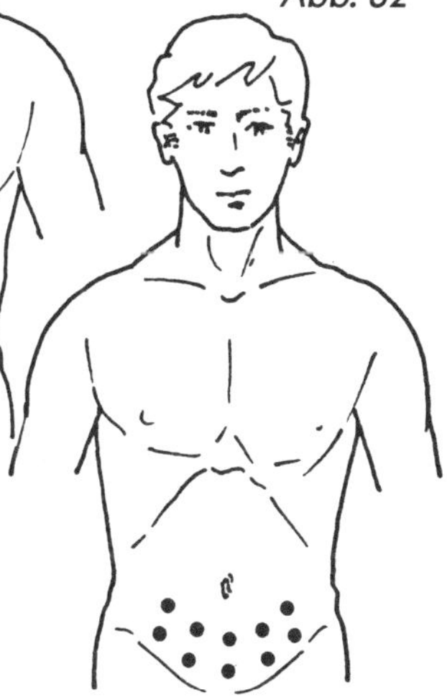

Abb. 82

Danach legen Sie sich bäuchlings auf den Boden und umfassen die Knöchel Ihrer Beine (Abb. 85). Ziehen Sie an den Knöcheln und heben gleichzeitig Beine und Oberkörper so weit wie möglich vom Boden. Zehn Sekunden lang in dieser Haltung bleiben und dreimal wiederholen. Dann setzen Sie sich auf und strecken beide Beine gerade nach vorne aus, ebenso die Arme, um das Gleichgewicht besser halten zu können und bringen den Oberkörper und die gerade gestreckten Beine in einen Dreißig-Grad-Winkel zum Boden (Abb. 86). Diese Lage zehn Sekunden halten und dann in die Ausgangslage zurückkehren. Die Übung wird dreimal wiederholt.

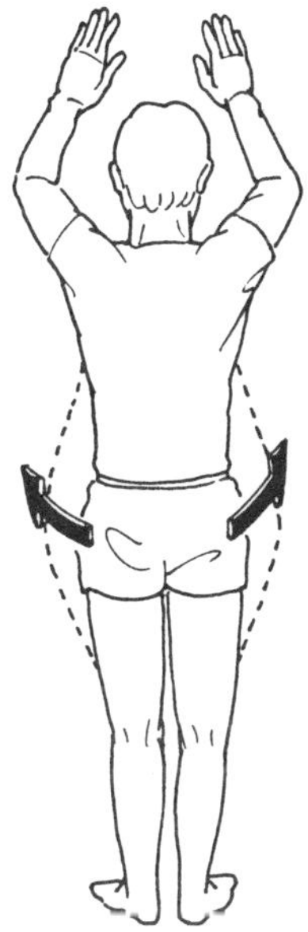

Abb. 84

Abb. 83

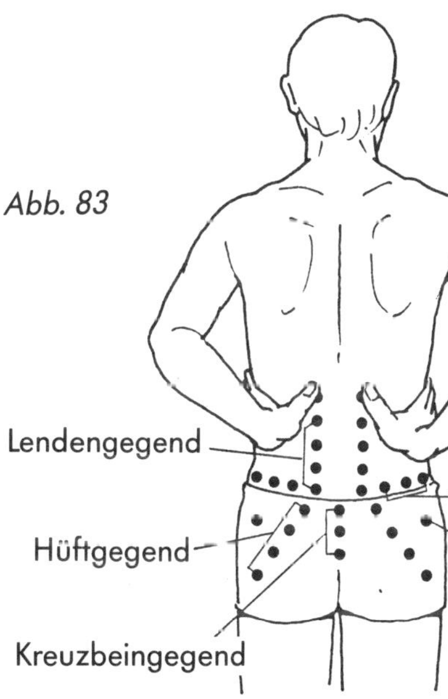

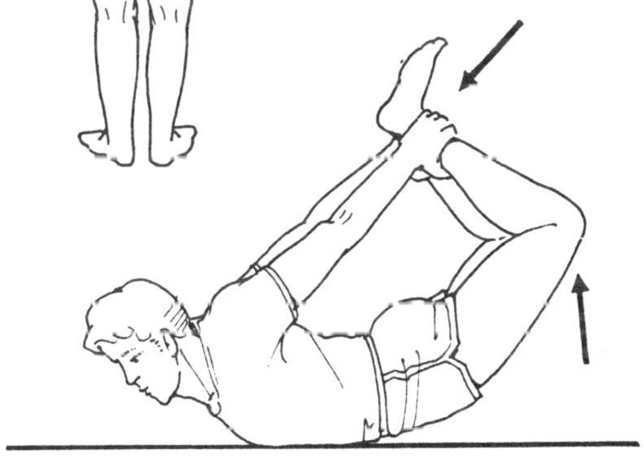

Abb. 85

Stretching. Stellen Sie sich vor die Wand (40 cm Abstand) und legen beide Handflächen darauf, wobei das Ellenbogengelenk durchgebeugt ist. Beugen Sie die Ellenbogengelenke weiter, so daß die Unterarme flach auf der Wand liegen (Abb. 84). Ohne die Haltung der Arme zu verändern, versuchen Sie nun, die linke Gesäßpartie diagonal nach links oben zu heben und anschließend die rechte Gesäßpartie nach rechts oben. Durch diese Übung wird das Becken gedehnt. Jede Dehnhaltung sollte zehn Sekunden lang dauern und dreimal wiederholt werden.

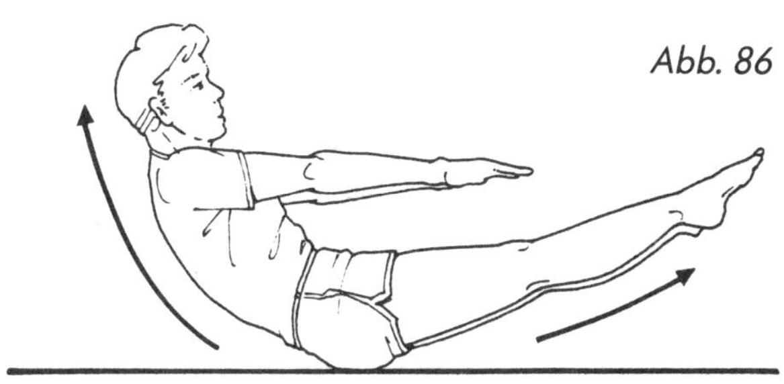

Abb. 86

Zum Schluß stellen Sie sich seitlich mit etwa 15 cm Abstand neben eine Wand, verschränken die Finger beider Hände und strecken die Arme mit nach oben gerichteten Handflächen über den Kopf (Abb. 87). Beugen Sie dann den Oberkörper zur Seite, bis die Handflächen flach auf der Wand aufliegen. Diese Position zehn Sekunden beibehalten, dreimal wiederholen. Die gleiche Übung wird anschließend nach der rechten Seite ausgeführt.

Abb. 87

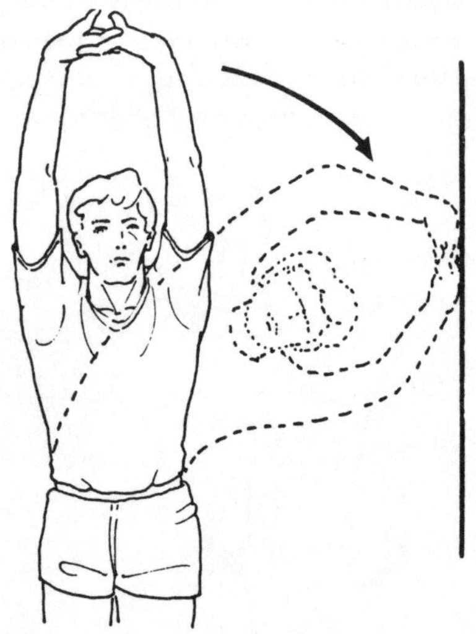

Ischiassyndrom

Der Ischiasnerv, der am Darmbeinknochen austritt und das ganze Bein durchzieht, ist der längste und stärkste periphere Nerv des menschlichen Körpers. Da er nahe zur Hautoberfläche verläuft, ist er anfälliger als andere Nerven. Was wir als Ischias bezeichnen, Schmerzen im Bereich dieses Nervs, kann durch Feuchtigkeit, Verkühlung, Störungen im Bereich der Lendenwirbelsäule oder Bandscheibenvorfall und Veränderungen innerer Organe verschiedenster Art entstehen. Das sogenannte Lasègue-Zeichen ist ein wichtiger diagnostischer Hinweis (Abb. 88). Wenn beim Anheben des Beins auf der betroffenen Seite bei einem Winkel von fünfundvierzig Grad Schmerzen im Nervenverlauf auftreten, die bei der Beugung des Kniegelenks nachlassen, ist der Ischiasnerv betroffen (Abb. 88). Durch weiteres Anheben nehmen die Schmerzen zu.

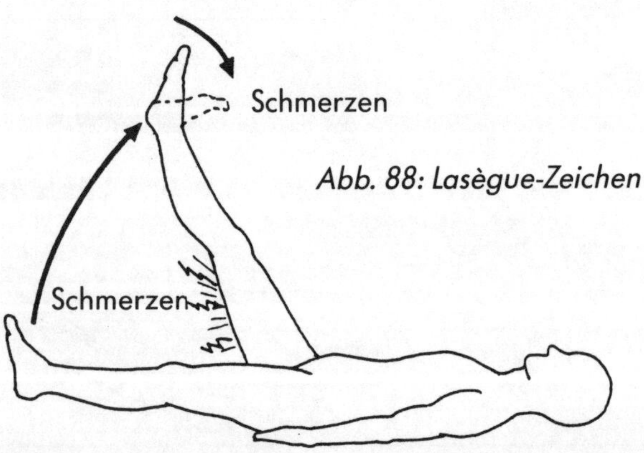

Abb. 88: Lasègue-Zeichen

■ *Therapie*

Shiatsu. Als erstes behandeln Sie alle Shiatsu-Punkte der Lenden- und Gesäßgegend sowie die Punkte an der Rückseite der Beine, von der Hüftgegend bis hinunter zur Fußsohle, um alle Muskeln im Verlauf des Ischiasnervs zu lockern (Abb. 89). Da die Schmerzpunkte bei dieser Behandlung im Verlauf des Nervs schnell reagieren, ist es wichtig, diese ebenfalls zu behandeln (Abb. 90).

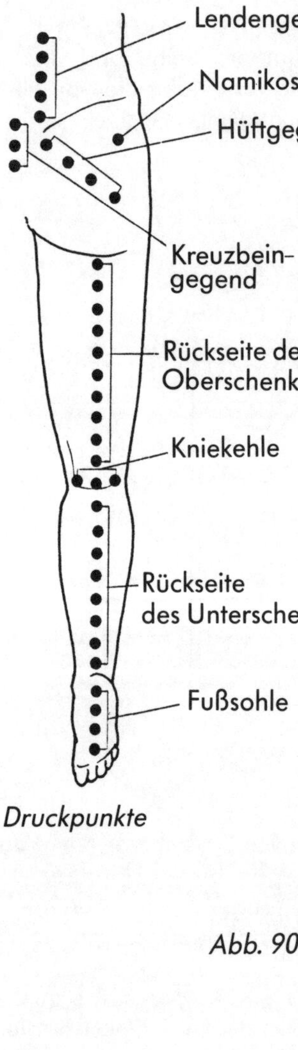

Abb. 89: Druckpunkte

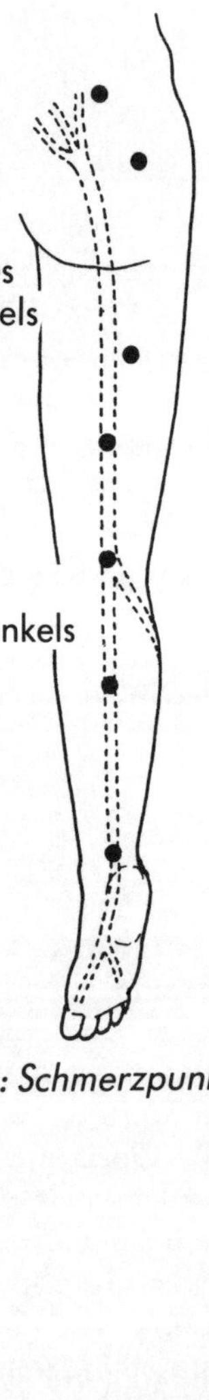

Abb. 90: Schmerzpunkte

Stretching. Legen Sie die Ferse Ihres Fußes auf einen Tisch oder einen anderen Gegenstand, der etwa hüfthoch ist (Abb. 91). Dann drücken Sie auf den Oberschenkel mit übereinandergelegten Handflächen knapp oberhalb des Knies. Die Dehnung zehn Sekunden beibehalten, in die Ausgangshaltung zurückkehren und entspannen. Diese Dehnung wird dreimal wiederholt.
Dann beugen Sie den Fuß nach hinten und ziehen alle Zehen mit der Hand zum Körper hin (rechte Hand = rechter Fuß, linke Hand = linker Fuß; siehe Abb. 91). Diese Dehnung sollte jeweils zehn Sekunden dauern und dreimal wiederholt werden.
Bei chronischen Ischiasbeschwerden versucht der Körper unbewußt, Schmerzen zu vermeiden, indem er das Gewicht auf die gesunde Seite verlagert, was zu einem Zustand führt, der als Ischias-Skoliose bezeichnet wird (Abb. 92). Um das zu verhindern, wenden Sie rechtzeitig Shiatsu und Stretching an, um die Beine und die Lendengegend zu lockern; vermeiden Sie vor allem Unterkühlung und Feuchtigkeit.

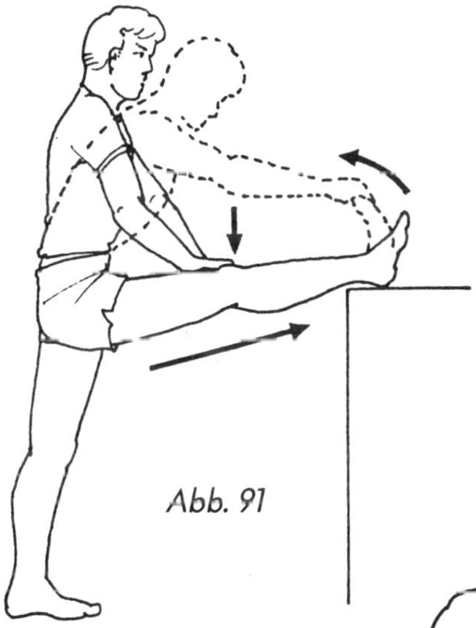

Abb. 91

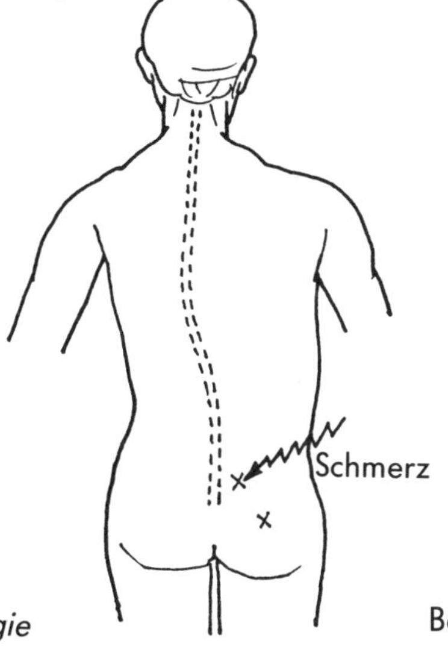

Abb. 92: Ischialgie

Krämpfe des Zwillingswadenmuskels

Manchmal gerät der Zwillingswadenmuskel (M. gastrocnemius) in einen Zustand der Übermüdung, ohne daß der Betroffene etwas davon merkt; die Waden schwellen dann an, und der Muskel verliert seine Geschmeidigkeit. Wenn ein solcher Zustand eingetreten ist, genügt die Anstrengung des Laufens, Schwimmens oder manchmal auch nur des Umdrehens im Bett, um schmerzhafte Krämpfe im Zwillingswadenmuskel auszulösen (Abb. 93).

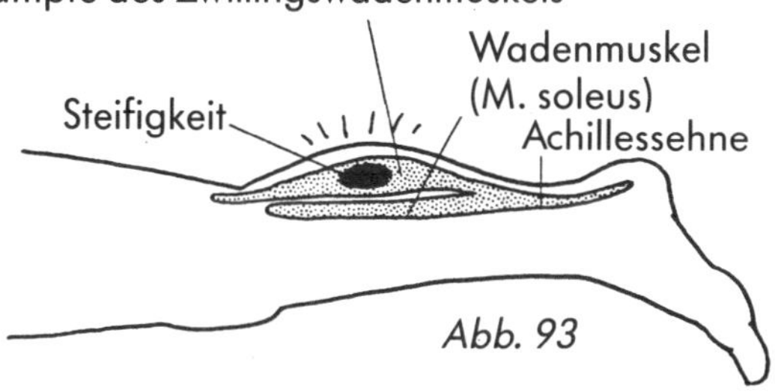

Abb. 93

■ *Therapie*

Shiatsu. Wenn Krämpfe im Zwillingswadenmuskel auftreten, setzen Sie sich auf den Boden und strecken das betroffene Bein etwas aus. Dann umfassen Sie mit einer Hand die Wade, greifen die Zehen mit der anderen Hand und ziehen sie nach vorne, um sie allmählich zurückzubeugen (Abb. 94). Während Sie diese Bewegung durchführen, lockern Sie gleichzeitig die Wadenmuskulatur, indem Sie die Muskeln rasch nach oben und unten, nach rechts und nach links dehnen (Abb. 95). Zusammen mit den zwei folgenden Stretching-Übungen können Sie so den Zwillingswadenmuskel und zugleich die Achillessehne stärken.

Abb. 95

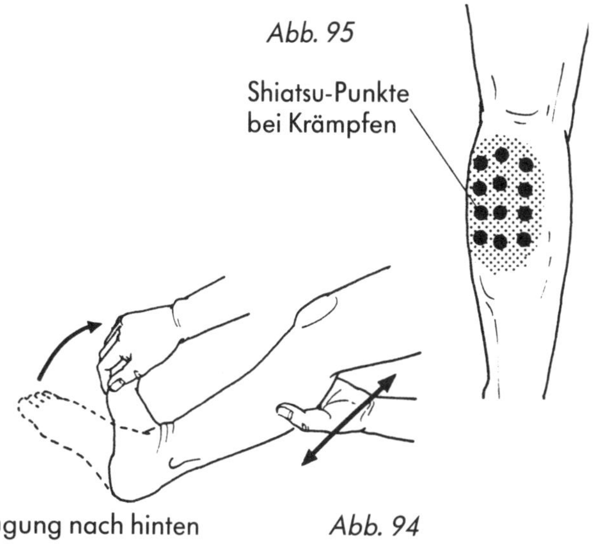

Abb. 94

Stretching. Stellen Sie sich vor eine Wand und stützen sich mit beiden Handflächen auf; den einen Fuß schieben Sie nach vorne und den anderen nach hinten (Abb. 96). Nun bewegen Sie den Oberkörper nach vorne, indem Sie das Knie des vorgeschobenen Beins beugen. Der Fuß des durchgestreckten Beines darf den Kontakt zum Boden nicht verlieren. In dieser Haltung bleiben Sie zehn Sekunden, kehren in die Ausgangsposition zurück und machen die Übung mit dem jeweils anderen Fuß. Die Übung wird dreimal im Wechsel wiederholt.
Die zweite Übung besteht aus zwanzigmaligem Hochspringen auf den Zehenspitzen, wobei der Körper ganz entspannt sein sollte (Abb. 97).

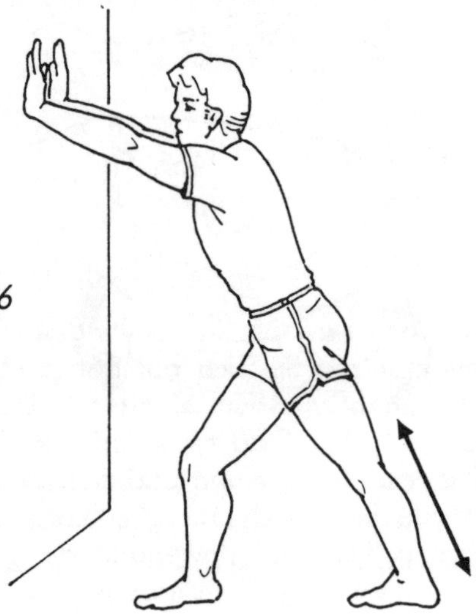

Abb. 96

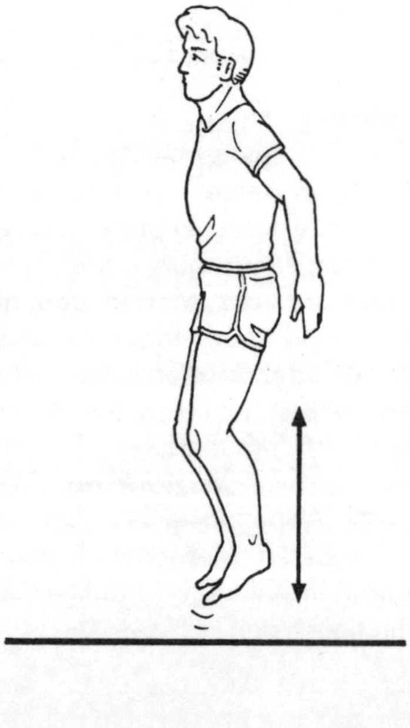

Abb. 97

Verstopfung

Das autonome oder vegetative Nervensystem regelt die Funktion der inneren Organe, wobei das sympathische und das parasympathische System als Antagonisten fungieren, deren Zusammenspiel eine synergistische Wirkung zur Folge hat. Wenn das Gleichgewicht des vegetativen Nervensystems gestört ist, kann eine herabgesetzte Darmperistaltik mit einer Verlangsamung der Assimilitionsprozesse die Folge sein, so daß es zu einer Verstopfung kommt. Doch kann dieser Zustand auch durch ungeregelte Ernährungsweise, gewohnheitsmäßigen Verzicht auf das Frühstück, aber auch durch die Nebenwirkung von Medikamenten und psychischen Streß hervorgerufen werden.

■ *Therapie*

Shiatsu. Legen Sie sich auf den Rücken und behandeln zuerst die Punkte rund um das Abdomen (Kap. 2.9, Abb. 1); beginnen Sie mit dem Zwerchfell. Danach behandeln Sie die Shiatsu-Punkte auf dem Sigmabereich des Dickdarms, der bei Menschen, die an Verstopfung leiden, fast immer angespannt ist. Die vier Shiatsu-Punkte für den Sigmabereich liegen auf einer schräg absteigenden Linie, die schräg links unterhalb des Nabels beginnt und hinunterzieht bis zur Gegend über dem Rektum (Abb. 98). Sie lockern diesen Abschnitt des Darms durch langsamen Druck mit dem Daumenballen der rechten Hand auf jedem Punkt. Während dieser Behandlung liegt die Handfläche der linken Hand auf dem rechten Handrücken.
Als nächstes werden die Namikoshi-Punkte auf der Gesäßpartie und die drei Punkte in der Mittellinie des Kreuzbeins behandelt (Abb. 99). Die beiden Namikoshi-Punkte werden gleichzeitig mit den Daumen gedrückt, während die anderen vier Finger jeweils Halt geben. Diese Anwendung einige Male wiederholen. Bei der anschließenden Behandlung der drei Punkte am Kreuzbein zeigen die Fingerspitzen beider Hände zueinander, und es werden alle drei Punkte, beginnend mit dem obersten, nacheinander mit den Zeige-, Mittel- und Ringfingern gedrückt. Dies wird einige Male wiederholt. Dann legen Sie die Ring- und Mittelfinger jeweils auf den Zeigefinger auf und drücken die Punkte nochmal in dieser Art, solange, bis der Druck das Gewebe gut durchdringt.

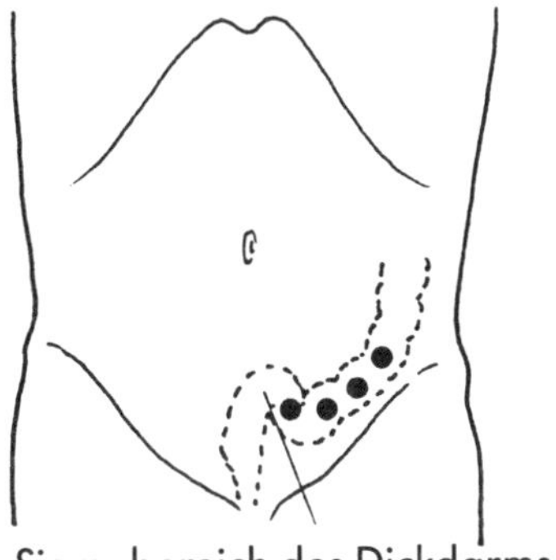

Abb. 98

Abb. 99

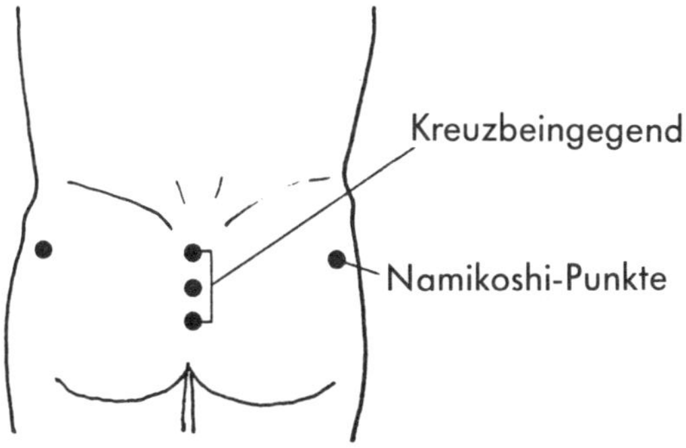

Stretching. Stellen Sie sich in eine aufrechte Haltung. Die Behandlung konzentriert sich auf die Gegend um den Sigmabereich. Legen Sie dort (Abb. 100) die Hände aufeinander und drehen den Oberkörper nach links (Abb. 100 und 101). In der gedehnten Haltung zehn Sekunden verbleiben. Diese Stretching-Übung dreimal wiederholen. Danach führen Sie die gleiche Behandlung auf der rechten Körperseite durch. Dann ziehen Sie den Sigmabereich mit den Händen gleichzeitig nach links und nach rechts und folgen dabei der Linie der Shiatsu-Punkte (Abb. 102). Jede Dehnung dauert zehn Sekunden und wird dreimal wiederholt.

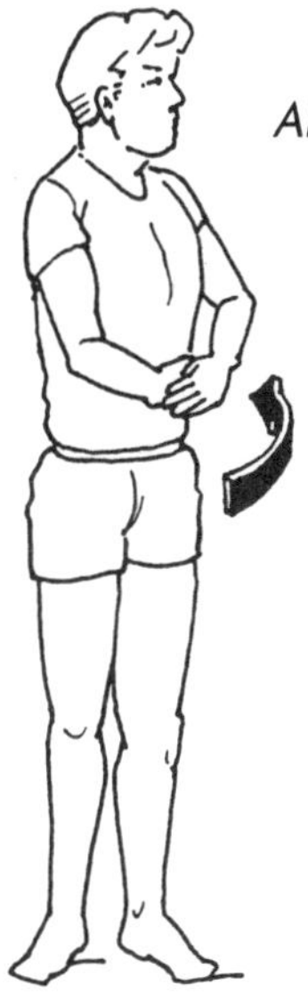

Abb. 100

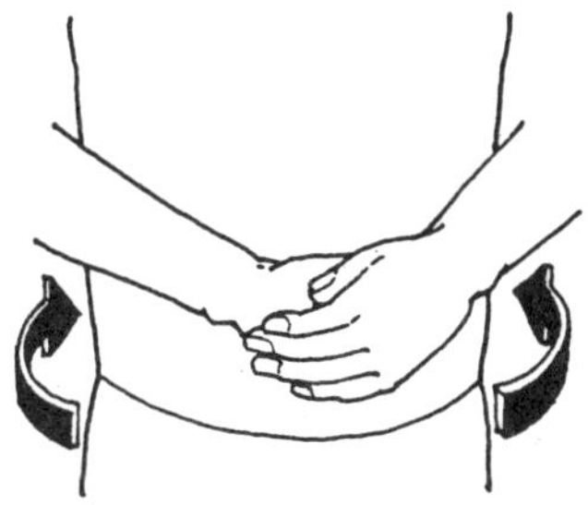

Abb. 101

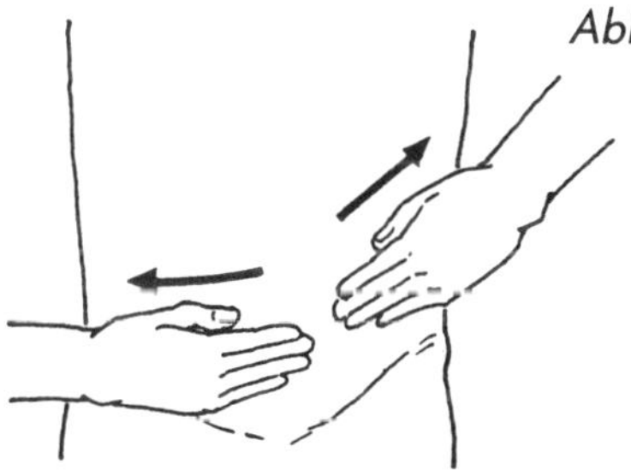

Abb. 102

Magensenkung

Damit der Magen seine normale Lage einhält, müssen Muskulatur und Wände des Abdomens einen bestimmten Tonus aufweisen. Ist dies nicht gegeben, senkt sich der Magen und nimmt eine tiefere Stelle im Abdomen ein. Dieser Zustand wird als Gastroptose oder Magensenkung bezeichnet. Obwohl sich zu Beginn keine Symptome zeigen, treten bei fortschreitender Verschlimmerung Beschwerden auf wie Verstopfung, Verdauungsstörungen und Appetitlosigkeit. Bei hochaufgeschossenen, mageren Menschen (leptosomer Typus) treten Magensenkungen häufiger als bei anderen Konstitutionstypen auf.

Shiatsu. Legen Sie sich mit ausgestreckten Beinen auf den Rücken und führen mit den Handflächen und den Zeige-, Mittel- und Ringfingern eine gründliche Shiatsu-Behandlung des ganzen Abdomens durch (siehe Kap. 2.9, Abb. 1). Wenn Sie so die Spannung gelöst haben, behandeln Sie vorsichtig die Punkte, die im Bereich des unteren Abdomens über dem Magen gelegen sind (Abb. 103). Dazu verwenden Sie die Handflächen wie auch die Zeige-, Mittel- und Ringfinger. Diese Behandlung wird einige Male wiederholt.

Abb. 103

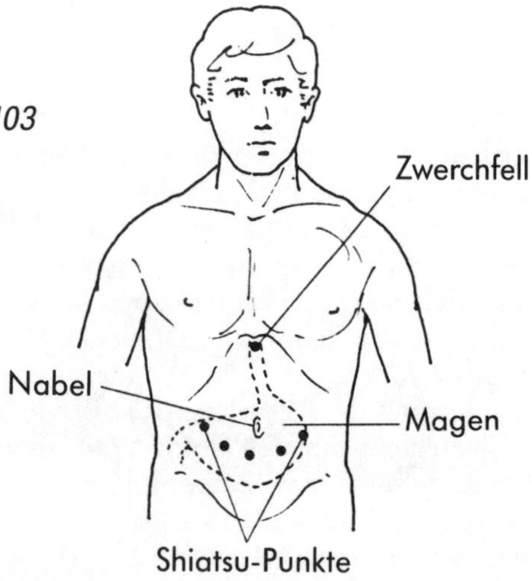

Stretching. Bleiben Sie auf dem Rücken liegen. Legen Sie die Hände über dem Nabel aufeinander, beide Hände horizontal ausgerichtet (siehe Abb. 104). Vibrieren Sie durchdringend zehn Sekunden mit den Händen. Dann führen Sie zehn Sekunden einen kreisförmigen Druck im Uhrzeigersinn mit den Handflächen durch (Abb. 104). Nun legen Sie beide Hände, die immer noch in der gleichen Haltung sind, über den Magen und ziehen sie nach oben, um das darunterliegende Gewebe zu dehnen (Abb. 105). Die gedehnte Position zehn Sekunden halten. Diesen saugartigen Druck dreimal wiederholen.

Um die Muskulatur des Abdomens zu kräftigen, haken Sie die Zehen unter die Kante eines Sofas oder eines anderen verfügbaren Möbelstücks, verschränken beide Hände und legen die Handflächen unter den Hinterkopf. Dann erheben Sie den Oberkörper und halten diese Position zehn Sekunden (Abb. 106). Danach kehren Sie in die Ausgangslage zurück und entspannen sich. Diese Übung wird dreimal wiederholt.

Abschließend nehmen Sie die Position ein, wie in Abbildung 107 gezeigt wird, so daß die Hüftgegend auf dem Kissen zu liegen kommt. In dieser Position führen Sie dreißig Sekunden die Stretching-Übung der Abbildung 105 durch. Versuchen Sie wiederum, einen saugartigen Druck auszuüben. Fünfmal wiederholen.

Abb. 104

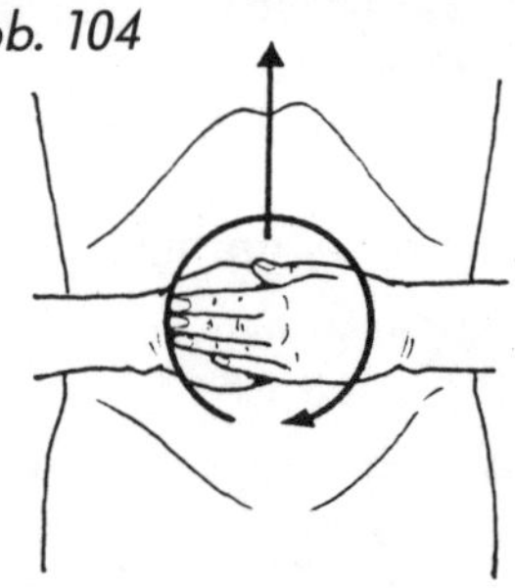

Abb. 105

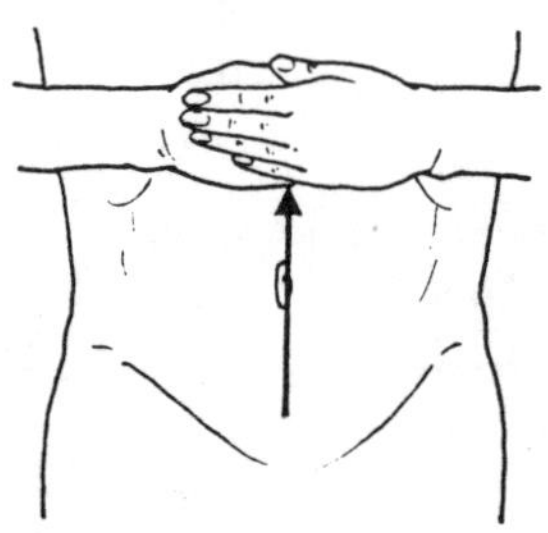

Abb. 106

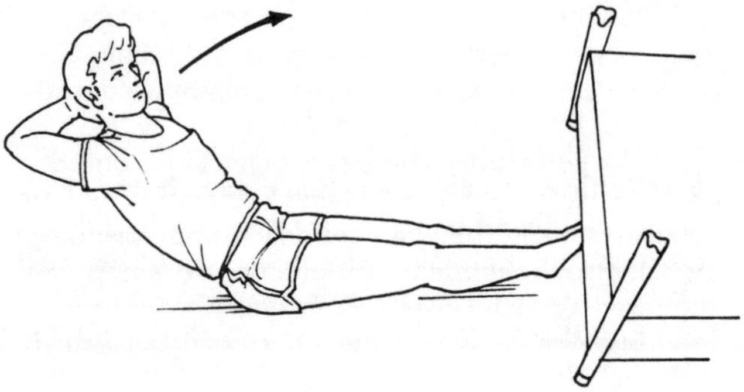

Abb. 107

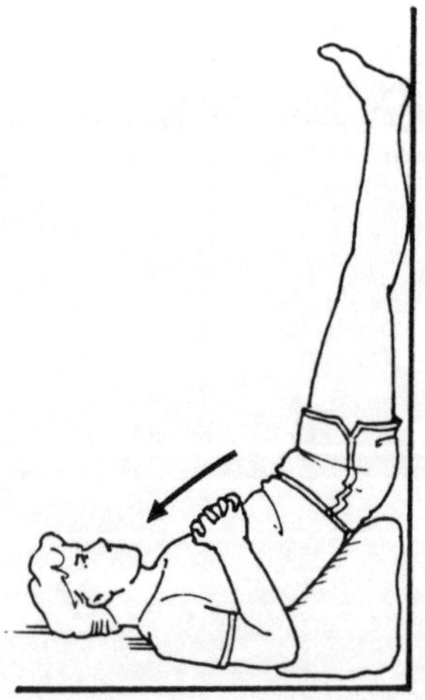

Magenschmerz/Gastralgie

Bei einer Gastralgie treten dumpfe Schmerzen im Bereich des Zwerchfells auf sowie Übelkeit, Sodbrennen, Aufstoßen und abnormer Speichelfluß. Bei länger bestehenden Beschwerden finden sich Bläschen um den Mund, ein weißer Zungenbelag und Schmerzen im Bereich der linken Schulter und des linken Schulterblatts. In einem noch weiter fortgeschrittenen Stadium leidet der Betroffene an Magenkrämpfen.

■ *Therapie*

Shiatsu. Zuerst lockern Sie die Gegend ab dem Zwerchfell (das ja in solchen Fällen verspannt sein wird) bis knapp oberhalb des Nabels durch Handflächendruck auf den drei in der Mittellinie des Körpers liegenden Punkten (Abb. 108); anschließend üben Sie Shiatsu-Druck mit den Zeige-, Mittel- und Ringfingern aus. Dann drücken Sie die drei Punkte, die auf beiden Seiten diagonal unterhalb des Rippenbogens verlaufen. Mit Hilfe der Zeige-, Ring- und Mittelfinger drücken Sie die rechte und die linke Linie gleichzeitig. Etwa fünfmal wiederholen.

Der linke Punkt oberhalb des Schulterblatts und die drei Punkte neben dem inneren, linken Schulterblattrand müssen gründlich und sorgfältig mit Shiatsu behandelt werden, da sie einen besonderen reflektorischen Bezug zum Magen haben und bei Beschwerden dort schnell druckschmerzhaft sind (Abb. 109).

Abb. 108

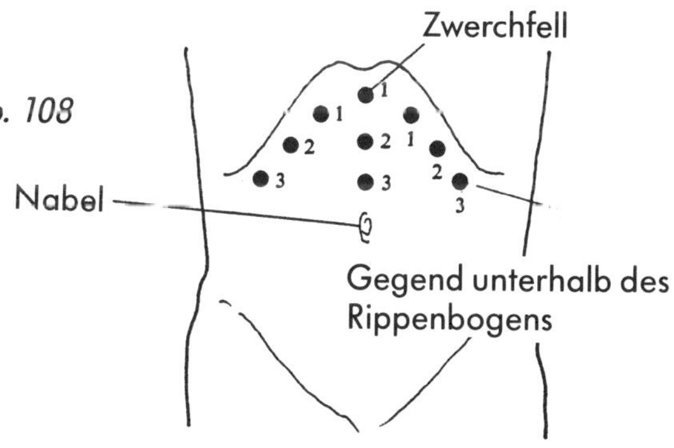

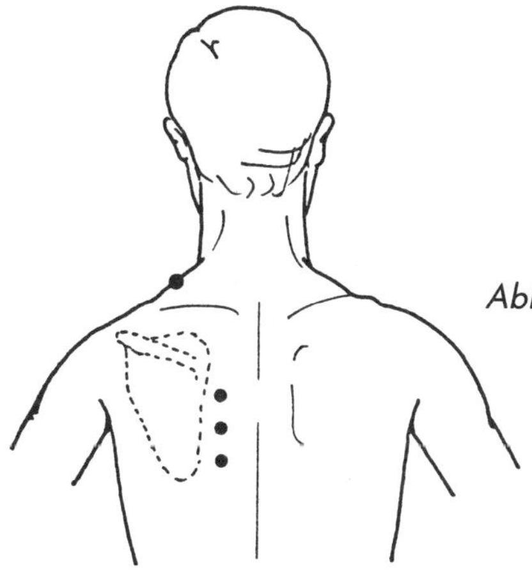

Abb. 109

Stretching. Stretching wird in der Gegend unterhalb des Rippenbogens mit den Zeige-, Mittel- und Ringfingern beider Hände durchgeführt, jedoch nur, nachdem die Zwerchfellregion und die Gegend oberhalb des Nabels durch wiederholte, gründliche Shiatsu-Behandlung gelockert worden ist. Die Zeige-, Mittel- und Ringfinger beider Hände liegen fest auf der Mittellinie des Körpers in Höhe des Zwerchfells auf der Haut. Dann ziehen Sie die Hände jeweils zum Rippenbogen hin (Abb. 110). Diese gedehnte Position zehn Sekunden beibehalten und dreimal wiederholen.

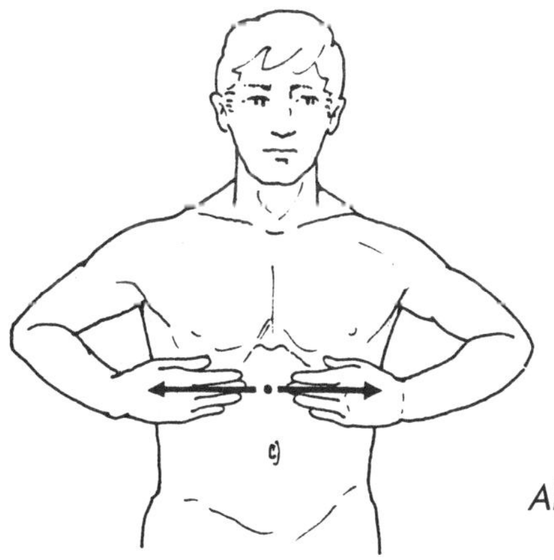

Abb. 110

Zur Stärkung des Herzens

Störungen der Herztätigkeit zeigen sich zunächst meist als Herzklopfen, Kurzatmigkeit und Druckgefühle auf der linken Seite der Brust. Diese Symptome werden begleitet von dumpfen Schmerzen und Taubheitsgefühlen, die im linken Brustkorb, in der linken Schulter und von der Achselgegend entlang der Innenseite des linken Arms bis hinunter zum kleinen Finger auftreten können (Abb. 111). Diese Zone hat einen besonderen reflektorischen Bezug zum Herzen und wird als Herzzone bezeichnet. Shiatsu-Behandlungen in dieser Region haben auf reflektorischem Weg eine regulierende Wirkung auf das Herz.

Abb. 111: Kardiokutaner Reflex

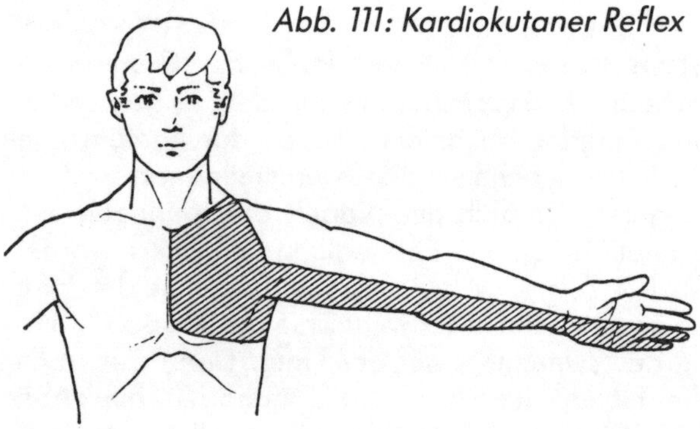

■ *Therapie*

Shiatsu. Die Shiatsu-Behandlung konzentriert sich auf die Punkte der Herzzone und beginnt mit der Behandlung des Suprascapular-Punktes in der Gegend oberhalb des Schulterblatts, der mit den Zeige-, Mittel und Ringfingern gedrückt wird (Abb. 112). Jede Anwendung dauert fünf Sekunden und kann drei- bis fünfmal wiederholt werden. Danach drücken Sie die sechs Reihen von vier Punkten, die in den Zwischenrippenräumen liegen. Die Punkte drei Sekunden drücken; dreimal wiederholen.
Als nächstes legen Sie Zeige, Mittel- und Ringfinger in die linke Achselregion. Den Daumen bringen Sie auf die Vorderseite, dort wo der Arm am Rumpf ansetzt und sich der Deltamuskel befindet, um einen besseren Halt zu haben. Die Druckrichtung geht zur Gegend oberhalb des Schulterblatts, wobei der Druck fünf Sekunden dauern sollte; dreimal wiederholen. Nun drücken Sie die Kuppe des rechten Daumens gegen die linke Achselregion und legen die anderen Finger als Halt außen um den Arm. Die rechte Daumenkuppe drückt nun die sechs Punkte, die sich an der Innenseite des Arms von der Achselhöhle zur Ellenbogengrube erstrecken (Abb. 112), jeweils drei Sekunden; dreimal wiederholen. Mit dem rechten Daumen nach außen weisend (siehe Kap. 3, Abb. 37), drücken Sie den Punkt in der Ellenbogengrube für drei Sekunden. Dreimal wiederholen. Als nächstes behandeln Sie die Punkte, die sich in einer Reihe an der Innenseite des Arms von der Ellenbogengrube bis zum Handgelenk erstrecken. Diese Punkte werden je drei Sekunden lang mit der Kuppe des rechten Daumens gedrückt, die nun in Richtung Handgelenk weist. Dabei umgreifen Sie mit den Fingern den Arm, um einen besseren Halt zu haben. Diese Behandlung dreimal wiederholen. Nun drücken Sie die vier Punkte auf dem Kleinfingerballen. Jeden Punkt drei Sekunden drücken und die Behandlung dreimal wiederholen.
Anschließend nehmen Sie den kleinen Finger zwischen Daumen und Zeigefinger der anderen Hand und drücken jeden der vier Punkte dreimal. Dann drücken Sie den Kleinfinger in der gleichen Weise von der linken und rechten Seite. Das gleiche auch am Ringfinger durchgeführen.

Stretching. Im Stehen strecken Sie den linken Arm gerade nach vorne aus. Nun nehmen Sie den kleinen Finger zwischen Daumen und Zeigefinger der rechten Hand und ziehen ihn nach vorne, während Sie gleichzeitig den ganzen Arm zehn Sekunden lang sanft vibrieren lassen (Abb. 113). Dies wird dreimal wiederholt und anschließend in gleicher Weise am Ringfinger ausgeführt.

Abb. 112

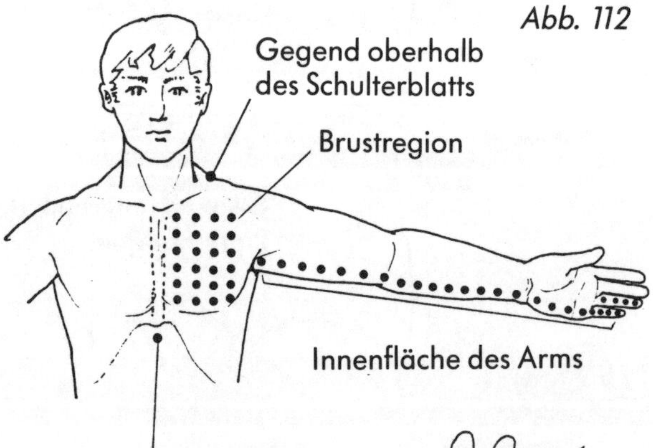

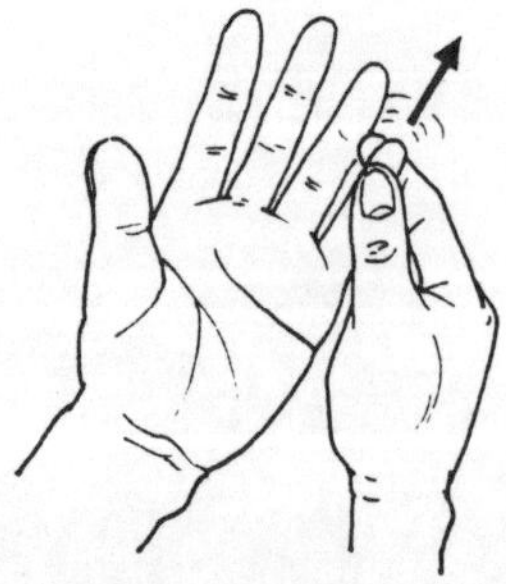

Abb. 113

Zum Abschluß behandeln Sie das Zwerchfell mit Shiatsu. Die Vorgehensweise ist die gleiche wie im vorigen Kapitel: Magenschmerz, Shiatsu-Therapie.

Stärkung der Nieren

Die Nieren liegen zu beiden Seiten der Wirbelsäule, in der Region hinter dem Nabel. Sie haben die Funktion, das Blut von ausscheidungspflichtigen Stoffen zu befreien und diese über den Urin abzusondern. Wenn ihre Funktion gestört ist, ist der gesamte Stoffwechsel davon betroffen, die Augenlider sind am Morgen geschwollen und es kommt zur Eiweißausscheidung im Urin (Albuminurie). Wenn solche Störungen sich weiterentwickeln, können Nieren- und Blasensteinen entstehen.

■ *Therapie*

Shiatsu. Eine Niere ist ungefähr so groß wie der Handwurzelbereich mit Kleinfinger- und Daumenballen (Abb. 114). Legen Sie hinter dem Rücken die verschränkten Finger beider Hände mit den Handwurzeln auf die rechte und linke Nierengegend (Abb. 115). Erzeugen Sie fünf bis acht Sekunden anhaltenden Druck und lehnen gleichzeitig den Oberkörper nach hinten, so daß dessen Gewicht den Druck verstärkt und dieser noch mehr in die Tiefe wirken kann (Abb. 116). Diese Druckanwendung auf die Nieren wird fünf- oder sechsmal wiederholt.
Als nachstes drucken Sie mit dem Daumen die drei Punkte auf der Nierengegend, die übrigen Finger umfassen die Körperseite. Drücken Sie die Punkte von oben nach unten auf beiden Seiten gleichzeitig jeweils drei Sekunden. Diese Behandlung wird fünfmal wiederholt.
Drücken Sie dann in rascher Folge die zehn Punkte, die sich unterhalb der Nierenpunkte bis zum Kreuzbein erstrecken (Abb. 117). Jede Anwendung dauert drei Sekunden. Behandlung dreimal wiederholen.
Als nächstes bringen Sie die beiden Daumenspitzen zusammen und drücken jeden der drei Punkte auf dem Kreuzbein. Jede Anwendung dauert drei Sekunden und wird dreimal wiederholt.

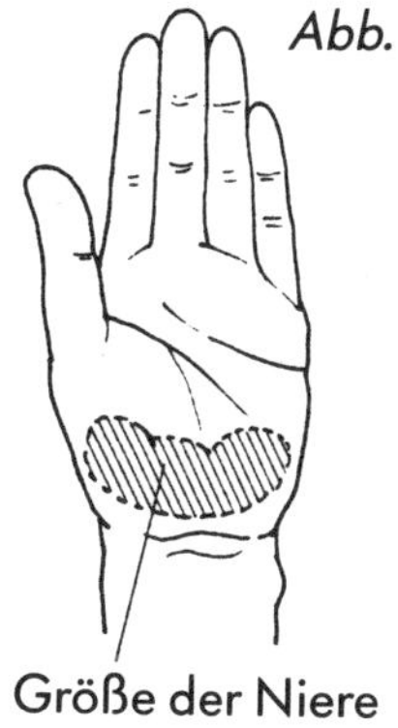

Abb. 114

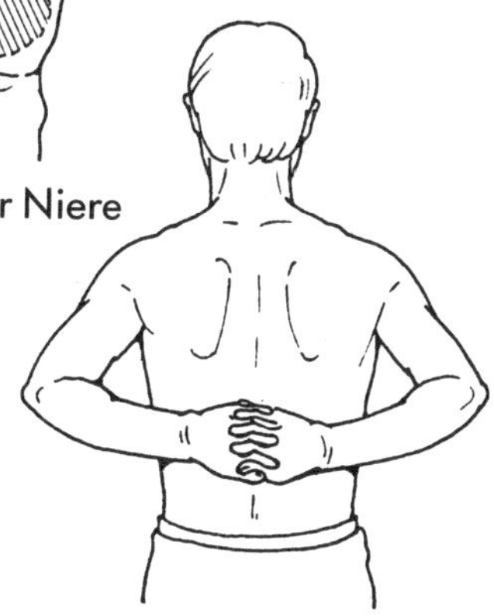
Abb. 115

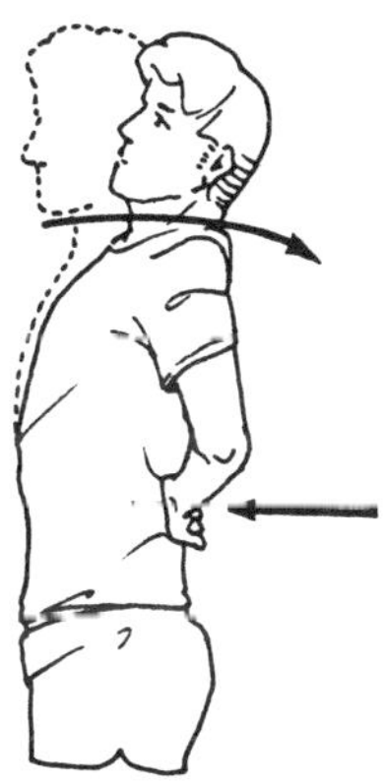
Abb. 116

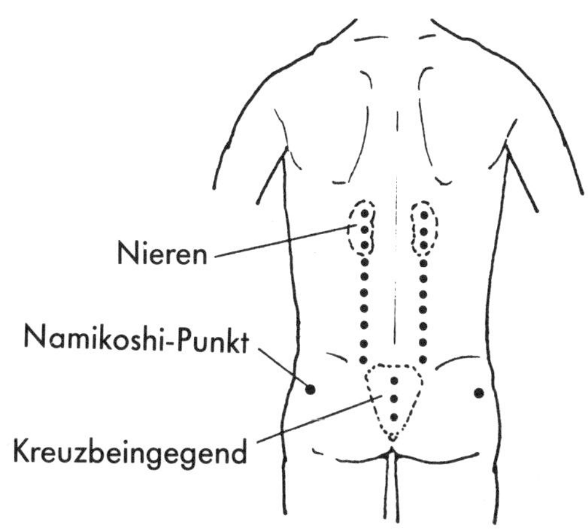

Abb. 117

Nun drücken Sie gleichzeitig die beiden Namikoshi-Punkte mit den Daumen. Wenden Sie fünf Sekunden lang starken Druck an und wiederholen dreimal.
Die nächste Shiatsu-Behandlung führen Sie am Abdomen in der Blasenregion durch. Legen Sie sich auf den Rücken und drücken mit übereinandergelegten Händen den Blasenpunkt (Abb. 118) auf der Mittellinie des Körpers unterhalb des Nabels. Jede Anwendung dauert fünf Sekunden und wird dreimal wiederholt.
Drücken Sie anschließend mit den einander zugewandten Fingerkuppen von Zeige-, Mittel- und Ringfinger den Blasenpunkt. Danach drücken Sie die beiden Punktpaare rechts und links des Blasenpunkts jeweils mit den Zeige-, Mittel und Ringfingern einer Hand. Drücken Sie die Punkte auf beiden Seiten gleichzeitig drei Sekunden. Dreimal wiederholen.
Zum Abschluß vibrieren Sie den Blasenpunkt mit übereinandergelegten Händen zehn Sekunden lang; ebenfalls dreimal wiederholen.

Abb. 118

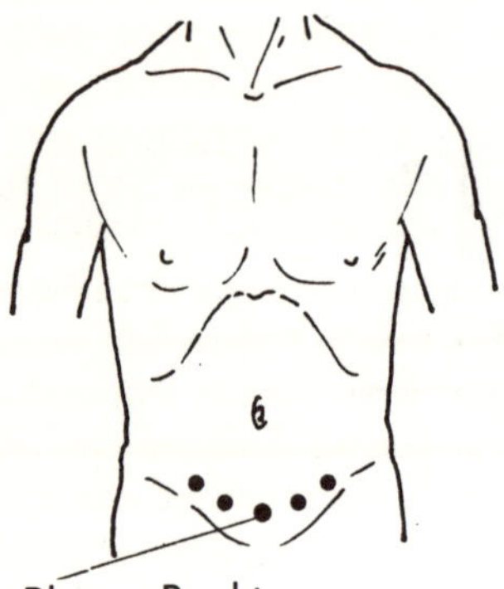

Stretching. Führen Sie Ihre Hände hinter den Rücken (Finger verschränken) und drücken mit den Handwurzeln auf die beiden oberen Nierenpole. Dann streichen Sie mit beiden Händen nach unten und erzeugen zugleich einen saugartigen Druck (Abb. 119). Ohne den Druck zu lösen halten Sie diese Position zehn Sekunden lang; dreimal wiederholen.
Zum Abschluß streichen Sie mit nach unten weisenden Fingern beider Hände mit rascher Bewegung auf beiden Seiten des Rückens hinunter, von der Nierengegend bis zur Kreuzbeinregion (Abb. 120); dreimal wiederholen.
Eine regelmäßige und gewissenhafte Durchführung dieser Anwendungen reguliert die Nierenfunktion und schützt vor hohem Blutdruck, der auf Nierenleiden zurückzuführen ist. Bei bestehenden Nierenstörungen sollten Sie neben dieser Behandlung unter anderem darauf achten, daß Sie sich genügend Ruhe gönnen und Salz und Flüssigkeiten einschränken.

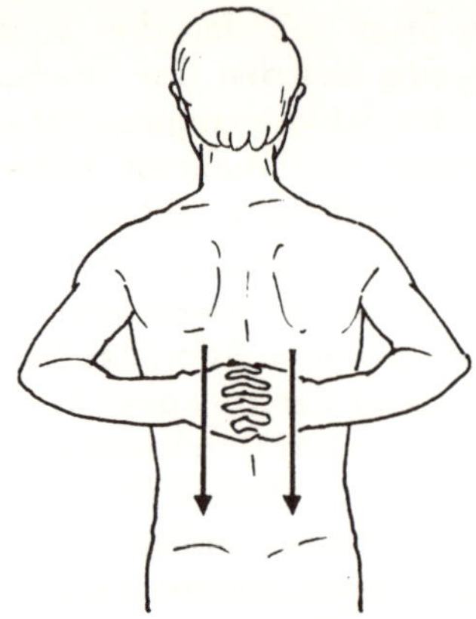

Abb. 119

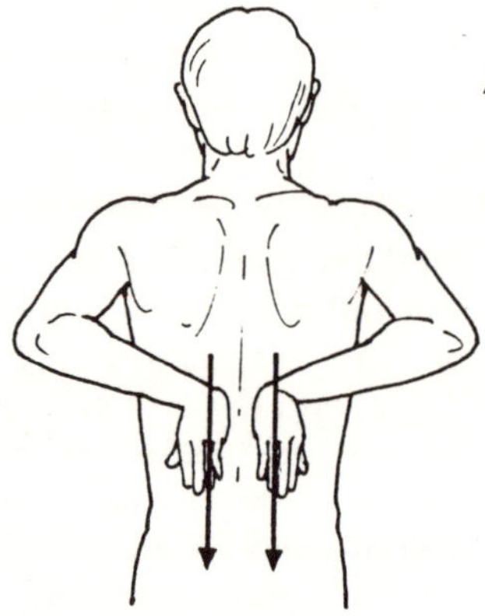

Abb. 120

Die Vorbeugung von Kurzsichtigkeit und Karies bei Kindern und Jugendlichen

Kurzsichtigkeit. Durch die ungewohnte Belastung durch Lesen und Schreiben leiden Kinder während ihres ersten Schuljahrs häufig an einer sogenannten Pseudo- oder Scheinmyopie (Kurzsichtigkeit). Durch eine Kontraktur des Akkomodationsmuskels kommt es zu einer scheinbaren Kurzsichtigkeit. Um diesem Zustand vorzubeugen, ist es gut, den Kindern die folgenden Shiatsu- und Stretching-Übungen beizubringen und dafür zu sorgen, daß sie sie täglich durchführen.
Die Shiatsu-Behandlung konzentriert sich auf die Umgebung der Augen (Abb. 121). Zunächst behandelt das Kind die vier Shiatsu-Punkte am unteren Rand der Augenhöhle. Mit angelegten Zeige-, Mittel- und Ringfingern soll es die Punkte auf der rechten und linken Seite gleichzeitig drücken, wobei am inneren Augenwinkel begonnen und zum äußeren Winkel fortgeschritten werden soll. Jede Druckanwendung dauert drei Sekunden. Die Be-

handlung dreimal wiederholen; danach soll die gleiche Behandlung an den Punkten am oberen Rand der Augenhöhle durchgeführt werden (Abb. 121 und 122).
Der Shiatsu-Druck auf den drei Schläfen-Punkten wird gleichzeitig auf den drei Shiatsu-Punkten an jeder Seite der Schläfengegend mit einer ziehenden Bewegung vom äußeren Augenwinkel zum Ohr hin ausgeübt (Abb. 123 und 124). Für drei Sekunden halten und dreimal wiederholen.
Nun legt das Kind die Handflächen leicht auf beide Augen und führt ein kreisförmiges (Drehung nach außen) Stretching durch, wobei es darauf achten soll, daß keinerlei Druck auf die Augäpfel ausgeübt wird (Abb. 125). Jede Drehung sollte eine Sekunde dauern. Die Behandlung wird dreimal wiederholt. Als nächstes werden die Handflächen an die Schläfen am äußeren Augenwinkel gelegt. Nun zieht Ihr Kind auf beiden Seiten in die Richtung des Ohrs und hält die gedehnte Position zehn Sekunden lang (Abb. 126). Diese Übung wird dreimal wiederholt.
Dieser gesamte Behandlungsablauf sollte täglich ein- bis dreimal durchgeführt werden.

Abb. 121

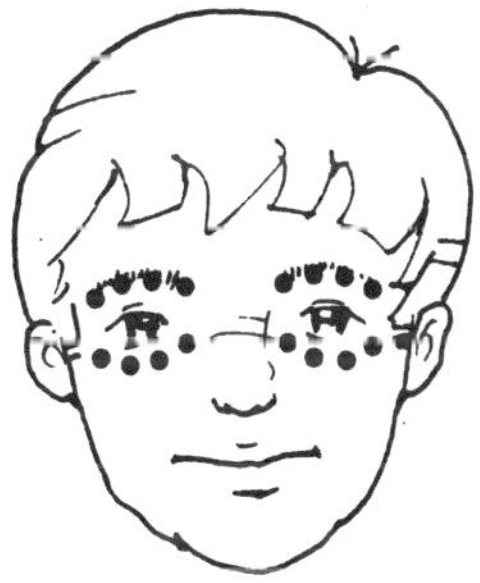

Abb. 122

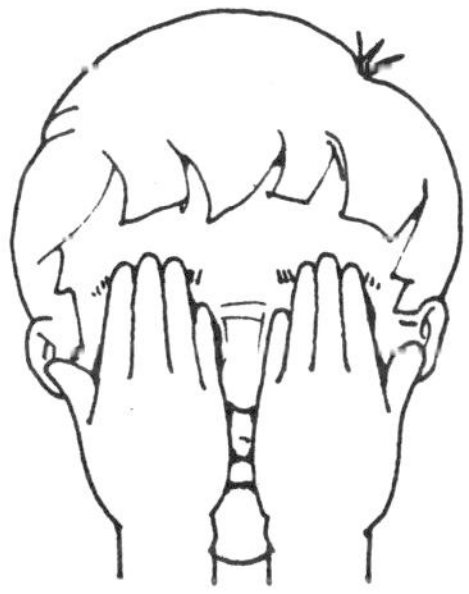

Abb. 123

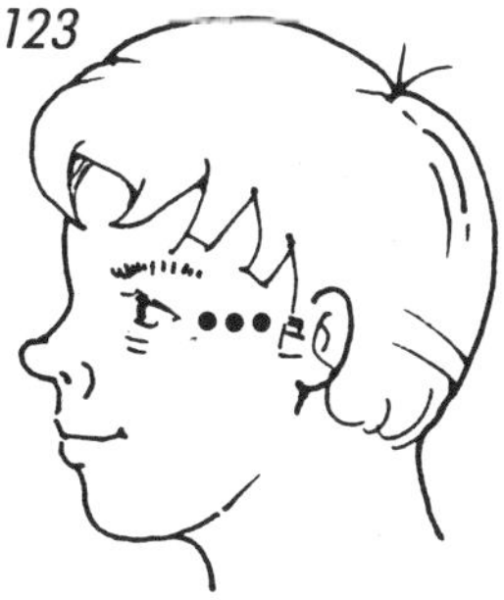

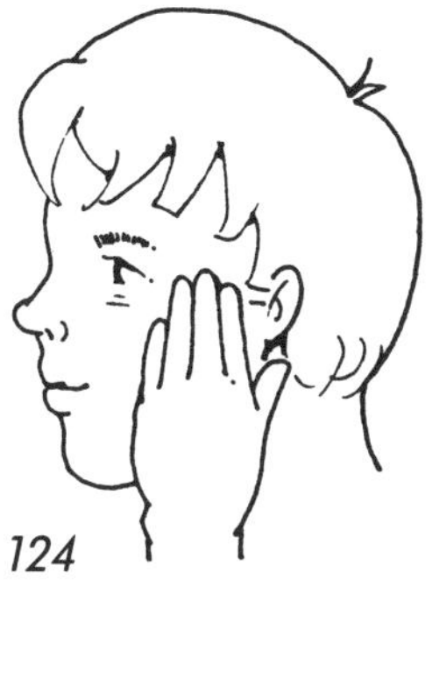

Abb. 124

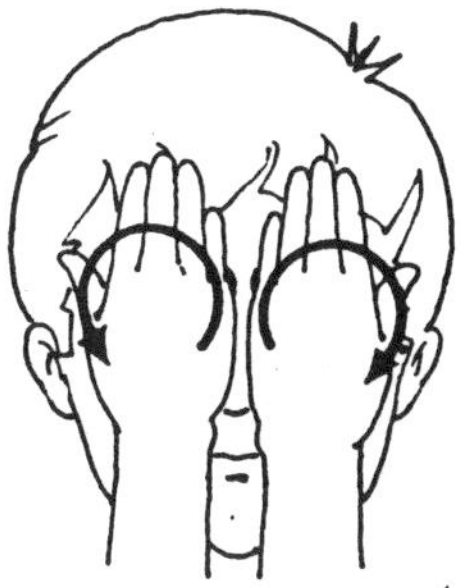

Abb. 125

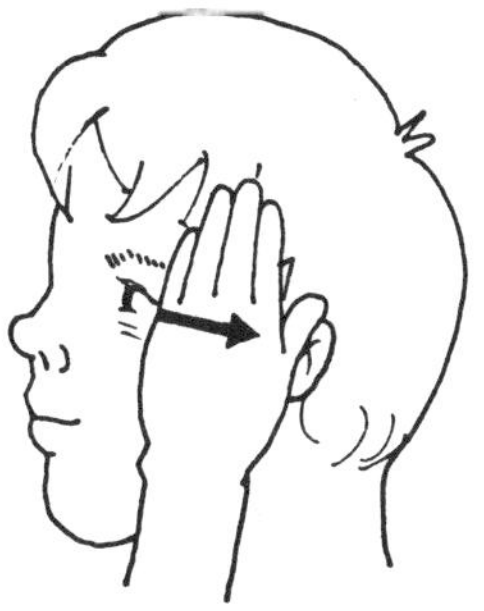

Abb. 126

Karies und Zahnfleischeiterung. Diese vorbeugende Therapie beginnt am Zahnfleisch des Oberkiefers. Zwei Punktreihen auf dem Zahnfleisch beginnen direkt unterhalb der Nase und über der Oberlippe. Beginnen Sie in der Mitte und schreiten Richtung Mundwinkel fort, wobei die Punkte auf beiden Seiten gleichzeitig mit leichtem Druck drei Sekunden behandelt werden müssen (Abb. 127 und 128). Diese Anwendung dreimal wiederholen und anschließend mit den Punkten am Zahnfleisch des Unterkiefers weitermachen.

Abb. 127

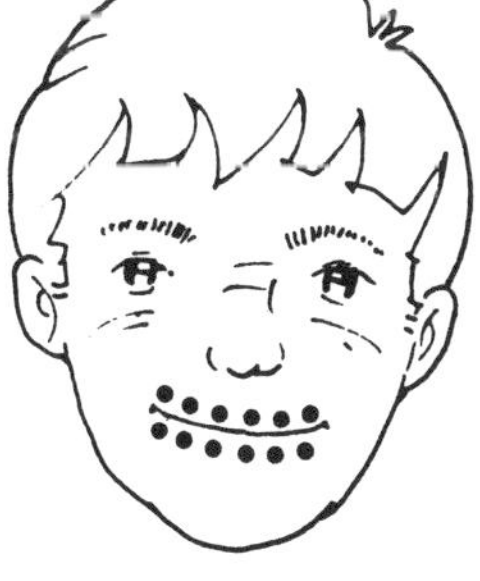

Abb. 128

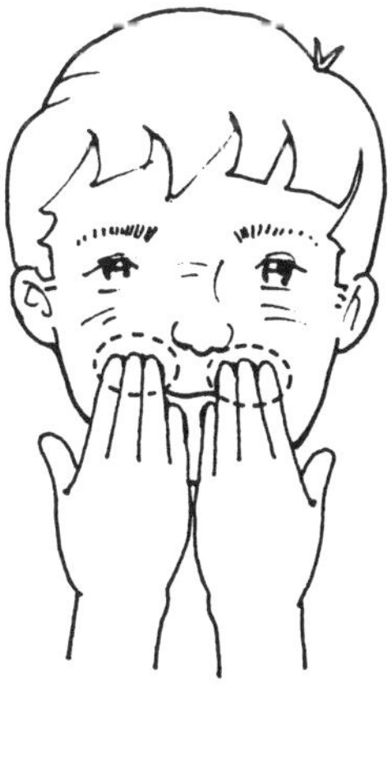

Daran schließt sich ein schnelles Stretching am oberen und unteren Zahnfleisch an, wobei Sie wieder in der Mitte beginnen und nach außen fortschreiten. Erst werden die drei oberen Punkte rechts und links gleichzeitig eine Sekunde nach oben und eine Sekunde nach unten gedehnt (Abb. 129). Diese Behandlung dreimal wiederholen und ebenfalls am Zahnfleisch des Unterkiefers durchführen.
Mit diesen vorbeugenden Shiatsu- und Stretching-Übungen (ein- bis dreimal täglich) können Sie eine sehr gute Wirkung erzielen.

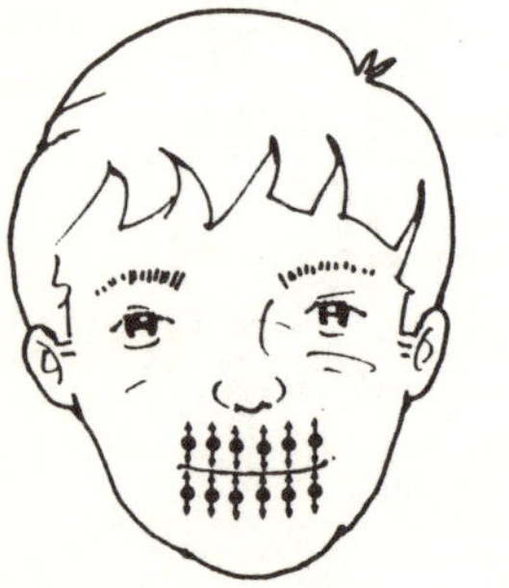

Abb. 129

Ein jugendliches Aussehen bewahren

Eine faltige Haut am Hals, besonders der vorderen Halspartie, ist ein untrügliches und unvermeidliches Zeichen des Alterns. Wenn die Muskulatur in dieser Gegend ihren Tonus verliert, atrophiert und sich verspannt, wird die Blutzufuhr zum Gehirn über die Halsschlagader beeinträchtigt. Dadurch kommt es zu einer Atrophie (Schrumpfung) von Gehirnzellen, die Funktion der Schilddrüse wird herabgesetzt und die alltäglichen Bewegungsabläufe verlieren an Geschmeidigkeit. Die Stimme wird stumpf, die Speichelabsonderung nimmt ab und es kommt zu Schleimansammlungen im Hals. Knapp ausgedrückt kann man sagen, daß die Alterungsprozesse im Bereich des Halses einen direkten Bezug zur Alterung des Gehirns haben und auf diesem Wege Alterungsvorgänge im ganzen Körper beschleunigen können. Wenn Sie die Halsregion während der Jugend locker und geschmeidig halten, kennen Sie das Geheimnis, sich die Jugendlichkeit länger zu bewahren.

■ *Therapie*

Lockern Sie zuerst die Halsmuskulatur und regen die Blutzufuhr über die Halsschlagader und auch die Schilddrüsentätigkeit an. Dies geschieht mit einer gründlichen Shiatsu-Behandlung der zwei

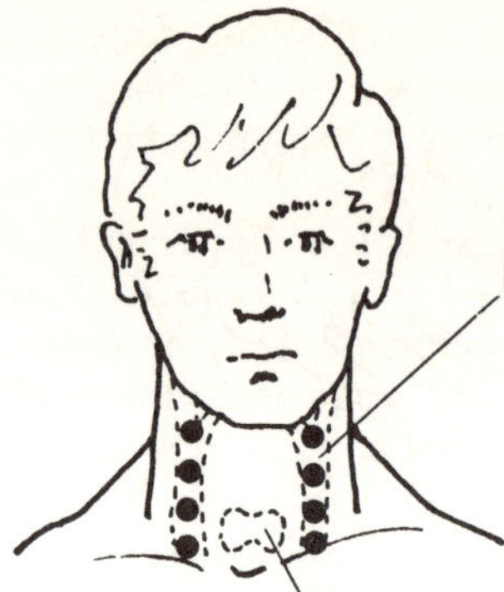

Abb. 130

Reihen von je vier Punkten am vorderen Halsabschnitt (Abb. 130). Beginnen Sie mit der linken Seite und schreiten dann zur rechten fort. Danach drükken Sie mit den Zeige-, Mittel- und Ringfingern für drei Sekunden auf beiden Seiten die Punkte für die Speicheldrüsen. Diese Punkte liegen etwas vor und unterhalb der Ohrläppchen (Abb. 131). Um einen besseren Halt zu haben, lassen Sie die Finger in dieser Position und setzen nun die Daumen ein. Etwas oberhalb vom ersten Punkt der beiden Reihen am vorderen Hals befinden sich zwei weitere Punkte, welche nun drei Sekunden mit den Daumen gedrückt werden. Dreimal wiederholen. Mit den Händen in der gleichen Position dehnen Sie nun den Hals diagonal nach oben (Abb. 132). Diese Dehnung wird zehn Sekunden gehalten und dreimal wiederholt.
Die Behandlung der Region über der Medulla oblongata hat einen positiven Einfluß auf die Funktion der Hypophyse. Sie ist eine wirksame Maßnahme, das hormonelle Gleichgewicht im Körper aufrechtzuerhalten (Abb. 133). Der Shiatsu-Druck wird mit überlappten Mittelfingern ausgeübt. Jede Anwendung dauert fünf Sekunden und wird dreimal wiederholt. Dann vibrieren Sie die gleiche Stelle nur einmal für die Dauer von zehn Sekunden.

Abb. 131

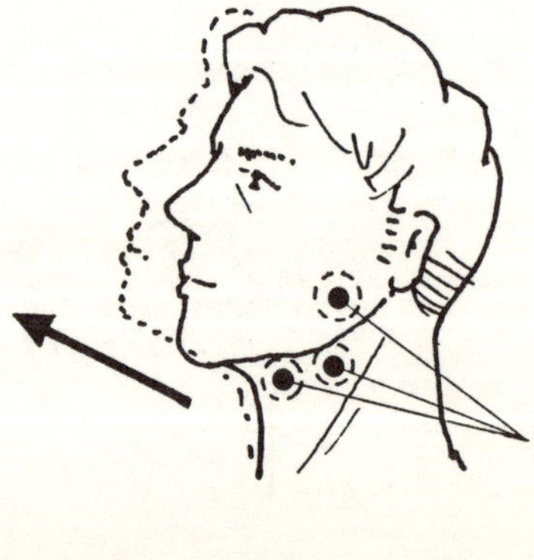

Abb. 132

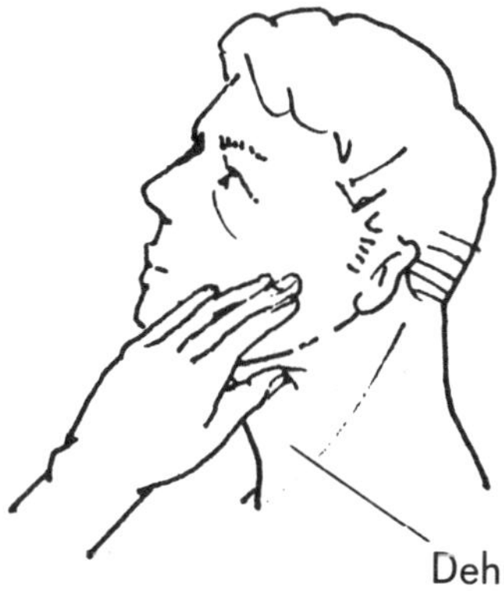

Abb. 133

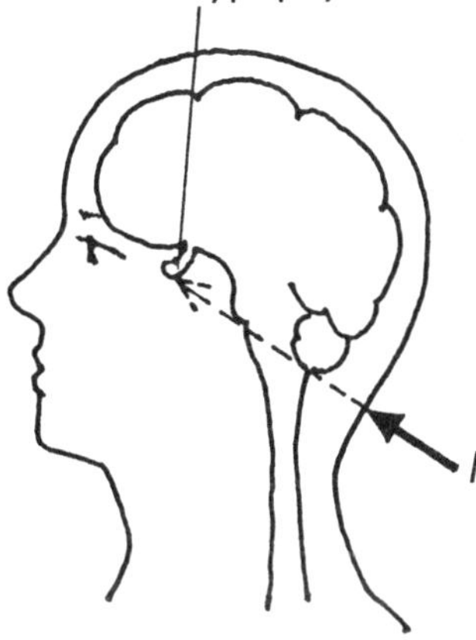

Die Behandlung des Zwerchfells und der Region unterhalb der Schulterblätter regt die Bauchspeicheldrüsenfunktion an (Abb. 134 und 135), wodurch die Insulinausschüttung verbessert und der Entstehung von Diabetes vorgebeugt wird. Als erstes drücken Sie den Punkt auf dem Zwerchfell, indem Sie die Kuppen der Zeige-, Mittel- und Ringfinger anlegen und langsam und vorsichtig die Gegend über dem Zwerchfell drücken, damit der Druck in die Tiefe geht. Jede Druckanwendung dauert fünf Sekunden und wird fünfmal wiederholt.

Abb. 134

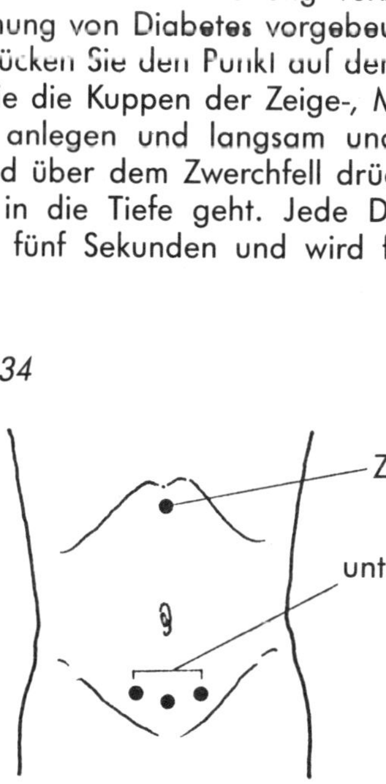

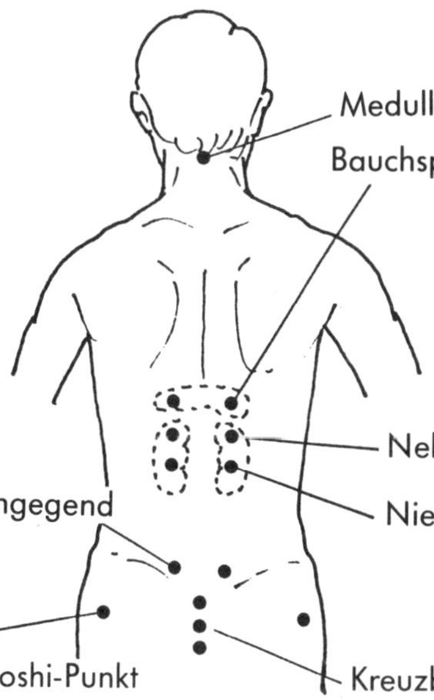

Abb. 135

Dann drücken Sie auf der rechten und linken Seite mit dem Daumen gleichzeitig den Shiatsu-Punkt in der Gegend oberhalb des Schulterblatts. Jede Anwendung dauert fünf Sekunden und wird fünfmal wiederholt.

Die Behandlung der Gegend über den Nieren hat eine regulierende Wirkung auf ihre Funktion und regt die Ausscheidung von Stoffwechselendprodukten an, welche die Alterungsprozesse beschleunigen. Diese Behandlung regt auch die Ausschüttung der Nebennierenhormone an, erhöht die Abwehrkraft des Körpers und hat eine lindernde Wirkung bei Streß-Symptomen.

Verschränken Sie die Finger beider Hände hinter dem Rücken und legen die jeweiligen Handwurzelabschnitte auf die Nierengegend und drücken beide Seiten gleichzeitig fünf Sekunden. Fünfmal wiederholen. Anschließend vibrieren Sie diese Stelle mit den Händen dreimal zehn Sekunden.

Durch die Behandlung der drei Punkte am unteren Abdomen (Abb. 134) werden die Keimdrüsen zur Ausschüttung von Sexualhormonen angeregt. Legen Sie die Zeige-, Mittel- und Ringfinger beider Hände am mittleren Punkt so an, daß die Fingerkuppen sich berühren. Drücken Sie zunächst den Punkt in der Mitte und anschließend die beiden seitlichen Punkte. Danach drücken Sie alle drei Punkte mit der Handfläche, wobei eine Hand auf der anderen aufliegt. Jede Anwendung dauert fünf Sekunden und wird fünfmal wiederholt.

Bei der Behandlung des Rückens setzen Sie die Daumen ein, um die Punkte in der Lendengegend, die drei Punkte in der Kreuzbeingegend und die Namikoshi-Punkte zu behandeln. (Abb. 135). In der Lendengegend dauert jede Anwendung fünf

Sekunden und wird dreimal wiederholt. In der Kreuzbeingegend dauert jede Druckanwendung drei Sekunden und wird dreimal wiederholt. Die Behandlung der Namikoshi-Punkte dauert jeweils fünf Sekunden und wird fünfmal wiederholt.

Zum Abschluß wird die Kopfregion behandelt, besonders die Knochennähte, um die Gehirnzellen zu aktivieren (Abb. 136-138). Nachdem Sie jeden der Punkte auf den Knochennähten gründlich drei Sekunden lang gedrückt haben, führen Sie die Stretching-Behandlung durch, die im zweiten Kapitel erläutert wurde (Kap. 2.6) und schließen mit einem Vibrieren des ganzen Kopfs ab (Kap. 2.6, Abb. 18).

Abb. 136

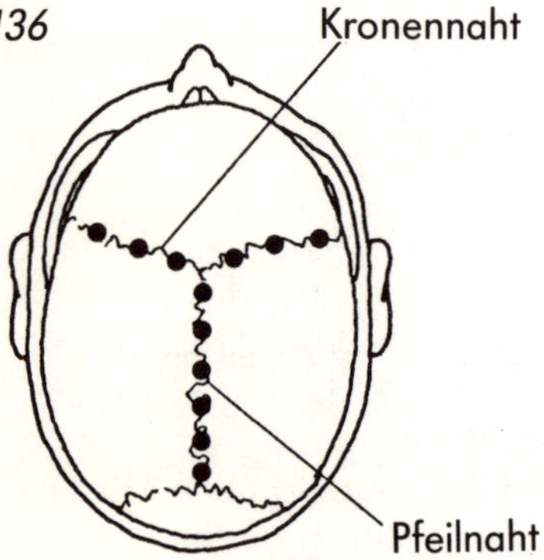

Abb. 137

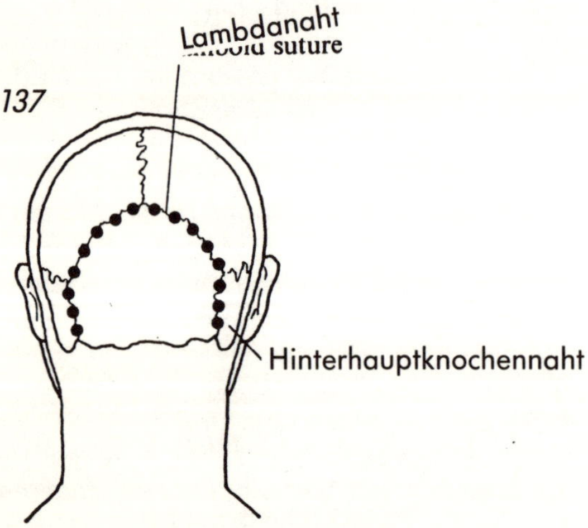

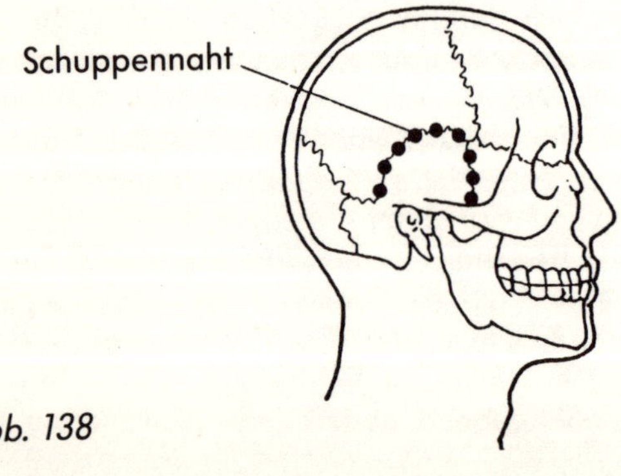

Abb. 138

Anhang A • Übungen für einzelne Sportarten

• Golf

Auch hier muß den Stretching-Übungen eine gründliche Shiatsu-Behandlung der zu dehnenden Körperteile vorausgegangen sein.

1 Dehnung der Handgelenke und Achillessehnen

Den Rumpf nach vorne beugen, Fußsohlen bleiben flach auf dem Boden

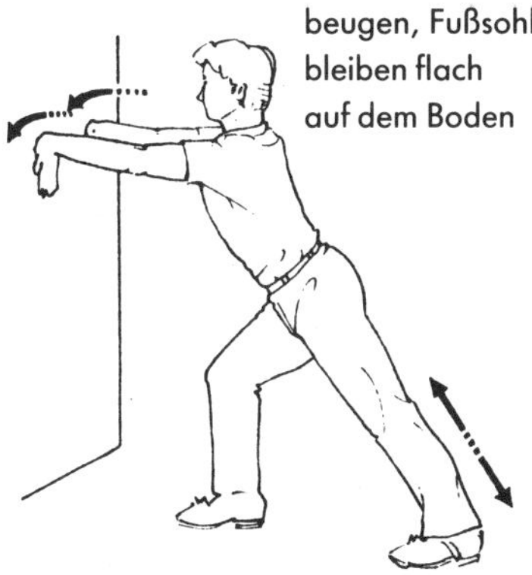

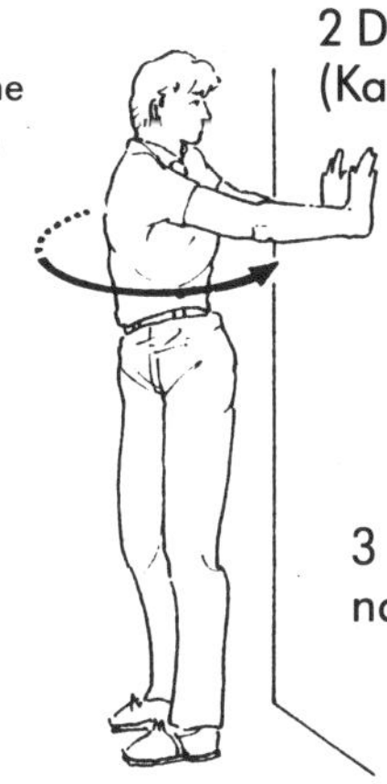

2 Dehnung des Rückens (Kap. 5.2, Abb. 20)

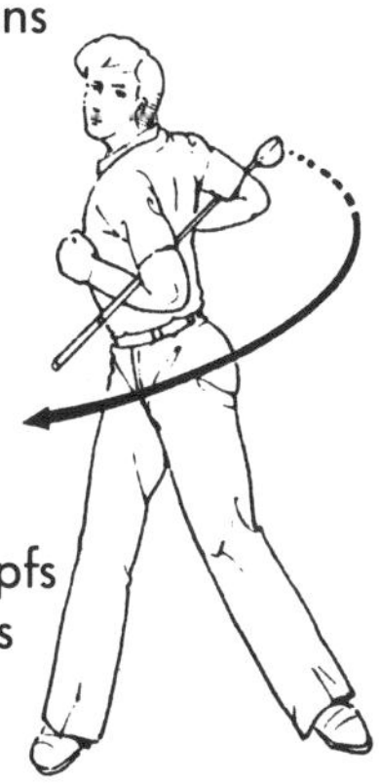

3 Drehung des Rumpfs nach rechts und links

4 Dehnung der Arme (Kap. 2.3, Abb. 48-50)

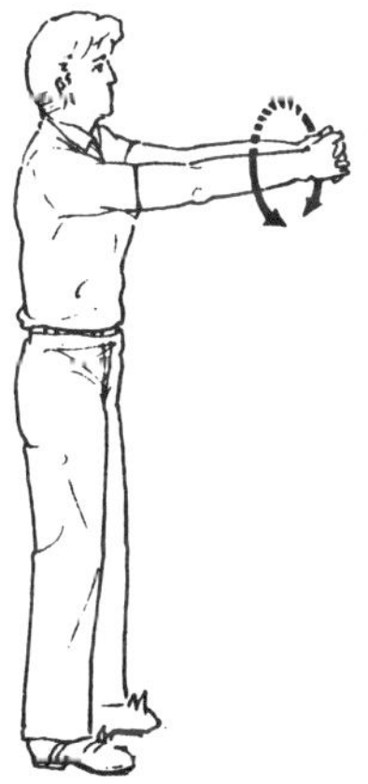

5 Dehnung des Hüftgelenks und der Knöchel

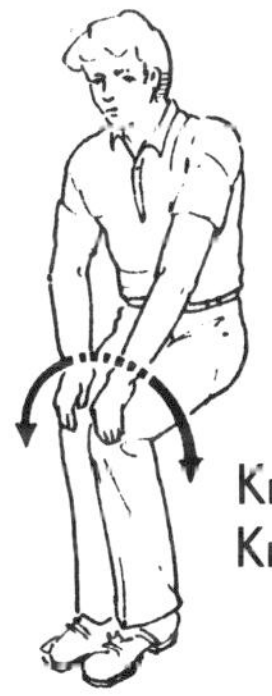

Kreisen der Knie

6 Dehnung des Rückens

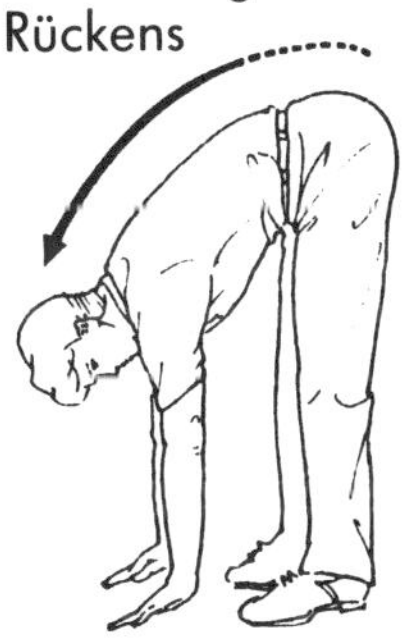

7 Dehnung des Brustkorbs

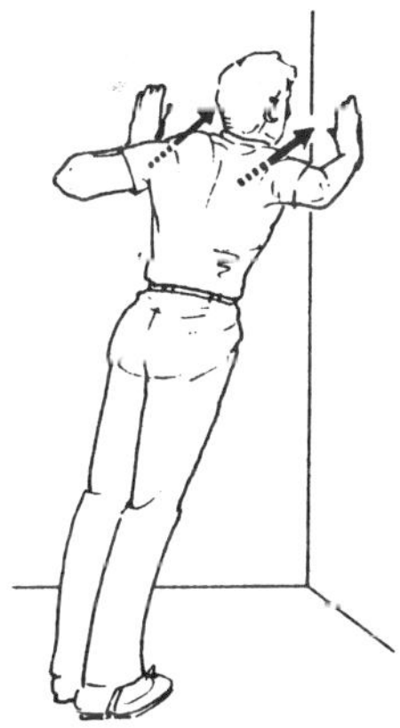

Lehnen Sie den ganzen Körper nach vorne.

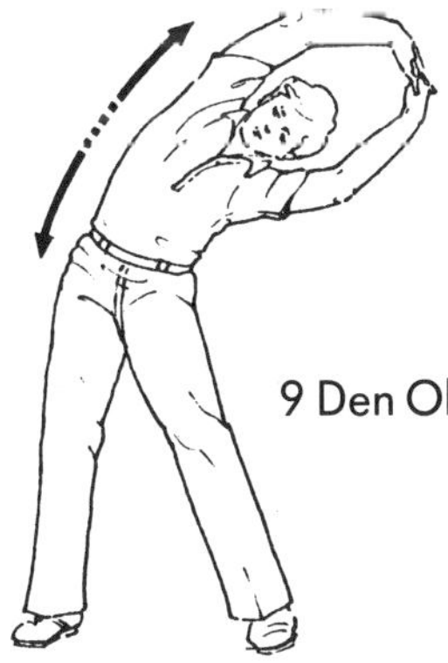

9 Den Oberkörper zur Seite neigen

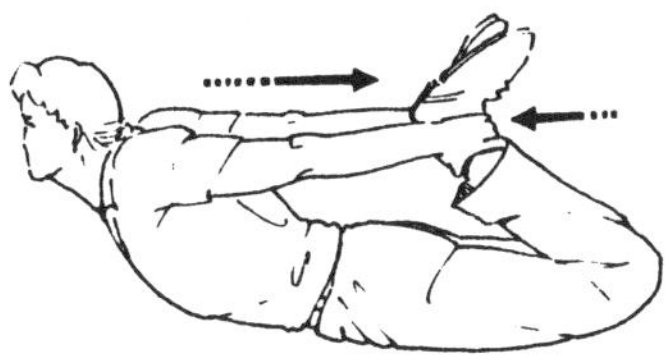

8 Dehnung der Muskulatur des Abdomens (Kap. 2.9, Abb. 22-24)

• Baseball

1 Dehnung der Schultern
(Kap. 3, Abb. 44-45)

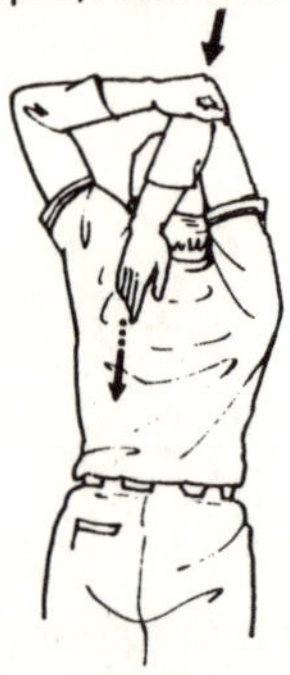

2 Dehnung der Arme
Kap. 2.3, Abb. 48-50)

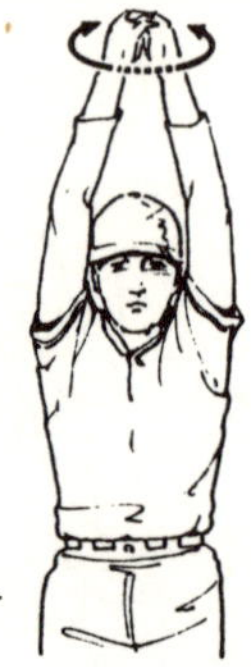

3 Dehnung der Schultern und Ellenbogen

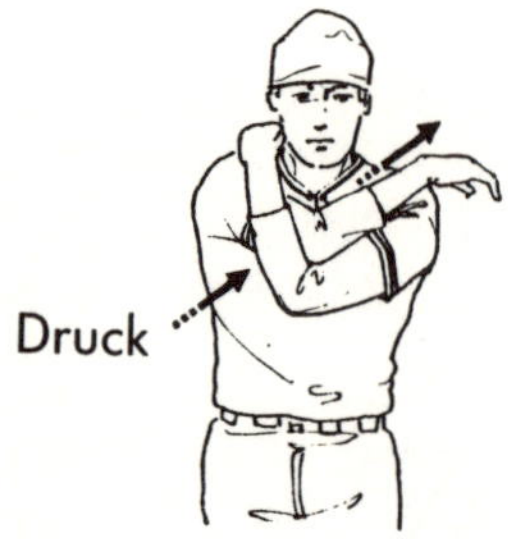

4 Die Innenseiten der Oberschenkel dehnen
(Kap. 4, Abb. 8)

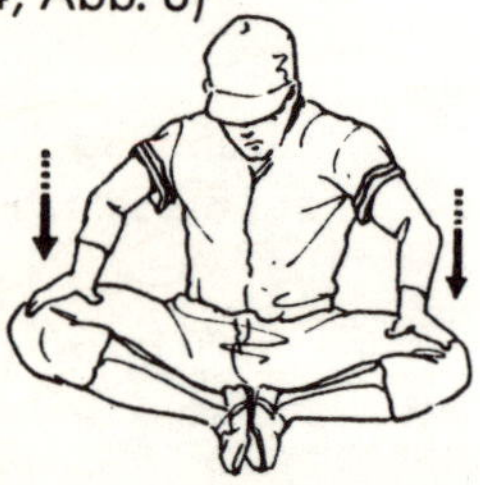

5 Vorwärts- und Rückwärtsdehnung der Schultern

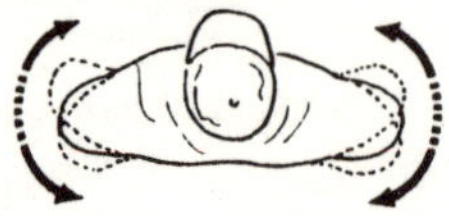

6 Muskulatur des Abdomens dehnen

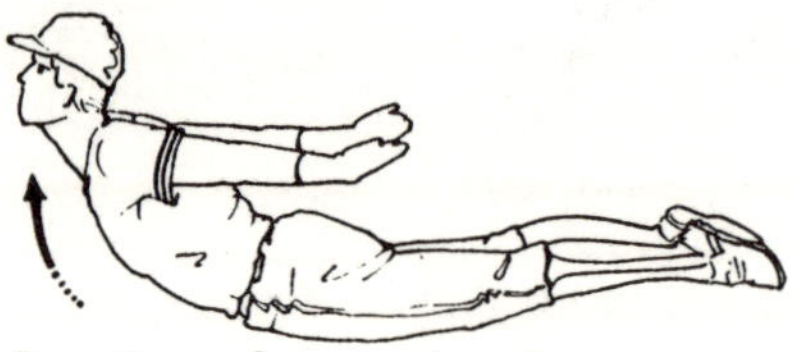

Den Rumpf nach oben beugen.

7 Kreisen der Schultern
(Kap. 2.3, Abb. 24-25)

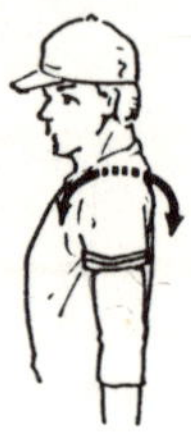

Beide Arme nach vorne strecken
Beide Fersen bleiben auf dem Boden

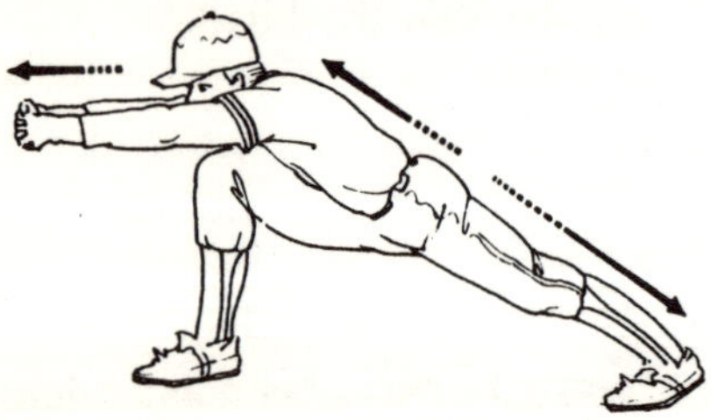

8 Rücken, Arme und Rückenseite der Beine dehnen

9 Lendenbereich und Rücken dehnen

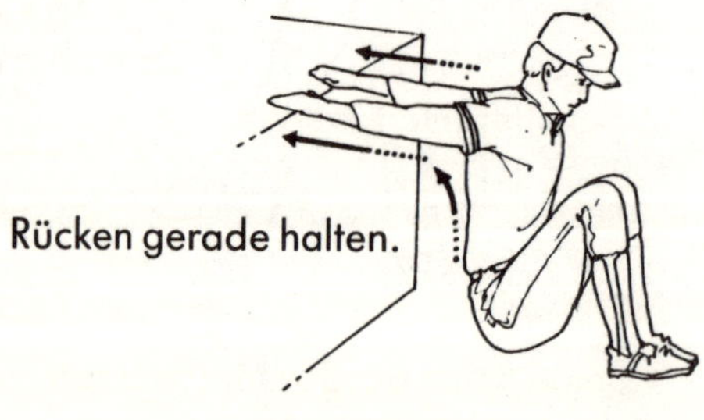

10 Dehnung des Rückens
(Kap. 2.5, Abb. 17-22)

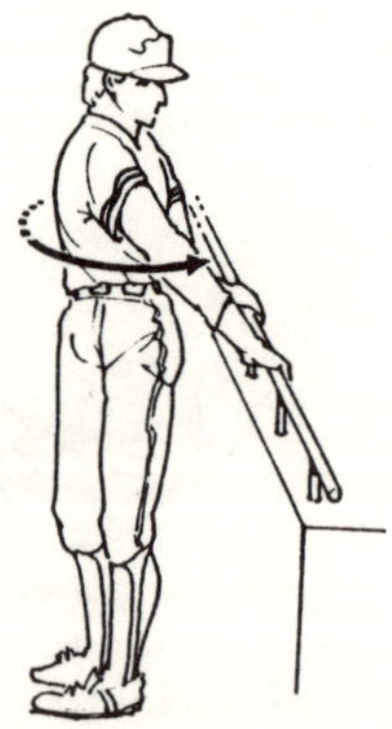

• Schwimmen

(Für Übungen 1-3 siehe:
Kap. 2.5, Abb. 17-22)

1 Dehnung des Rückens

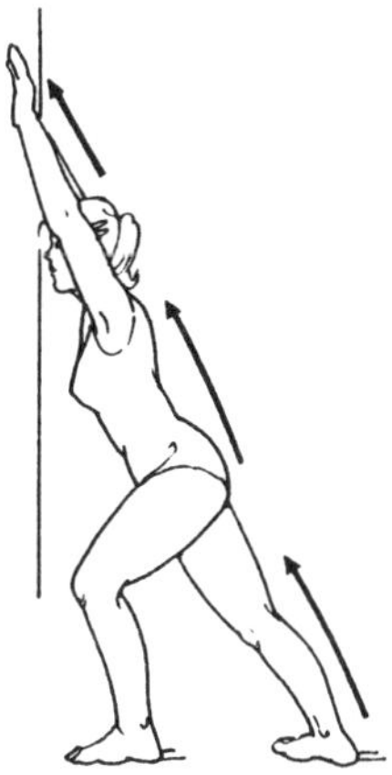

2 Dehnung des Rückens

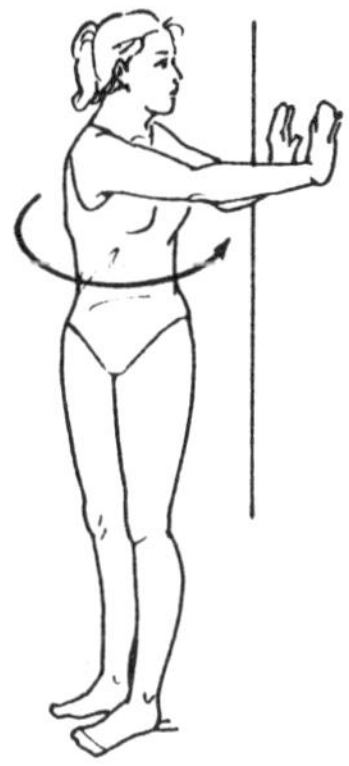

3 Dehnung des Rückens

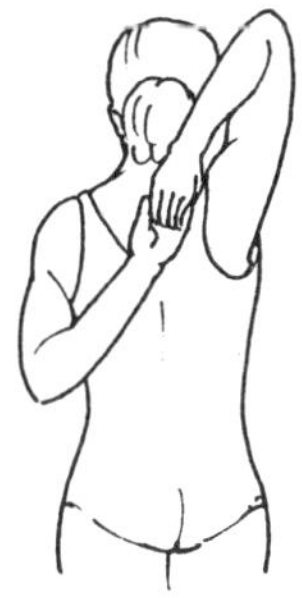

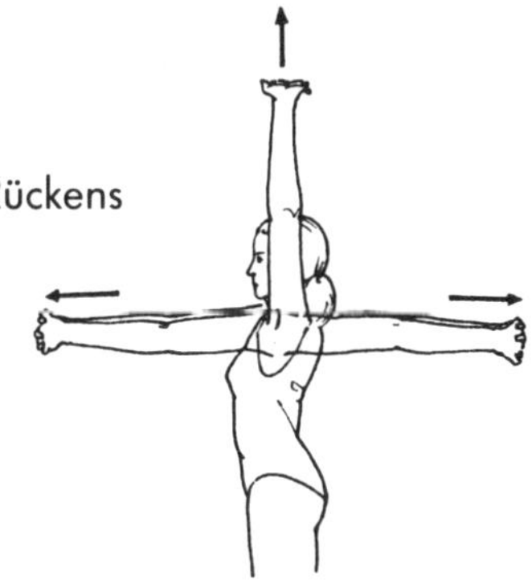

4 Dehnung der Arme
(s. Kap. 2.3)

5 Dehnung des Brustkorbs

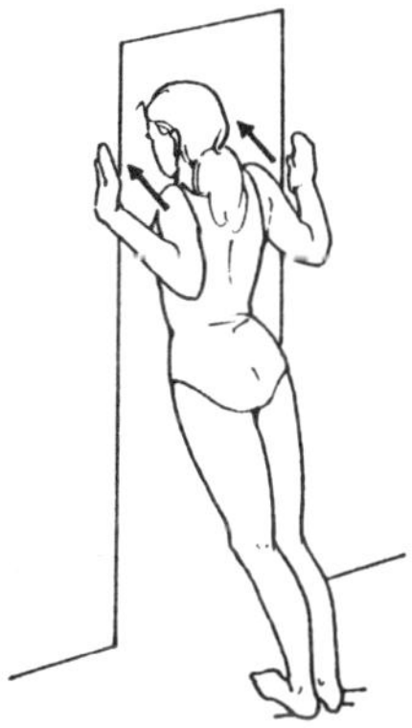

Den ganzen Körper
nach vorne lehnen

6 Muskulatur des Abdomens dehnen
(s. Kap. 2.9)

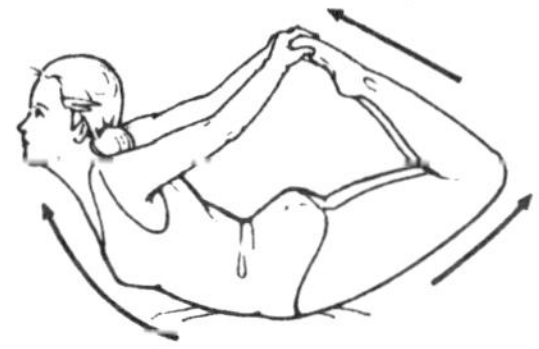

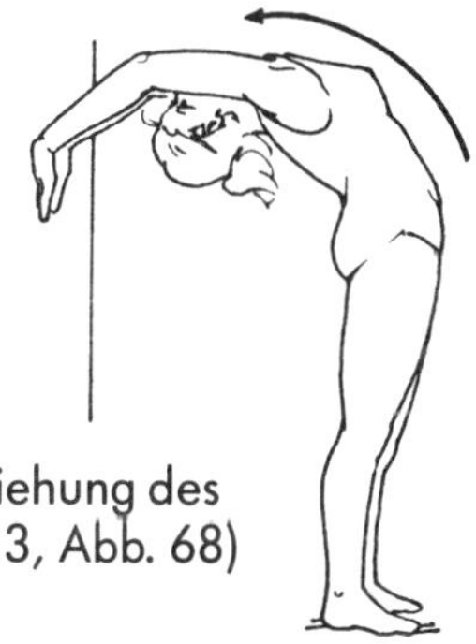

7 Zusammenziehung des
Rückens (Kap. 3, Abb. 68)

8 Vorderseiten
der Oberschenkel dehnen

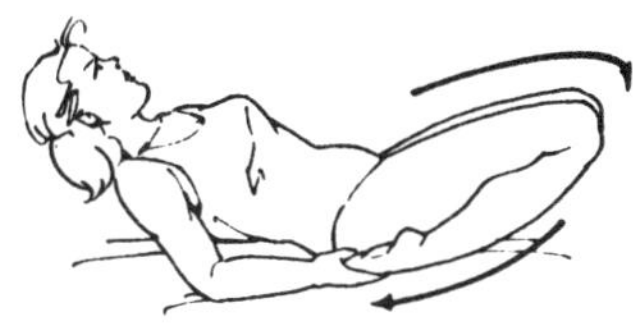

An den Zehen ziehen.

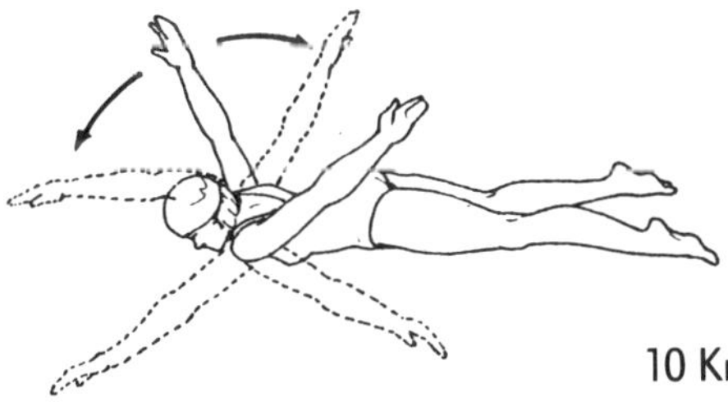

9 Schultergelenkkreisen

10 Knie und Hüftgelenk dehnen

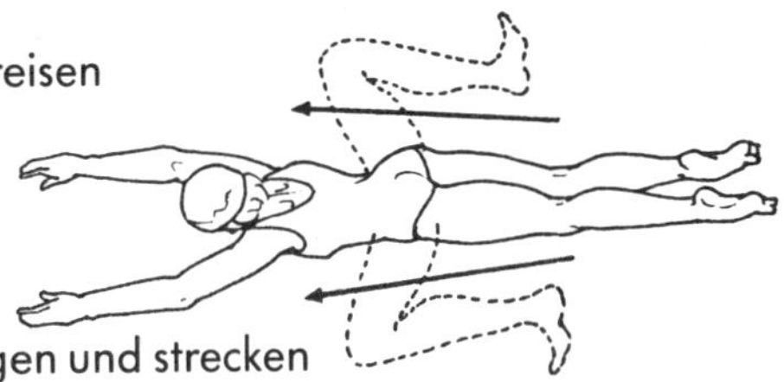

Beide Beine beugen und strecken
(Trockenschwimmen).

• Laufen und Radfahren

1 Dehnung der Wade,
der Achillessehne
und des Knöchels (Kap. 3, Abb. 94-97)

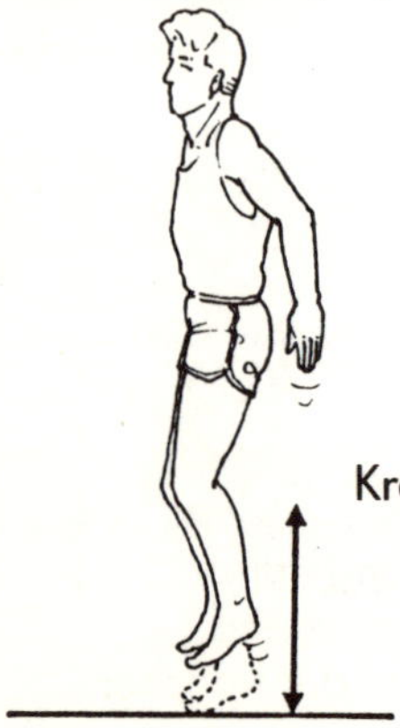

2 Knie, Hüftgelenk
und Knöchel dehnen

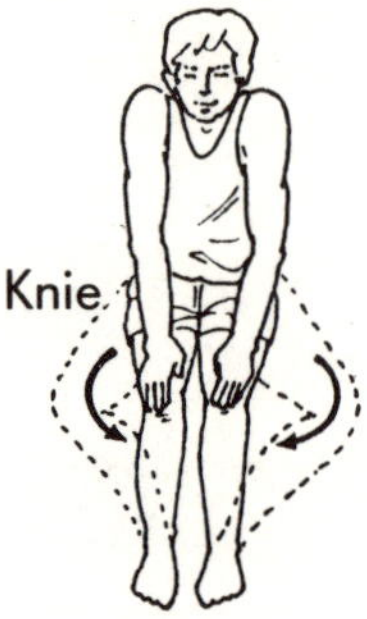

Kreisen der Knie

3 Rückwärtsbeugung des Fußes

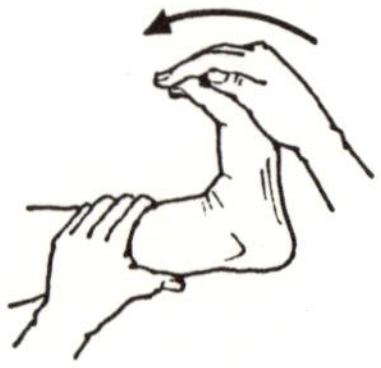

4 Vorwärtsbeugung des
Fußes

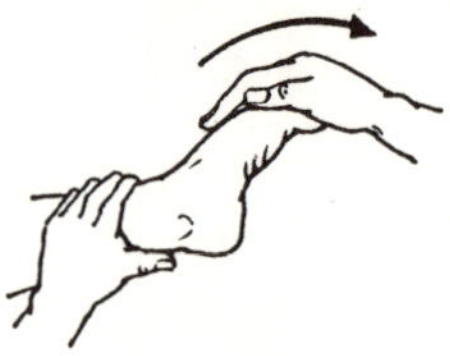

(Übung 3 u. 4, siehe
Kap. 2.4, Abb. 61-63)

5 Entspannen

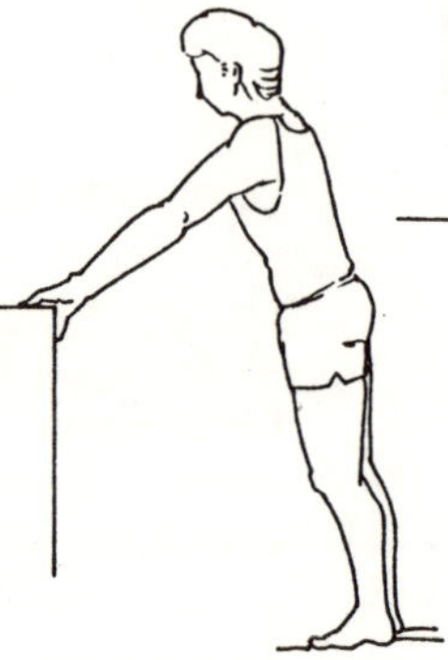

6 Dehnung von Armen,
Rücken, Knie und Fersen

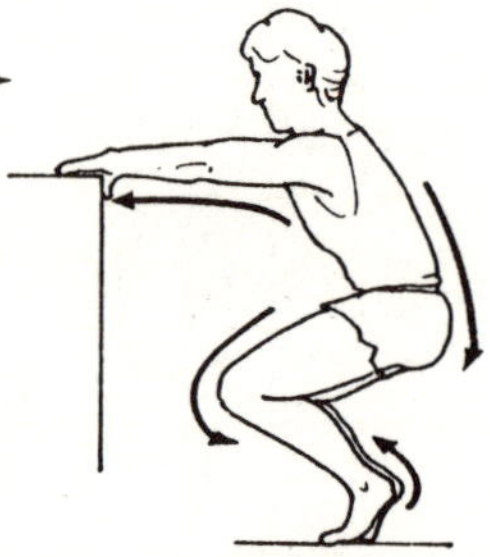

7 Entspannen
(s. Kap. 4, Abb. 39 u. 39a)

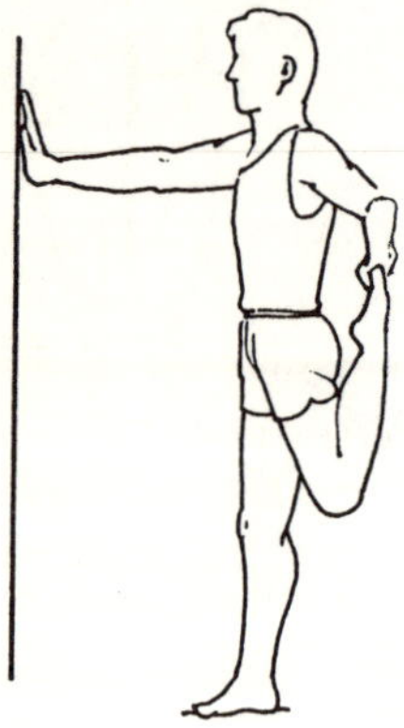

8 Dehnung von Knöchel,
Hüftgelenk und Knie

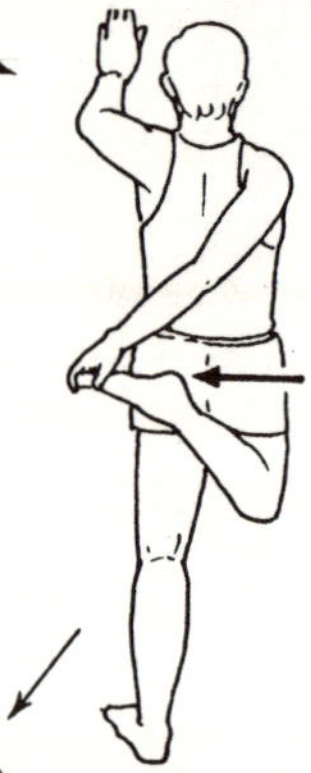

Nach innen dehnen

9

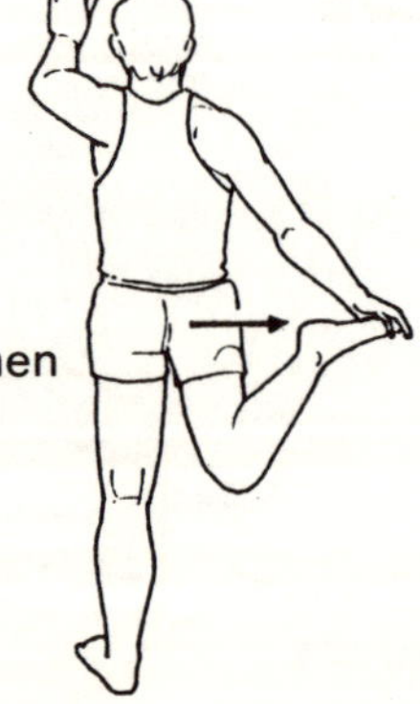

Nach außen dehnen

10 Entspannen

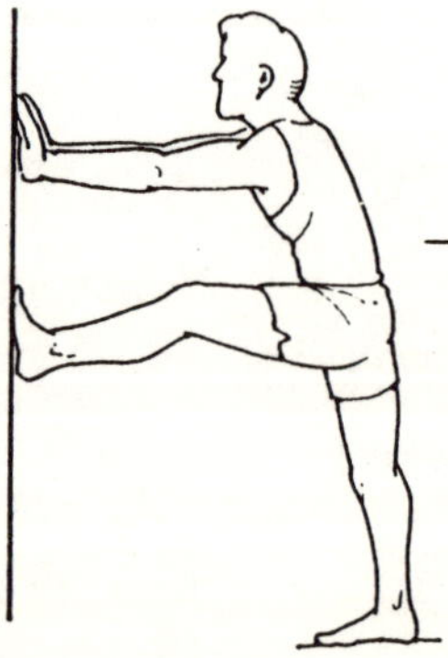

11 Dehnen und
Zusammenziehen der
hinteren Beinregionen

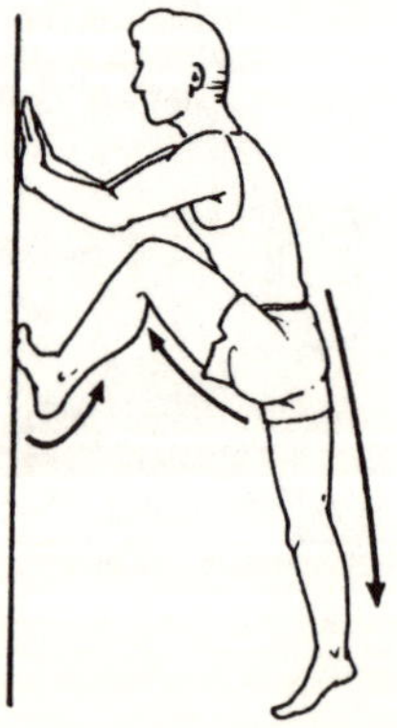

- **Wandern**

1 Stretching der Arme, des Rückens und der Schulter

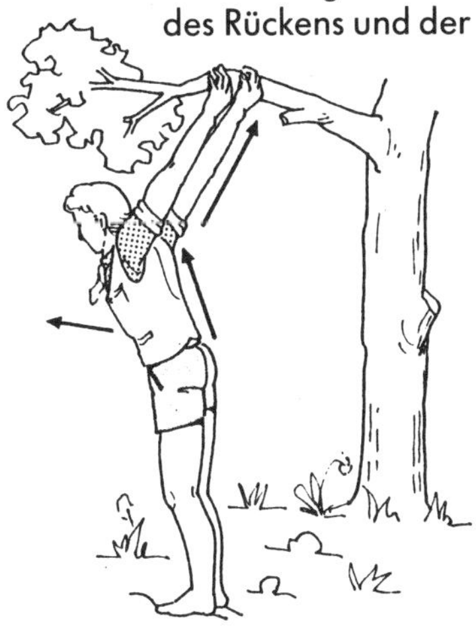

2 Beugung des Fußes nach oben und unten (Kap. 2.4)

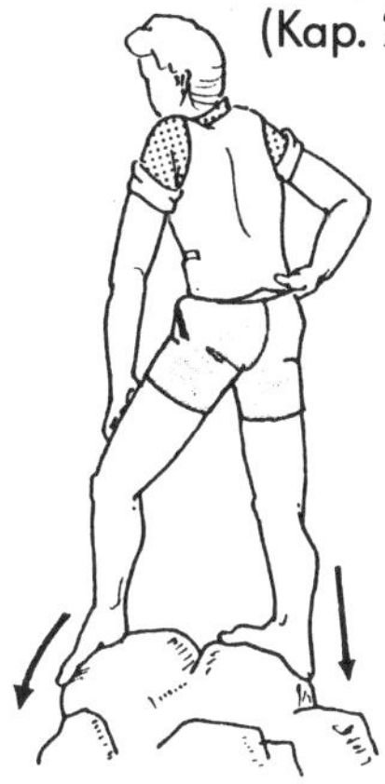

3 Freistil-Stretching

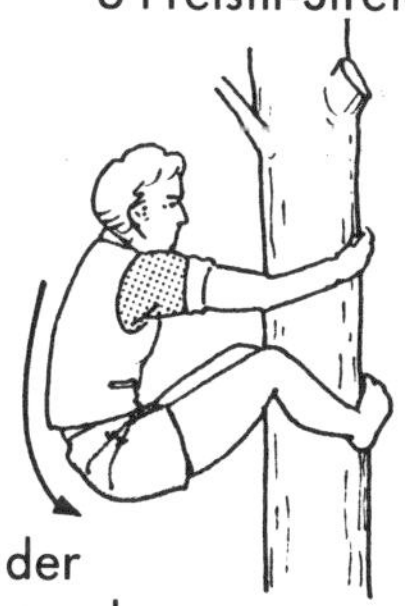

Dehnung der Lendengegend
Lockern der Knöchel

4 Sonnenbad auf einem Felsen

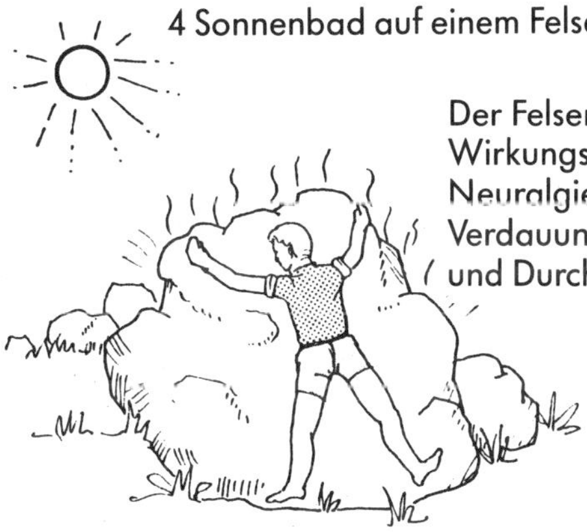

Der Felsen strahlt Wärme ab. Wirkungsvoll bei Neuralgien, Unterkühlung, Verdauungsbeschwerden und Durchfall

5 Stretching der Arme, des Rückens und der Achilessehne

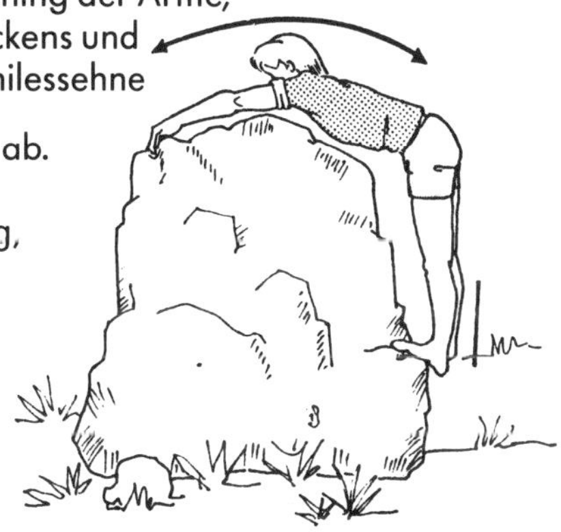

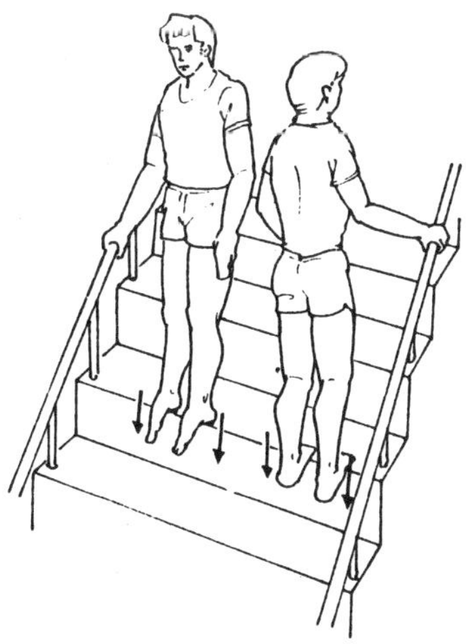

6 Vorwärts- und Rückwärtsbeugung der Füße (s. Kap. 4, Abb. 62/63)

7 Stretching der Arme und des Rückens

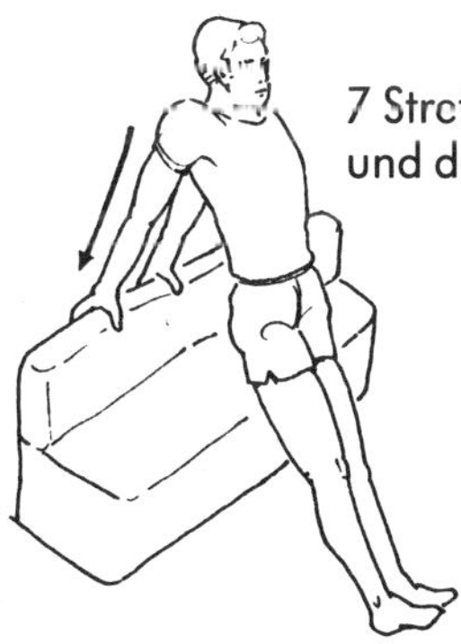

8 Stretching der Ellenbogen und der Schultern

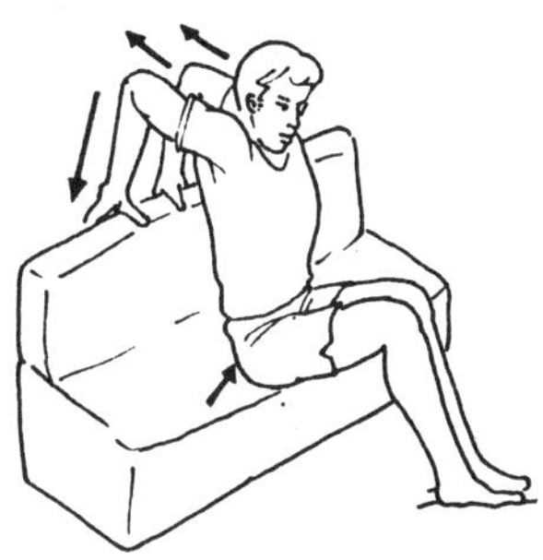

(Das Gesäß vom Sitz hochheben)

Anhang B • Für ein vorteilhaftes Aussehen

1 Abnehmen an der Taille

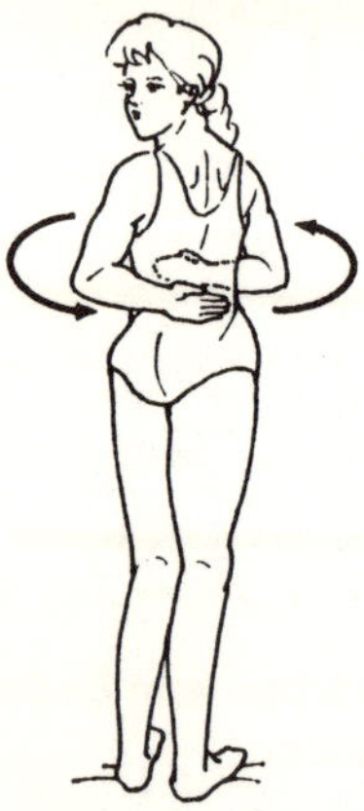

Beide Hände von vorne und hinten
fest gegen die Hüfte drücken,
den Körper nach rechts und links drehen

2 Abnehmen an den Armen

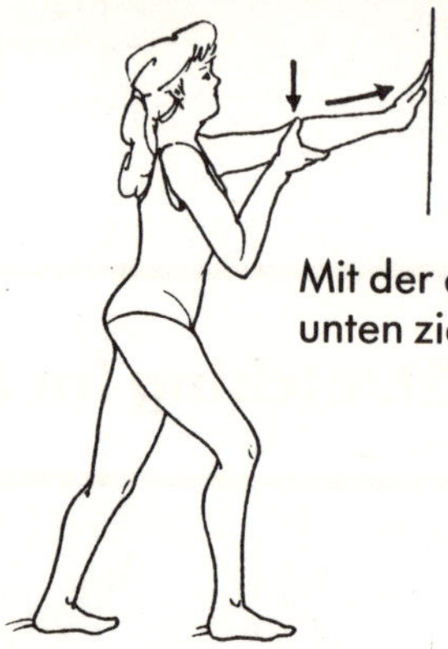

Fingerspitzen
weisen nach oben

Mit der anderen Hand nach
unten ziehen

3

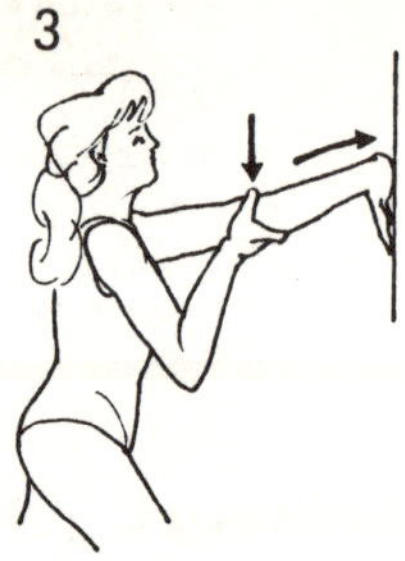

Fingerspitzen weisen nach unten.

4 Abnehmen an der
Rück- und Innenseite
der Oberschenkel

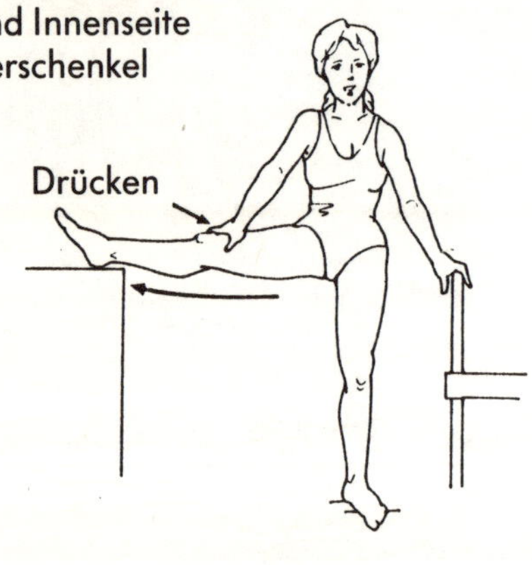

5 Abnehmen an der
Vorder- und Rückseite
der Oberschenkel

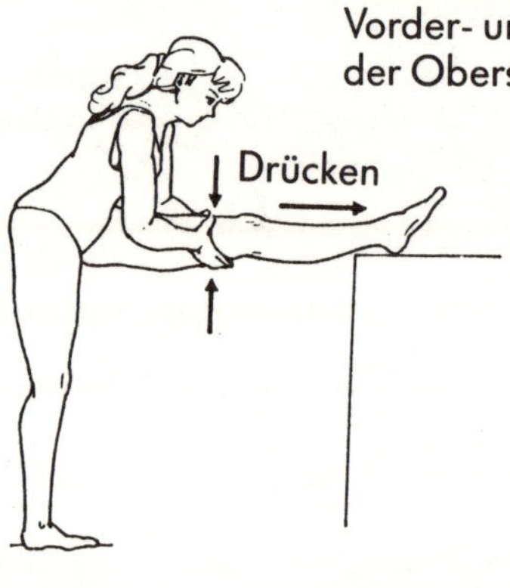

6 Abnehmen im Bereich
des unteren Abdomens

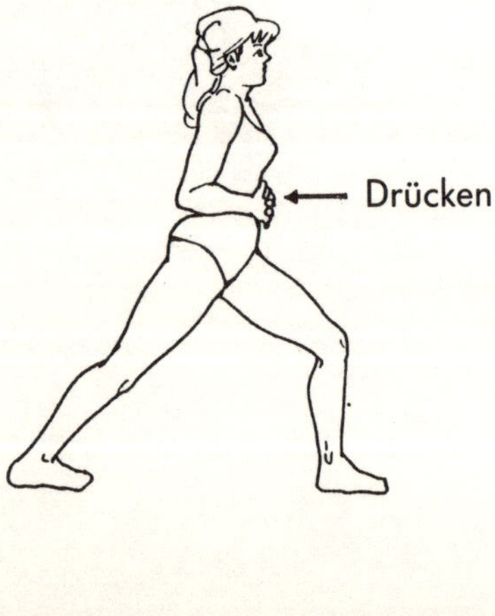

7 Abnehmen an den
Knöcheln und Waden

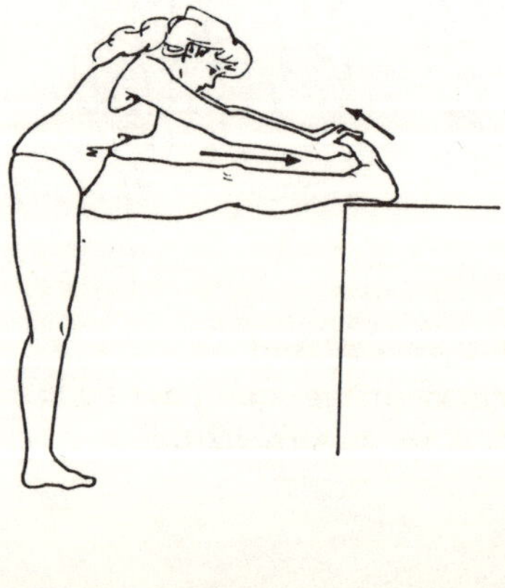

8 Die Form der
Brüste verbessern

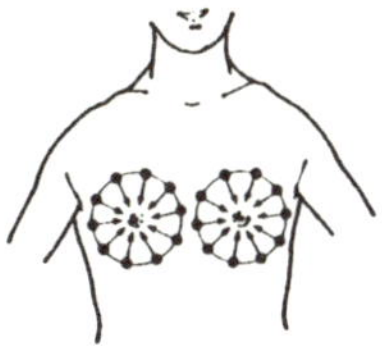

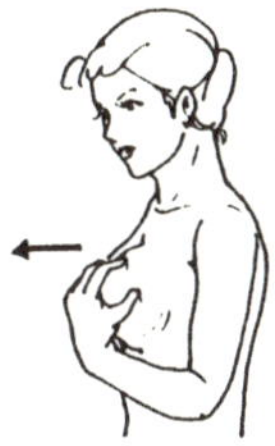

9

10 Die Form der
Hüften verbessern

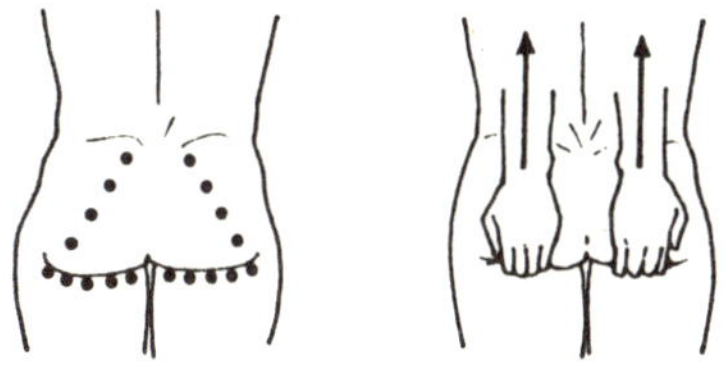

Anhang C • Shiatsu + Stretching im Alltag

• Morgens vor dem Aufstehen

1 Arme und Beine sind gerade ausgestreckt

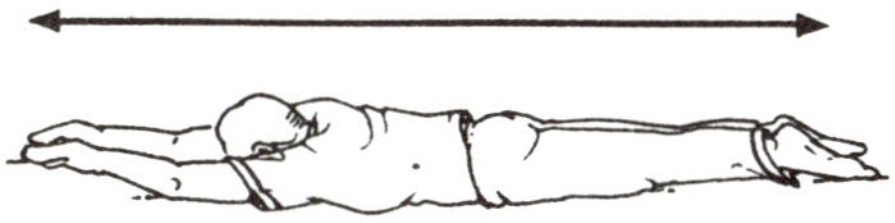

2 Oberkörper vom Boden hochheben

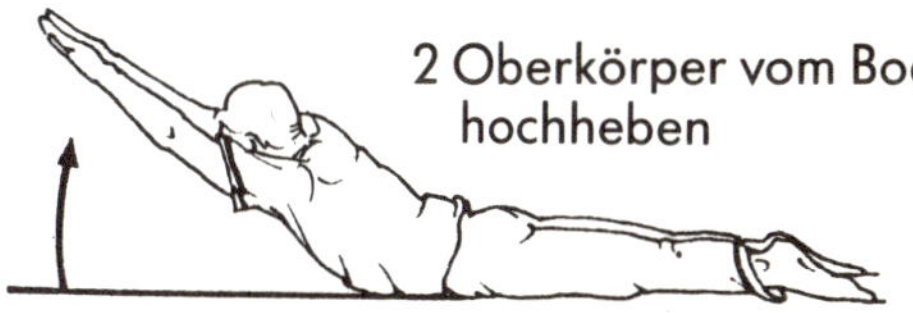

3 Beine vom Boden abheben

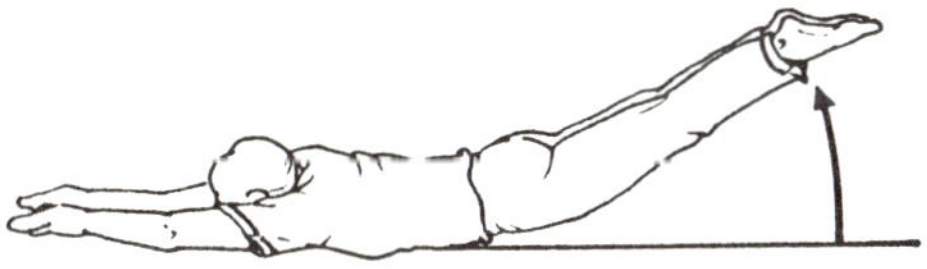

4 Arme und Beine nach oben ausstrecken und kreisen

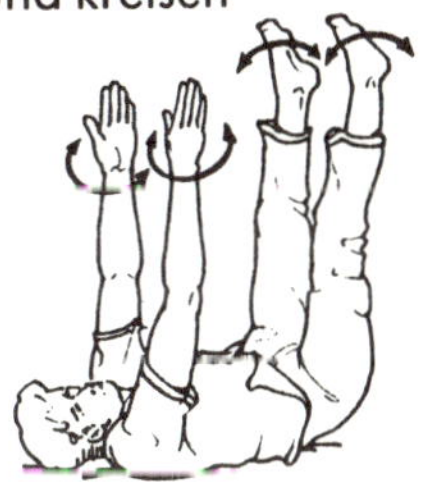

5 Rückwärtsbeugung des Fußes

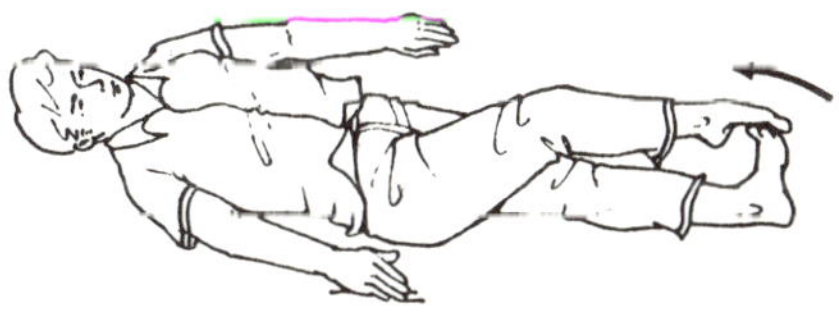

6 Vorwärtsbeugung des Fußes

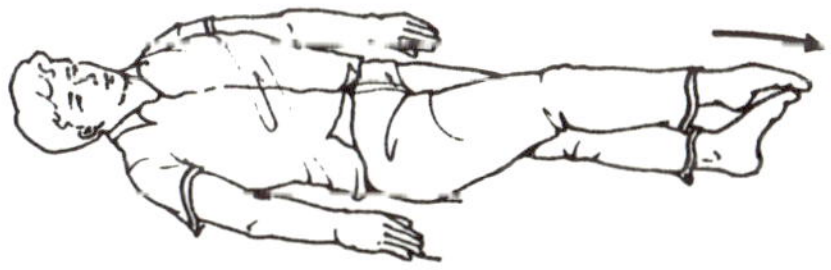

7 Stretching der Innenseite der Oberschenkel

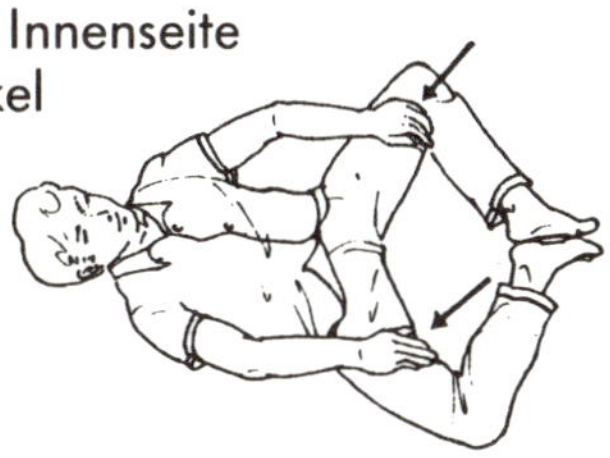

8 Rückendehnung

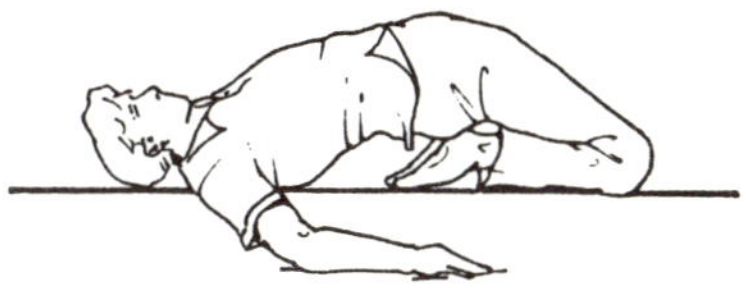

- **Während des Fernsehens**

1 Shiatsu für die Augenregion
(Kap. 2.7, Abb. 14-15)

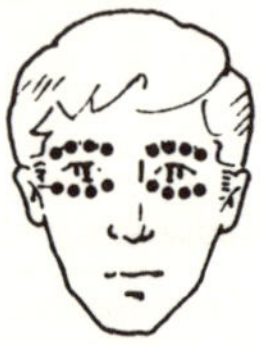

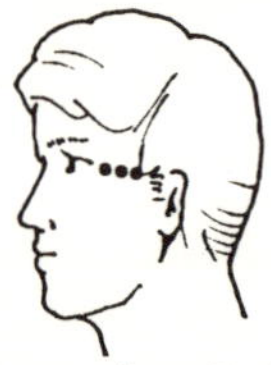

2 Shiatsu für die Schläfen

3

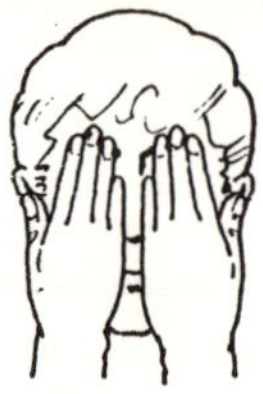

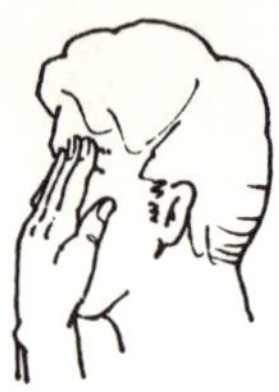

4

- **Im Wohnzimmer**

1 Die Muskulatur
des Abdomens kräftigen

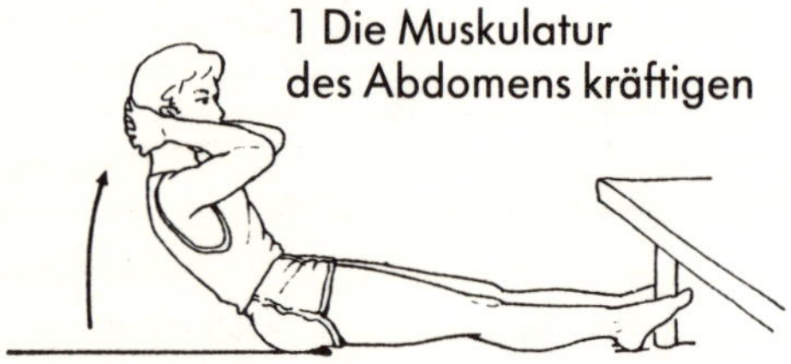

2 Stretching der Lendengegend

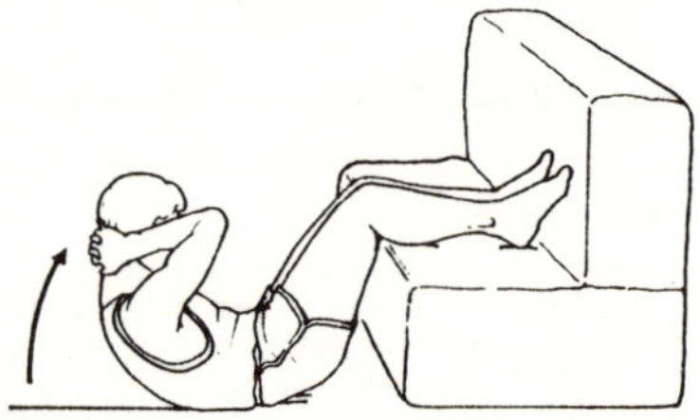

- **Im Büro**

1 Stretching der Schultern

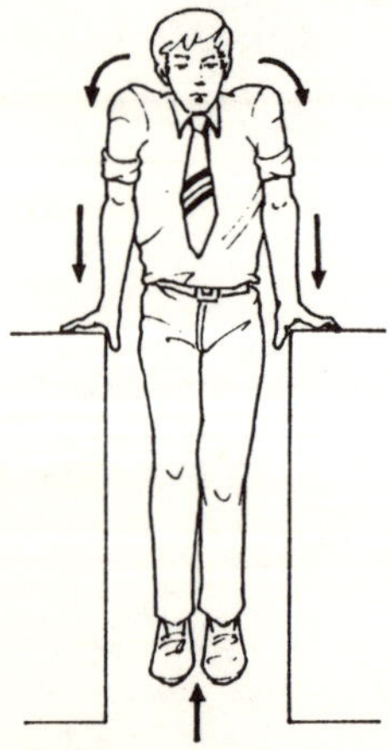

Die Füße sind vom Boden abgehoben

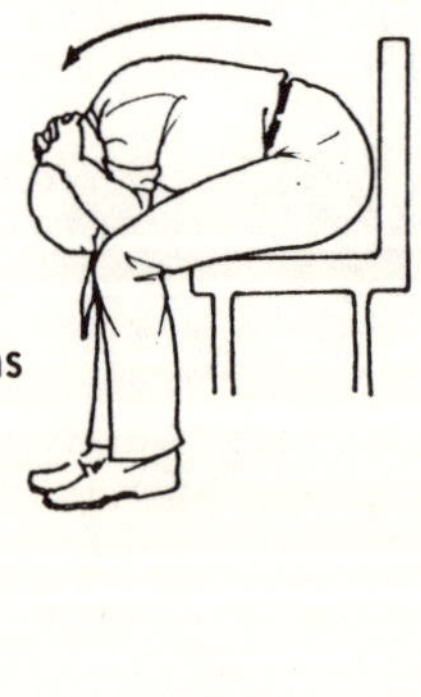

3 Stretching des Rückens
(Kap. 3, Abb. 70-78 und
Kap. 2.5)

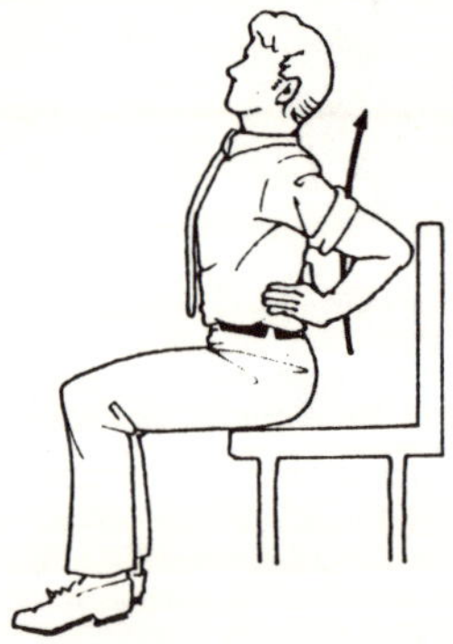

2 Stretching des Rückens

4 Stretching des Rückens

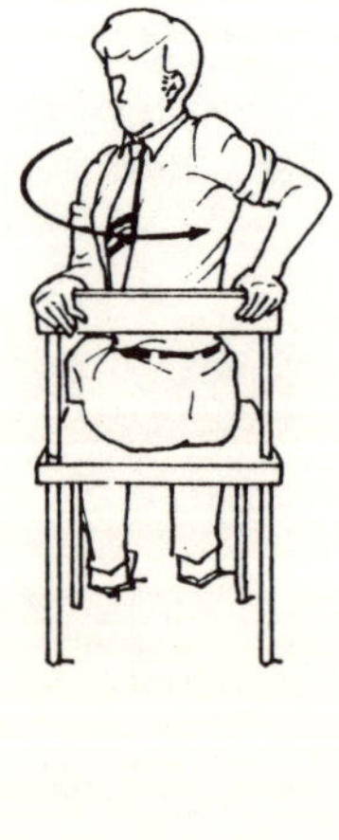

Bücher für ganzheitliches Leben

Seit 15 Jahren veröffentlicht der
Verlag Bruno Martin Ideen und Anregungen zur
Entfaltung des ganzen Menschen:

Ernährung
Gesundheit
Ganzheitliche Kultur
Literatur
Lebensphilosophie
Bücher zu Musik
Cassetten für Klangtherapie

Fordern Sie den neuesten Katalog an:

Verlag Bruno Martin
2121 Südergellersen